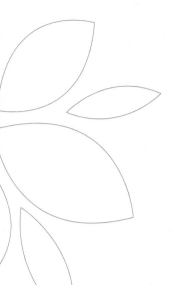

夏桂成
中医妇科诊疗手册

夏桂成 主编

中国中医药出版社
· 北京 ·

图书在版编目（CIP）数据

夏桂成中医妇科诊疗手册 / 夏桂成主编 . —北京：
中国中医药出版社，2017.11（2019.4重印）
ISBN 978 - 7 - 5132 - 4330 - 8

Ⅰ . ①夏　Ⅱ . ①夏　Ⅲ . ①中医妇科学—诊疗—手册
Ⅳ . ① R271.1–62

中国版本图书馆 CIP 数据核字（2017）第 163261 号

中国中医药出版社出版

北京市朝阳区北三环东路 28 号易亨大厦 16 层
邮政编码　100013
传真　010-64405750
河北省武强县画业有限责任公司印刷
各地新华书店经销

开本 880×1230　1/32　印张 14.5　字数 348 千字
2017 年 11 月第 1 版　2019 年 4 月第 3 次印刷
书号　ISBN 978 - 7 - 5132 - 4330 - 8

定价　59.00 元
网址　www.cptcm.com

社 长 热 线　010-64405720
购 书 热 线　010-89535836
维 权 打 假　010-64405753

微信服务号　zgzyycbs
微商城网址　https://kdt.im/LIdUGr
官 方 微 博　http://e.weibo.com/cptcm
天猫旗舰店网址　https://zgzyycbs.tmall.com

如有印装质量问题请与本社出版部联系（010-64405510）
版权专有　侵权必究

治病先治人，治人先调心，
心调病自主，却病又延年。

夏桂成 谨题

二〇一六年十月

内容提要

　　国医大师、全国著名中医妇科专家夏桂成教授，专注于中医妇科临床、教学、科研60余年，功底深厚，建树颇多，经验丰富，方法独到，疗效卓著。

　　本手册即是夏老毕生学术经验之结晶。不仅有对传统中医妇科经、带、胎、产病证的独特诊疗经验，还有针对新的疾病谱（LUFS、OHSS、POI等）拟定的治疗对策，更有其独创的"数律学说"和"调周法"的具体应用，充分展示了夏老对妇科疾患的先进诊治理念、鲜明临床特色以及独特创新之处。

　　本手册内容紧贴当前妇科临床实际，简明易懂，精炼实用，是中医妇科医师及其他临床医疗工作者不可多得的参考工具书。

序

　　《夏桂成中医妇科诊疗手册》是国医大师、我院妇科著名专家夏桂成教授率其团队，根据60余年从事妇科临床、教学、科研的经验编撰而成。

　　妇科疾病的发生，随着社会、环境各种复杂因素的干扰，疾病谱出现了较大的变化，怎样更好地处理临床问题，是广大医师们特别关注的。夏老及其团队为了解除这一困惑，将长期以来对妇科疾病、生殖医学方面的诊疗经验、学术特长汇聚于此册中。本书不仅将传统的妇科诊疗加以继承，而且针对新的疾病谱拟定了治疗的对策，充分展示了夏老对妇科疾患的诊治理念。其特色和独创之处，就在于他对女性生殖节律的认识是立足于生命节律的宏观范畴之上，对月经、带下、妊娠、产育等的调节机制具有深刻的理解；他不是见一症就治一症，而是深刻分析、挖掘其发生的规律，提出自己的见解，并让学生们去实践检验，最后建树创新点，成为新观点和新认识。

　　其一是夏老提出数律学说，认为女性体属阴，而功能活动按照阳的奇数而变化，《素问·上古天真论》提出了女子体阴的发育过程与7数律的关系，而在临证中，夏老又发现5数律与3数律也与女性发育过程有着密切的关系，并以此总结了"7、5、3奇数律"，用以说明女性生殖生理活动的客观规律。同时，夏老在诊治疾病过程中还发现利用"7、5、3奇数律"的变化，可以指导诊断与疗效的判定。如行经期、经间期两个转化期均应保持一致性，亦即相对的平衡性，即行经期排出经血7天，而经间期亦应有7天或者5天排出锦丝状带下，最少亦要有3天；行经期排经5天，经间期排出锦丝状带下亦要有5天，最少要有3天；行经期排经3天，经间期排出锦丝状带下要有3天。如过少或过多者，将影响生殖健康，从而出现病理变化。

其二是周期疗法的重要性。夏老根据月经周期节律所制定的调周法，强调经后期、经间期的治疗，尤其重视经间期的治疗，此乃治未病之法也。夏老治疗痛经，不是见痛止痛，而重在经间期治疗，并观察基础体温变化，特别是观察高温相变化，凡高温相达到健康标准者，就能较好地控制疼痛。临床治疗以掌握经间期的治疗，维护黄体期的高温相最为重要。

其三，倡导矛盾辩证法。他认为，女性疾病有些病证病史长、病机错杂，或上热下寒，或上实下虚，或出现阴阳低水平的绝对平衡，或出现阴阳过高水平的严重失衡，是以形成一些非常顽固和非常难治的病证。如月经先期中的心热肾寒、心热肾虚，痛经中的心热阳虚等这些一般书籍中难以见到的复杂证候，都可以在这本手册中寻找到证治方案，矛盾辩证法不仅拓展了临证思维，也提供了临床辨证的方法。

我们要根据病证的变化来践行相应的治疗方法，这样才能夯实我们的临床基础，提高我们处理临床问题的能力，这是提高临床效果的基本。

江苏省中医院　方祝元

2017年7月30日

前　言

　　余早年修习内科，继即从事妇科，行医 60 余载，临证对女性疾病特别是疑难杂症尤感兴趣，积累了一些认识，深深体会到历代中医妇科名家临证独到的匠心，前人对女性生理特点以及经、带、胎、产、乳育等极端重视，多方实践，获得很多的治疗方药、方法，一直在指导后人的医疗。然而，在目前临床，现代医学着力推荐共识、指南等一些标准化的行业规范，意图引导从业人员统一开展对临床疾病诊疗，更好地应对日益变化的医疗现状。中医妇科学实属中医临床四大学科之一，虽不如内、外科之大，但是各个系统疾病俱全。尤其重要的是，中医药在诊治妇科疾病方面疗效卓著，为世人所瞩目。为此，我深入其中，有心将自己临床积累的经验整理出来，说是对后学启迪也行，引导也罢，总而言之，将自己经历过的总结出来，不断提高年轻医师们的认识。比如我对月经周期及其每一周期的不同变化有了新的认识，是以倡导"月经周期节律与调周法"从四期分类，发展到五期，最后为七期。我们认为，这要符合"女阴分类需以阳奇数为基点"的要求，进而研讨经间期"重阴必阳"的转化，以及"絪缊状"的活动与 7、5、3 奇数律相关联，倡导"生殖节律"，系统地阐明"经间排卵期的生理、病理及诊治特点"，这些创新的理论和行之有效的方法，对推动学科发展也会起到积极的作用。

　　一言以蔽之，用我们的知识和经验，为了中医妇科学的昌盛撰成此书，公诸于世，以飨读者，求得指正，与广大同仁共同描绘中医妇科的美好前景。

夏桂成

写于金陵石头城江苏省中医院

2017 年 07 月 20 日

目　录

总论

夏桂成中医妇科诊疗手册

第一章 "7、5、3奇数律"在女性领域里的巨大价值

　　女性属阴，阴的生成发展必赖其阳。阳生阴长，此乃互根统一之理，所以阳是女阴生成发育的内在动力和基础。阳为奇数，阴为偶数；奇数者，单数也，1、3、5、7、9。1数者，是基本数，或叫初数，凡数均从1起，7数无特殊性，9数是3的倍数，3乘3得9，是以奇数者，主要是"3、5、7"，而3数实为奇数的起始数。故凡女性的生殖即月经周期也应以"3"数为起始数，一切月经病证均须从"3"数以上，始能命名之，甚则要从"5、7"数才可。《素问·上古天真论》说："女子七岁，肾气盛，齿更发长；二七而天癸至，任脉通，太冲脉盛，月事以时下，故有子；三七肾气平均，故真牙生而长极；四七筋骨坚，发长极，身体盛壮；五七阳明脉衰，面始焦，发始堕；六七三阳脉衰于上，面皆焦，发始白；七七任脉虚，太冲脉衰少，天癸竭，地道不通，故形坏而无子也。"将女性生殖过程划分为7个阶段：除一七外，二七相当14岁，能来月经；三七即21～22岁，生殖器官趋向发育成熟；四七即28岁左右，是女性生殖的壮盛时期，也是生育的最佳时期；五七即35岁，是女性生殖功能下降时期；六七即42岁，是女性生殖机能明显衰退时期；七七即49岁，是女性的绝经期。但我们在临床上长期观察发现，除"7"

数律外，还有"5"数律、"3"数律者也较为常见。

一、"7、5、3奇数律"的判定标准

1. 7数律

判定7数律的标准：月经来潮7天干净，且很有规律，最少要连续3次月经周期以上均保持行经期7天干净者。但我们认为，7数律者，要以7次月经周期为一个总体期，即必须保持7次月经周期中的行经期均在7天，才能最终判定为7数律者。根据我们长期临床观察，7数律者最为多见。故《素问·上古天真论》提出女性生殖过程应以7数来分类，符合临床实际。

2. 5数律

判定5数律的标准：月经来潮5天干净，且很有规律，最少要连续3次月经周期以上均保持行经期5天干净者。但我们认为，5数律者，要以5次月经周期为一个总体期，即必须保持5次月经周期中的行经期均在5天，才能最终判定为5数律者。根据我们长期的临床观察，5数律者亦为常见，但较7数律者为少。其生殖发育过程，应以5数来划分。二五，即10岁有来月经者；三五，即15岁，是初潮年龄；四五，即20岁；五五，即25岁，是女性生殖发育成熟时期，可以结婚；六五，即30岁，是女性生殖发育的壮盛时期，也是生殖的最佳时期；七五，即35岁，女性生殖机能开始衰退；九五，即45岁；十五，即50岁，是绝经时期，也有延迟到十一五，即55岁而绝经的。5数律的生殖过程，较之7数律的生殖过程有一定的波动性。

3. 3数律

判定3数律的标准：月经来潮3天干净，且很有规律，最少要

连续 3 次月经周期以上均保持行经期 3 天干净者，即以 3 个月经周期为一个总体期。3 数律者临床上虽为少见，但作为奇数的起始数，其应用亦较广。女性生殖 3 数律者，一般以三三的 9 岁开始，少数女性可能月经来潮；三四，即 12 岁初潮较多；三五，即 15 岁，极少数女性生殖晚发育者，始来月经；三六，即 18 岁；三七，即 21 岁，是女性生殖发育趋向成熟的时期；三八 24 岁到三九 27 岁，甚则到三十 30 岁，是女性生殖的壮盛时期，也是生殖的最佳时期；33～36 岁，女性生殖开始衰退；39～42 岁，女性生殖趋向衰竭；45～48 岁，或者 51 岁，为绝经时期。3 数律的初潮与绝经年龄的波动性大，比 5 数律还要大。

二、"7、5、3 奇数律"与月经周期的关系

在月经周期的演变中，受太极阴阳鱼钟的规律所约制，一月一次的月经周期，必然是阴半月与阳半月所组成。是以阴半月者，以 7 数律计，行经期 7 天，经后期亦必有 7 天，合起来 14 天。当然行经期 7 天者，前面有 2～3 天是重阳转化期，故实际上还要扣除 2～3 天的重阳时期，而经间期是重阴转阳的时期，在经间期的前 2～3 天，还应作为阴半月的时间，极少数的女性有可能经后期还要延长 7 天，使月经周期有所延后，如无临床病证，可不作病变论。以 3 数律计，行经 3 天者，经后期必须有 12 天，即 4 个 3 天，当然行经期 3 天者，是重阳转阴的时期，有 1 天是重阳的时间，必须要在经间期重阴转阳的 1 天来补还。极少数的女性有可能经后期还要延长 1～2 个 3 天，甚则 3～4 个 3 天，故月经周期有所落后，如无临床病证，可不作病变论。

总的来讲，月经周期是由行经期、经后期、经间期、经前期四

个时期所组成。其中行经期重阳转阴，经间期重阴转阳，经后期阴长阳消，均是奇数律为主的时期，可见女子属阴，与"7、5、3奇数律"的关系密切。

我们在长期的临床实践中发现，行经期的奇数律与经间期的奇数律保持一致，即健康女性行经期排出应泄之经血7天，则经间期排出的锦丝状带下也应有7天；排经5天，排出锦丝状带下亦应有5天；排经3天，排出锦丝状带下亦应有3天。在30岁以上的女性一般经间期排出锦丝状带下有所减少，说明女性生殖功能的低下或衰退。而应用西药激素促排卵者，其经间期的锦丝状带下亦明显减少，甚则全无。我们认为，这不利于生殖，同时也说明行经期与经间期的两个转化期，在一个周期内的统一性和内在的关联性。

我们还发现，排经、排精（卵）与时辰钟的关系。一般经间期排卵，是重阴转阳，故绝大部分均在夜晚排卵，而行经期排出经血均在白天。7数律者，属少阳。少阳者，阳中之少阳也，以一日夜而言，时在早晨或上午，故7数律者，其健康的正常行经时间应在早晨或上午。5数律者，属阳明。阳明者，两阳合明，是阳中之阳也，就一日夜而言，相当于午后或傍晚，故5数律者，其健康的正常行经时间，应在午后或傍晚。3数律者，属太阳。太阳者，阳中之阳，亦即重阳，以一日夜而言，相当于中午时间，故3数律者，其健康的正常行经时间应在中午。我们认为，月经周期节律演变具有周期性、规律性。因此，也有明显的时间性。

三、"7、5、3奇数律"的病理反应

一般来说，凡生理失常者，即为病理。

1. 初潮或绝经

初潮：7数律者，以14岁来月经，如7～8岁即来月经者，此乃性早熟也；如19～20岁始能来月经者，谓之延后，或称晚发月经。5数律者，应在10～15岁来月经，如7～8岁即来月经，亦谓性早熟；如19～20岁始能来月经者，亦谓之延后。

绝经：一般来说，7数律者的绝经在七七49岁，但如在40～41岁即绝经者，谓之绝经过早；5数律者，其绝经应在50岁，或者55岁。但如在42～43岁，或51～54岁之间绝经者，谓之绝经提早。一般来说，提早绝经，即"年未老，经水断"者，对身体健康是不利的。

2. "7、5、3奇数律"个体特异性所反应的脏腑病理特点

（1）7数律者，少阳数也，阳中之少阳，又称"一阳"。少阳与厥阴相表里，手少阳三焦经与手厥阴心包经的脏腑缺乏实体，而足厥阴肝经、足少阳胆经的脏腑实体明显，故7数律者，外属于足少阳胆经，内属于足厥阴肝经，并以肝为主体。肝藏血而主疏泄，疏泄者升降也，且肝对心－肾－子宫－生殖轴有着重要的协调作用。心－肾－子宫－生殖轴，是调节阴阳的消长转化、动静升降，维系生殖包括月经周期节律之所在，肝的功能失常，特别是肝郁、郁火及其风阳、痰脂的病变，将严重影响阴阳的周期演变，故7数律者，肝胆病变较为多见，此也体现了7数律的特点。

（2）5数律者，阳明数也，又称"二阳"。阳明与太阴相表里，足阳明胃经、足太阴脾经，是5数律的主体脏腑。此外，5数律者，乃中土脾胃数也，而脾胃者，乃升降之枢纽，有协助心－肾－子宫－生殖轴调节阴阳消长转化、动静升降，维系周期节律的作用。

脾胃失和，不仅生化不足，致阴阳血气虚少，而且亦将影响心-肾-子宫生殖轴的调节作用，从而出现女性生殖及月经周期的不足和失常。经我们长期的临床观察发现，5数律者的确有程度不同的脾胃失和、脾胃虚弱的病变，这是5数律的特点。

（3）3数律者，太阳数也，又称"三阳"。太阳与少阴相表里，少阴者，手少阴心也，足少阴肾也，心肾交合，结合子宫，以调节阴阳血气，从而形成阴阳消长转化、动静升降的周期节律。心肾有所失调失济，必将直接干扰月经的周期节律，形成生殖与月经周期中的诸多病变。虽然临床上3数律颇为少见，但3数律者乃奇数中的起始数，故仍有其重要性。

此外，7数律者，少阳数也，其月经来潮应在早晨或上午；5数律者，阳明数也，其月经来潮应在下午或傍晚；3数律者，太阳数也，其月经来潮应在中午。如若不在这一时间内出现，均应作为病变。

在不孕不育症中，经过试管婴儿多次促排卵激素后的女性，其行经期与经间期的生理变化很不一致。根据我们临床观察，锦丝状带下过少者居多，有的甚至全无。不仅使精（卵）发育欠佳，而且水液不足，不能濡养精宫，从而影响孕育或孕而不育也。

四、"7、5、3奇数律"在诊断中的重要性

1. 月经病

一般月经病者，需要连续三个月经周期以上者，始能命名之，如月经先期、月经后期、月经量多、月经量少、痛经、经行头痛等。因为女性生殖的节律，亦包括月经周期节律，3数是奇数律的起始数，故行经期最少也要3天，特别是经行前后无定期。在临床上并

非是一个月经先期接着一个月经后期那么标准，而常常是先期两个月再来一个月后期，或者后期两个月再来一个月经先期，所以3数律是诊断月经病的最低标准。但如5数律者，需要连续5次月经周期以上才能命名之。

（1）月经量多与经期延长的诊断：3数律者，经期5～6天；5数律者，经期7～8天；7数律者，经期8～9天。经期延长3天以上者，谓之经期延长；延长3天以内者，谓之月经量多。以天为界。

（2）闭经的诊断：我们认为，继发性闭经同样要以"7、5、3奇数律"来分类。如"3"数律者，以月经停闭3个月，外加一个观察月，4个月经周期以上不行经者，称为闭经；5数律者，以停闭5个月，外加一个观察月，即6个月经周期以上不行经者，称为闭经；7数律者，以停闭7个月，外加一个观察月，即8个月经周期以上不行经者，才能称为闭经。

测量基础体温（简称BBT），不仅有助于诊断，而且有助于分析病情，观察治疗。为了BBT的客观、正确，必须做到：①水银柱的基础体温表；②早晨静息时；③固定时间。现将"7、5、3"三种类型的正常BBT列于下（图1-1、1-2、1-3）：

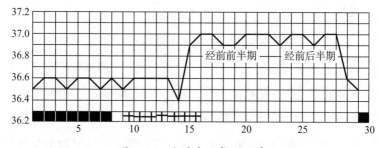

图1-1　7数律者正常BBT表

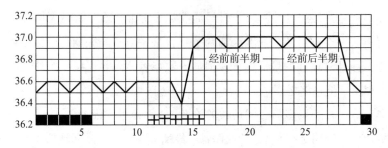

图 1-2 5 数律者正常 BBT

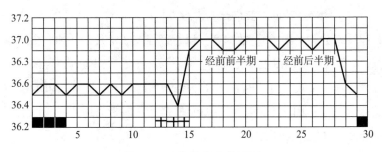

图 1-3 3 数律者正常 BBT

2. 胎产

（1）妊娠病：主要是流产类病证。孕后 50 天、70 天、90 天、5 个月、7 个月均是关键时期，尤其是孕后 50 天、70 天，稍有不慎，极易流产。

（2）产后病：产后的子宫与身体康复亦与"7、5、3 奇数律"有关。我们认为，产后有三个时期，即新产期、产褥期和产后期。新产期是指产后 7 天，是亡血伤阴、阴虚火旺的时期，不能使用温补、温化的方法和药物。产褥期又有大满月、小满月之分：小满月者，即产后一个月内，亦即 30 天内，是子宫与整个身体复旧的重要时期；大满月者，一般认为两个月，但亦有认为三个月者，即 90 天。

　　　　　　　夏桂成中医妇科诊疗手册 ●

三个月后，才能作为产后期，真正的产后期，血气不足，符合"产后一块冰"的特点，宜于温补。

五、"7、5、3 奇数律"在治疗方面的运用

1. 调周法

临床上治疗月经病及生殖类病证，既要根据出现的证候进行辨证论治，又要依据月经或生殖的周期节律进行调周中的未病论治。也就是说，要把经后期，特别是经间期作为治疗的重点。

我们所倡导的调周法，一般分为四期调治：经后期，重视阴长；经间期，重视重阴必阳的转化，重在辅佐调血气；经前期，重视阳长；行经期，重视重阳必阴的转化，以调血气为主，重在降。我们根据前人所说的经前期以理气为先，而调周法中的经前期则强调助阳为主，这样就形成了经前前半期和经前后半期，从而整个月经周期就变成了"5"期调治。后来又发现，经后期阴长较长，又有必要分为初、中、末三个时期，即经后初期、经后中期、经后末期，治疗上则各有重点、特点，合起来就为"7"期，最终形成"7"期调治。

2. 疗程

就月经病而言，3 数律者，3 个月经周期为 1 个疗程，一般需 2 个或 3 个疗程，亦即是 6 个月经周期或者 9 个月经周期；5 数律者，5 个月经周期为 1 个疗程，也必须要 2 个疗程，即 10 个月经周期；7 数律者，7 个月经周期为 1 个疗程，一般需要 2 个疗程，即 14 个月经周期。但因为 3 数律是起始数，或称为奇数的基本数，故若在 3 数律的第 1 或第 2 疗程内，或者 5、7 数律的第 1 疗程内症状消失，得到康复时，可以停止治疗，留待观察。

3. 疗效的判定

此与"7、5、3奇数律"的关系更大，主要是月经病与生殖类病证。其疗效判定分为痊愈、基本痊愈、显效、有效、无效五种。

（1）痊愈：治疗1～2个疗程后，症状消失，月经周期恢复正常。经观察：3数律者，必须达到3个月经周期以上；5数律者，必须达到5次月经周期以上；7数律者，必须达到7次月经周期以上。

（2）基本痊愈：治疗1～2个疗程后，症状消失，月经周期恢复正常，但有所波动或有轻微发作者。如3数律者，症状消失，2次月经周期恢复正常，第3～4次又有所发作，但发作较轻；5数律者，3次月经周期恢复正常，而4～5次又有所发作；7数律者，4～5次月经周期恢复后又有所发作。其中也包括BBT高温相变化的不稳定。

（3）显效：经治疗1～2个疗程后，症状消失，1～2次月经周期能恢复正常，在5数律、7数律者中，甚或达到3次。BBT示高温相有所恢复，但不理想。

（4）有效：经治疗1～2个疗程后，症状有所消失，月经周期有所恢复。3数律者，恢复一次月经周期的正常；5数律及7数律者，恢复1～2次月经周期正常，但又出现失常者。

（5）无效：经治疗1～2个疗程后，症状未见消失或消失不久又发作者，月经周期未恢复正常者。

我们认为，"7、5、3奇数律"既与月经周期及生殖节律有关，自然也与女性的生命节律有关。即使在女性绝经后，这三种类型的人仍有着逢7、逢5、逢3的变化。

第二章　月经周期节律调节治法

我们所倡导的"月经周期节律调治法"，简称"调周法"，是一种系统的、整体的治疗方法。它是基于圆运动、太极八卦、时辰钟及现代医学周期学说、子宫内膜周期变化等理论所形成的。此法与中药人工周期疗法有所不同，中药人工周期疗法是由西药人工周期疗法的模式而来，是一种固定的治疗方法，即用中药的补肾方法与活血化瘀方法来替代西药激素治疗。但中药补肾与活血替代不了激素，不能形成或建立月经周期，因此，我们提出调周法，着重在"调"，既强调周期阶段的特点及其普遍性，又必须结合个体特征及周期发展的特异性，也就是辨病与辨证相结合。每一次月经周期的演变，看起来似乎重复运行，实际上各不相同，是在发展或衰退中进行的。因此，各个周期结合BBT的曲线变化，其治疗方药要有所加减，甚至变动，不断提高疗效。

一般来说，月经周期分为四个时期，即行经期、经后期、经间期和经前期。其中两个是长消期，两个为转化期。经后期阴长阳消，经前期阳长阴消；经间期重阴转阳，通过氤氲状的血气活动，使重阴转化为阳长，而进入经前期；行经期重阳转阴，通过血气活动，使重阳转化为阴长而进入经后期。长消期一般时间较长，按女阴特点来分，阴长从阳奇数，故经后期需划分为初、中、末三个时期，亦即经后初期、经后中期、经后末期；阳长从阴偶数，故经前期属阳长期，因而划分为经前前半期与经前后半期。合起来为月经周期中的 7 个时期，这样更符合女性分类的要求。因此，我们所倡导的调周法有 7 个时期，一般均应按阴阳消长转化、动静升降的规律进行调治。

在临床实践中，我们还发现一些反常的情况及特殊的体质，或者特殊的因素干扰。因此，我们在正常调周法的后面，附有一些反常的治疗方法。如经后期从阴论治，也有认为从阳论治；经前期从阳治，也有从阴治；经间期、行经期排卵排经，着重调理血气，重在于"动"，也有认为要补、涩、镇降者，这些都列入反常治疗内。

此外，我们还发现女性可分为三大体质类型，即"7、5、3 奇数律"。7 数律类型者，与肝胆有关；5 数律类型者，与脾胃有关；3 数律类型者，与心肾有关。调周法的主要理论指导，就在于心－肾－子宫轴的阴阳消长转化调节，但更要注意动静升降的交合。具体内容将在下面阐述。

● 第一节　行经期调经为主，重在转化除旧

行经期，是指月经来潮至经期结束，与"7、5、3 奇数律"有关，即行经期短则 3 天，长则 7 天。它既是旧周期的结束，也是新周期的开始，"重阳转阴"，排除旧瘀，让位新生，促进转化。我们认为，"行经期除旧排瘀，必须完全、干净、彻底，全部排尽应泄之旧瘀""留得一分旧瘀浊，影响一分新生机，也影响一分重阳转阴"。所谓旧瘀浊者，不仅指子宫血海的一切陈旧物质，还包括盆腔、卵

巢、输卵管等处的陈旧性物质，特别是因重阴所带来的浊液，也必须通过转化而排除。

一、常用调经方法

经期调经，大致有如下几法：一般调经法、活血祛瘀法、逐瘀通经法、通固兼施法以及反常调经法等。

1. 一般调经法

即应用一般性、轻度的活血药物来帮助行经期排泄应泄之经血的方法。此调经法必然会涉及四物汤。明清以来，四物汤被广泛应用，至今仍有人认为四物汤可以统治一切妇女疾病，虽有言过之偏，但的确也反映出四物汤在妇科病证治疗中的重要性。四物汤中的地、芍、归、芎四味药，具有养血调经的作用，其中地、芍养血为阴药，归、芎调经为阳药。因此，在行经期，取归、芎为主，加入五灵脂、艾叶、益母草，组成五味调经汤，是我们临床上较为常用的方药。在具体的临床应用中，还须结合越鞠丸化丸为汤合治，其方药组成为：制苍术、制香附、焦山楂、丹参、赤芍、艾叶、益母草、五灵脂，临床上使用效果较好。之所以用丹参、赤芍来替代归、芎，是因为当归润肠，容易引起便溏，而经期本就易便溏；川芎辛温升散，容易致经行量多，而"丹参一味，功同四物"，且丹参调经胜于当归。现代女性，不仅工作忙，而且睡觉过晚，劳心过多，心肝气火偏旺者为多，而女性本就"血少气多"，赤芍酸寒为阴药，活血调经，兼能凉血降火，故用赤芍来代替川芎。经血中蕴含较多湿浊，前人亦称之为"经水"，因此，利湿排浊，除旧生新，促进转化，乃行经期所必需。临床上有时还要加入泽兰叶，不仅有活血调经的作用，而且还有利湿祛浊的功能；茯苓合泽兰叶是排浊利湿的佳品。

但如月经量多或经量偏多者，不管气虚或血热类型者，均不宜此法。

2. 活血祛瘀法

此法较一般调经法的活血化瘀力量要大而强，常用于月经后期、月经量少、经行不畅、痛经等病证，代表方剂有通瘀煎、血府逐瘀汤、膈下逐瘀汤等。我们临床上较为常用的是通瘀煎。

通瘀煎来源于《景岳全书·新方八阵·因阵》，张景岳在"妇人规"中用其治疗痛经，并指出："若瘀血不行，全滞无虚者，但破其血，宜通瘀煎主之。"该方在"新方八阵"项下治妇人气滞血积，经脉不利，痛经拒按及产后瘀血实痛，并男妇血逆血厥等证。药用归尾、山楂、香附、红花、乌药、青皮、木香、泽泻，水二盅，煎七分，加酒适量，食前服。兼寒滞者，加肉桂、吴茱萸；火盛内热，血曝不行者，加栀子；微热血虚者，加台乌药；血虚涩滞者，加川牛膝；血瘀不行者，加桃仁、苏木、玄胡；瘀极而大便结燥者，加大黄。张景岳根据不同病证进行加减，不可不谓周到，的确适用于妇女血瘀较为明显者。我们根据临床需要，在该方中去青皮、泽泻、乌药，加入赤芍、川牛膝、桃仁、艾叶等品，称为加减通瘀煎，含有血府逐瘀汤之义。

对于疼痛性月经病，我们常用膈下逐瘀汤。此系王清任《医林改错》方，药用五灵脂、当归、川芎、桃仁、丹皮、赤芍、乌药、玄胡、甘草、香附、红花、枳壳。其在活血化瘀中加入了止痛性药物。临床运用时，我们常去枳壳、甘草，加入肉桂、全蝎、益母草等品，效果似为更好。

3. 逐瘀通经法

此法在调经法中逐瘀除旧之力最大，不仅用桃红四物汤活血化瘀，而且还用三棱、莪术消癥散积、破血通经之峻品，常用于月经量少、闭经、剧烈性痛经、子宫内膜异位性痛经等，代表方剂是促经汤、逐瘀脱膜汤、荡胞汤、抵挡汤等。

促经汤来源于《医统》，具体药物是：香附、熟地黄、赤芍、莪术、木通、苏木、当归、川芎、红花、肉桂、桃仁、甘草。该方原治妇人月事不行，腰腹作痛。根据临床情况，我们在原方中去木通、甘草，加入泽兰叶、川牛膝、车前子。之所以去木通，是因木通苦寒，虽入血分利湿，但毕竟不利血行。而且木通品种混杂：关木通有毒，含有马兜铃酸，损害肾脏；川木通效果较差；三叶木通，才是真正的木通，但药房常以关木通代之，故去之。泽兰叶、车前子利湿祛浊，并有通经利窍的功能。此方中川牛膝、莪术、肉桂三味药，是《妇人大全良方》温经汤中的主药，故本方实际包括了温经汤、血府逐瘀汤和脱花煎三方，凡属瘀浊较甚，经行不畅者，均可应用。

若子宫内膜粘连严重者，或子宫内膜过厚，亦即血海过盈、瘀浊内结甚者，有时应用促经汤、逐瘀脱膜汤亦无效。就行经期而言，可用荡胞汤加减治之。

荡胞汤来源于《千金翼方·妇人求子第一》，具体药物是：朴硝、桃仁、茯苓、丹皮、大黄、人参、桂心、芍药、厚朴、牛膝、当归、橘皮、细辛、附片、虻虫、水蛭。原书用法：上十六味，咬咀，以酒五升，水六升，合渍一宿，煮取三升，分四服，日一夜一服，每服相去三时辰，少时更服如常。覆被少取汗，汗不出，冬月著火笼，必下积血，及冷赤脓如赤小豆汁，本为妇人子宫内有此恶物令然，或天阴脐下痛，或月水不调，为有冷血不受胎。若斟酌下尽，气力弱，大困，不堪更服，亦一日二三服即止；如大闷不堪，可食酢饭冷浆，一口即止，然去恶物不尽，不大得药力，若能忍服大好。"妇人子宫内有此恶物"，恶物者，有害物质也。子宫内的有害物质能排除，即子宫的内膜过厚，或子宫内炎性物质之粘连亦可排除。荡胞汤，亦即涤荡子宫内的有害物质。在细心观察下，可以进行加减。我们认为，本方药力太峻，可去朴硝，至于水蛭、虻虫视证情轻重而用，且限于行经期用之，经净即停。

4. 通固兼施法

即止血与调经之法。行经期间，既有经血排出不畅，甚则不得排泄；亦有转化太过，排经过多。过多则好血受损，故必须止血；但经期应泄之经血排泄不畅，又必须排除。有一些月经过多者正由于应泄之污血阻于内，致好血不得归经，只有排出血瘀才能止住好血不妄行。有的好血与应泄之污血同时排泄，所以想要止好血之妄行，必须排应泄之污血。代表方剂有加味失笑散、逐瘀止血汤、震灵丹。

加味失笑散是我们根据失笑散加入黑当归、赤白芍、茜草、大蓟、小蓟、益母草、血余炭而成。失笑散系《苏沈良方》所载，方中以五灵脂、蒲黄二味药，生炒各半，稍入醋。《太平惠民和剂局方》用本方治疗"产后心腹痛欲死，百药不效，服此顿愈"。我们用此方治疗既排经不畅，又出血较多者，化瘀止血，寓化于止，止中有化，化中有止，止化并重，故在月经过多中较为常用。

逐瘀止血汤是《傅青主女科》方，方中的药物是大黄、生地黄、当归尾、赤芍、丹皮、枳壳、龟板、桃仁。本方通过化瘀而达到止血，重在化瘀，瘀去血止，故命名为逐瘀止血汤。在临床上确有血瘀性月经过多者，适合此类方药。

此外，还有以止血为主，稍佐化瘀调经的方药，如震灵丹。此方出于《太平惠民和剂局方》，方中药物是：禹余粮、赤石脂、紫石英、代赭石、五灵脂、乳香、没药、朱砂，研细末，米粉打糊为丸，每服 3～6g，温开水送下，一日 2～3 次。功能固崩止带，祛瘀生新。全方大多为矿石类、树脂类药物，性能温涩化瘀，止多于化，温多于化，故夹有火热湿浊者非其治也。

5. 反常调经法

一般来说，调经者排除旧瘀也，故以温通为主的治法属常规的治法。但临床是复杂的，有常亦有变，所以反常规的治疗方法也较多，这里仅列举几法。

（1）清热调经法：是针对血热性月经病变而言。本法虽是临床常用的治法，但对调经而言却有不符之处，故称作反常法。血热者，大多是出血性疾病，如月经先期，或经量多，或经期长等变化等。其血热的性质也不同，一般性血热，可用荆芩四物汤；郁热，可用丹栀逍遥散；虚热，可用保阴煎；湿热，可用固经丸，在清热固经的同时，还要调经和瘀，适当加入当归、制香附、赤芍等。

（2）益气养血法：是针对血气不足性月经病的治法。此法亦是临床常用治法，但就行经期而言，一般以调经为主，不宜补养。益气养血法并不适合行经期，故称为反常之治法。如血气虚弱、出血量多者，可用归脾汤；头昏晕血、面乏华色者，宜用人参养荣汤；行经期便溏、脘腹作胀者，可用香砂六君汤。

（3）滋肾养肝法：此法针对血海空虚、月经量少类疾病，一般用归芍地黄汤，加入阿胶、炙鳖甲、怀牛膝等，甚则龟板、牡蛎、枸杞等亦可用之。此乃"塞因塞用"的方法，通过滋肾养肝，充盈血海，或可有效，但非易事，必须持之以恒，才能收到一定效果。如脾胃薄弱者，尚需加入调理脾胃之品，重点在于经后期论治；如心烦失眠者，尚需加入清心安神之品，清心安神，有利于肾阴的恢复，所以我们提出"心不静，肾不实"之说。

总之，临床上证候复杂、证型兼夹和变化，除了常用的调经方法外，还有不少其他治法，这些均属于反常的调经法。

二、调经法的六大特点

行经期从太极圆运动规律而言，既是这一具体时间，又非行经期。何以言之？因为行经期者，重阳转阴，排出经血，除旧迎新，是经期的阶段。但从太极阴阳钟的整体而言，经期仅是整体运动中的一个过渡时间，而且非常短暂，是在心－肾－子宫轴调节下的阴阳消长转化运动中的短暂瞬间，经期的失常，常是经后期、经间期的失常所导致，所以调经是次要的，而如何保持圆运动规律的正常才是主要的。因此，在调经法中需结合调周的概念，而调经与调周的结合，就形成了调经中的六大特点，即温、通、下、利、心、肾，亦即是温阳、疏通、下降、利湿、宁心、益肾。

1. 温阳

温阳者，具有阳和热的意义。阳者必热，热者属阳，阳热是行经期的必然现象。因为行经期是"重阳必阴"的转化时期：阳必须达重，才能转化；阳必须达重，才能保证顺利转化排经，排浊通畅；阳必须达重，才能顺利地让位于阴长，重阳也才能保证子宫冲任血海的温煦，所谓"血得热则行，得寒则凝"。加之经行期间并非全是经血，还内含大量水液，即所谓的"经水"，而水液的分化或分解，亦有赖于阳热。因此，在整体周期运动中要维持重阳，推进阴阳运动的发展；在局部，或行经期的短暂瞬间，要保证温运血气水湿，以使排经通畅，转化顺利。如果排经不畅，不仅是应泄之经血不能排尽，而且最重要的是影响转化，进而影响整个周期中的阴阳消长转化运动。所谓温阳者，实际上就是温经助阳的方法，如大、中、小温经汤。《金匮要略》的温经汤一般称为大温经汤，《妇人大全良方》的温经汤称为中温经汤，小温经汤者乃附子、当归也。温阳的药物有桂枝、艾叶、台乌药、肉桂、当归、川芎等。

2. 疏通

疏通者，主要在于"通"也。众所周知，行经期以排泄经血（水）为主，而排泄经（水）就必须通畅。通畅者，就必须"完全、干净、彻底、全部"排泄之，这也就是调经的目的所在。因为当一次月经周期结束时，由于经间排卵期所带来的重阴物质，如癸阴之过高、血海的充盈、精卵的成熟、水液的丰盛等，虽经过经前期重阳的分化溶解，但仍有很多残余物质将随着月经周期的结束而排出体外，也只有当这些残余物排出体外，重阳转阴，让位于阴生长，才能转化顺利，保持健康。因为局部冲任、子宫的变化，是由整体阴阳运动所致，所以排经者，排出陈旧性的物质，以利于转化，以利于新生。更为重要的是，能推动新周期中新的阴阳运动，开始新的消长转化。调经的方药很多，前面已做了介绍，兹不赘述。

3. 利湿

利湿者，即分利水湿浊液也。在行经期中，不仅排泄经血，而且要排泄水湿浊液。在整个月经周期中，癸水与津液水湿至关重要。一般来说，经后期要经过一段较长时间的阴长，阴长者就是癸阴长至重。高水平的癸阴亦促进精（卵）的发育成熟、血海（内膜）充盈、水湿津液的高涨。除精（卵）与血海（内膜）外，癸水之阴与水湿津液的高涨是为生殖服务的，是生殖、孕育的内在条件，故在经间期时，由于癸水之阴的高涨，子宫、卵巢、输卵管处的津液水湿亦十分丰盈，容易受孕，而且亦为孕育准备了有利条件。虽然经过经前期阳长的分化和分解，但残存于子宫盆腔以及溶于血中的癸水之阴物质，必须通过行经期以排泄之，所以前人有"经水"之称，用药亦注重利湿祛浊，如泽兰叶汤、琥珀散等方，具体药物如泽兰叶、茯苓、川牛膝、薏苡仁、蒲黄、马鞭草、琥珀粉等。

4. 下降

月经来潮，子宫开放，经血下行，排出体外，因此经血以下行为顺，而且经血必须下行，才能排畅排尽。假如经血上行，即被称为"逆经"，或"倒经"。一般来说，月经周期中的阴阳消长转化运动，经前期阳长运动的特点和形式是上升和活动，而经后期阴长运动的特点和形式是下降和安静，故阳长在白昼，而阴长在夜晚。行经期时重阳转阴，重阳开始时，亦即经行初期，仍有上升活动的状态。但行经初期极为短暂，一般为一天，长则一天半，迅即转入经行中期，是排泄经血经水的高峰时期，也是由阳转阴的关键时期，升中有降，而且已由上升转化为下降，由动转静。行经后期一般稍长，已转入静降下行的状态，故行经期下降的特点，不仅经血下行，排出体外，而且亦符合阳转阴后阴长的要求。代表方剂有泽兰叶汤、牛膝散等，具体药物有泽兰叶、川牛膝、丹参、炒枳壳、茺蔚子等。

5. 宁心

宁心者，安定心神也。安定心神，在这里有重大意义。

其一是调周中的重要性，亦即是心－肾－子宫－生殖轴的调节阴阳运动。在心肾交合下，亦即是坎离水火的交济，使阴阳在相对平衡下，行其消长转化的节律运动，保持健康的、正常的周期运动。

其二是调经中的重要性。众所周知，子宫者，上属于心，下系于肾。《妇科经纶·月经门》引李东垣的话曰："或因劳心，心火上行，月事不来，胞脉闭塞也。胞脉者，属心络于胞中，气上迫肺，心气不得下通，故不来。"心者主动，子宫的开与心有关。子宫平时闭藏，行经期与经间排卵期始能开放，行泻的作用。行经期排经，均是依靠心动气降排出，而且排出经量的多少亦与心动有关，是以调经活血法中必须宁心调气。代表方剂有柏子仁丸，具体药物有柏子仁、合欢皮、丹参、琥珀、茯苓神等。

6. 益肾

补益肾之阴也。肾者，生殖之本，天癸之阴阳主要来源于肾。肾的特点在于静、藏，与心相合。所谓心肾交合，水火坎离既济，联系子宫，可以协调阴阳的总体平衡，并推动阴阳消长转化运动的进展，形成生殖周期中的节律运动，这是调周法中的主要内容。在具体的调经中，由于肾与子宫的密切关系，所谓"胞脉者，上属于心，下系于肾"，且冲任为主的奇经八脉，皆属于肾。子宫之泻受心所主宰，而子宫之藏与肾有关，故子宫在闭藏时期，受肾的封藏所影响，即使在行经期，亦有泻中寓藏的意思，即行经期排泄经血经水，只限于应泄之陈旧性物质，而好的血、津液、水湿不应被排泄。益肾者，主在于阴，但又包括阳，就行经期而言，阴中有阳，阳中寓阴。阳者有助于排经，如川断、肉桂之属；阴者有助于藏，如制龟板、熟地黄等。

● 第二节　经后初期养血滋阴，重在奠基

经后初期，是阴（水）血恢复时期，也是奠定阴（水）的基础阶段。一般指月经干净后的 3～5 天，亦可达 7 天，甚则 10 余天，这一时期尚无白带出现。一旦有了白带，表示已进入经后中期。所以，经后初期的治疗相当于缩小了的产后恢复期，重在血中

养阴（水）。由于阴血虚的程度不同，故处方用药也有差异性，一般又可分为轻、中、重三者。阴虚者，又常导致火旺，所谓"阴虚则火旺"，或者"火旺阴虚"，原本就存在火旺，是以前人提出"静能生水"，静者，实际上就是抑制火动，火不动，则阴自生；又有"降则阴生"之说，实际上亦是降火，静降、沉降符合阴水生长的特点，也是促进阴水恢复的方法。阴（水）的不足，往往不易恢复，从临床上来看，又常与脾胃虚弱、阳虚不长、痰湿蕴阻等因素有关，是以在滋阴养血法中应该考虑到上述种种因素，但主治法还是在于滋阴（水）养血之中的养阴之法。

一、血中养阴法

血中养阴，不仅是把养血与滋阴的方法结合在一处，而且要体现滋阴为主的原则。按其程度不同，又有轻、中、重之分，亦或称之为轻剂、中剂、重剂。此外，心阴说是一个发展，值得重视。

1. 轻剂

轻剂者，即一般常用的方法，如临床上常用的归芍地黄汤。此方实际上是由四物汤与六味地黄汤合剂。四物汤是养血调经的名方，六味地黄汤是滋阴的名方，女子以血为主，而癸阴之水在血分之内，是以合二方用之，且药物用量一般，故谓轻剂。轻剂用之颇多、颇广。其中熟地黄一味，脾胃稍差者服用之后，常易大便溏泄，与当归合用，更易便溏，故临床上常以怀牛膝、制龟板代之；当归常以丹参代之，这样适应性更好。

2. 中剂

中剂者，是在血中养阴的轻剂上有所加重。所谓加重，是指在一般常用的归芍地黄汤基础上，从数量、质量、用量三个方面都加以扩充或加重之。其一，数量上的扩充，即在归芍地黄汤中加入枸杞子、女贞子等品。其二，质量上的提高，如归芍地黄汤中，地黄是主要药物、将帅类药物，具有决定性的作用。如果加入龟板，二药相加，在质量上将有所提高；其三，用量上的加重，《傅青主女科》所用方药，主次药之间的用量差距甚大，次要药物只用数分，而主要药物如熟地黄、山药等用量 2～3 两，甚则半斤之多，如临床上常用的二至地黄丸（汤）中的二至丸需重用，六味地黄丸中的熟地黄亦要重用，以示与轻剂的差别。

3. 重剂

重剂者，不仅滋阴养血的药物用量要加大，而且选择的滋阴药物数量上有所增加，质量上亦有所提高。如虚损程度重，一般滋阴养血的方药已不够，所谓杯水车薪，水不能灭火，故需重剂治之，代表方药有二甲或三甲地黄汤、复脉汤。我们在临床上制定的滋阴奠基汤，亦属此类方药。滋阴奠基汤的药物组成是：制龟板、炙鳖甲、左牡蛎、熟地黄、山药、山萸肉、怀牛膝、紫河车、茯苓，或加川断、菟丝子。如脾胃稍差者，改为饭后服，并在具体方药中加入广木香、砂仁、陈皮等品。

4. 滋养心阴

一般来说，滋阴养血均从肝肾入手，因天癸来源于肾，故历来讲究滋肾养阴，并有"五脏之阴，非此（肾）不能滋""穷必及肾"之说，很少提到心阴。我们在临床上发现，更年期综合征、卵巢早衰、卵巢储备功能低下等病证，心火偏旺，实系心阴不足。当然心阴亦与肾阴有关，故前人所指定的天王补心丹（《校注妇人良方》）组成药物有生地黄、天门冬、麦冬、炒柏子仁、炒枣仁、人参、玄参、丹参、白茯苓、远志、五味子、炒桔梗等。其中滋养心阴的药物是生地黄、麦冬、柏子仁，安定心神的药物有炒枣仁、五味子、远志、茯苓，而天门冬、玄参是滋养肾阴的，可见前人在养心阴的同时，仍不忘滋养肾阴。因此，我们根据临床上病情的需要，拟制了养阴清心汤，即养心阴与清心火并重。具体方药是：钩藤、莲子心、黄连、生地黄、麦冬、制龟板、青龙齿、水牛角、珍珠粉、生甘草、茯苓神等，其中珍珠粉是要药。此方的服用量及服用方法，包括珍珠粉的服法及其炮制法，均有明确要求。

二、清火滋阴法

清火滋阴法，重在清火，是以清火也是滋阴法中的重要方法之一。清火者，实际上也是"静能生水"的方法，清火也是镇静，因为水与火，实即静与动也。清火者，也是降火也。火动者，又有心火、肝火、肾火之别，是以清火又有清心、清肝、清肾的区别。

1. 清心降火法

临床上凡见心烦失眠，或烘热出汗者，带下很少或缺如，需用清心降火的方法，代表方剂有清心莲子饮、导赤散、清心汤等。我们临床常用的是加减清心汤，药用钩藤、莲子心、黄连、茯苓、生地黄、白芍、丹参、黛灯心。夜寐甚差者，加入紫贝齿、炒枣仁；伴胸闷不舒、痰多者，应加入广郁金、炙远志、合欢皮等。

2. 清肝降火法

阴虚肝火旺者，临床上颇为常见，一般出现头疼、烦躁易怒、胸胁胀痛等症，且肝火大多属于肝郁化火者，应用清肝降火法，代表方剂有丹栀逍遥散、滋水清肝饮，或清肝达郁汤等。我们临床常用的是加减滋水清肝饮，药用丹参、赤芍、白芍、大生地、丹皮、茯苓、山药、山萸肉、泽泻、钩藤、山栀、柴胡、生甘草等。头疼颇剧者，可加入白蒺藜、夏枯草等。

3. 降火滋阴法

肾火者，均属于阴虚火旺也。肾无实证，即使有火，亦只能清火、降火，而不可泻火也。代表方剂有知柏地黄汤、大补阴丸等。我们临床常用的是怀山药、山萸肉、炒丹皮、茯苓、泽泻、玄参、太阴玄精石等，按经后初期的要求服用。如肾虚之火过旺，必须咸苦以降之，黄柏以盐水炒，加咸秋石、左牡蛎等治之。

三、健脾滋阴法

健脾与滋阴，本就是矛盾，因为阴虚与脾弱相对立，滋阴有碍脾运，健脾燥湿又势必伤阴，所以健脾与滋阴很难协调。明代张景岳创制了一些健脾与滋阴相合的方剂，如五福饮、七福饮，其中人参、熟地黄同用，但我们觉得尚不够理想。多年来，我们摸索出健脾滋阴三法：健脾滋阴正法，健脾清利法，健脾清心法。

1. 健脾滋阴正法

此法一般用参苓白术散，根据病情需要进行加减，称之为健脾滋阴汤，药用太子参、炒白术、茯苓、广木香、白芍、山萸肉、建莲肉、炒白扁豆、制黄精等。此乃以后天水谷之精微，涵养先天癸水之阴，虽然参苓白术散之阴指脾阴，但脾阴在一定程度上有涵养先天癸阴的作用。

2. 健脾清利以养阴

因为脾虚易夹有湿浊，湿浊蕴而生热，更影响阴虚的恢复，是以首先在于健脾，其次在于清利或燥湿，再顾及阴分。代表方剂是资生健脾丸（汤），又名资生丸，来源于《先醒斋医学广笔记》，药用建莲肉、薏苡仁、桔梗、甘草、扁豆、茯苓、党参、山药、麦芽、砂仁、山药、藿香、橘红、黄连、泽泻、芡实、山楂。原为保胎方，我们稍微加减，可作为脾弱阴虚夹有湿热的常用方。

3. 清心健脾法

一般阴虚则火旺，火旺日久必阴虚，是以清火、降火法大多被纳入到治疗阴虚的范围内。但脾弱者，又当健脾，而阴虚脾弱之健脾，注意不宜过于温燥；脾弱阴虚中之滋阴降火，同样要考虑到脾虚的容忍度，即苦寒太过易克伐脾胃，故尽可能不用。我们制定了清心健脾汤，药用钩藤、莲子心、黄连、青龙齿、太子参、炒白术、茯苓神、广木香、广陈皮、六曲、炒扁豆、建莲肉、白芍、砂仁等品。

四、化痰滋阴法

痰脂蕴阻，影响阴的生长和提高，而滋阴养血又易碍脾生痰，两者间矛盾较大，即化痰易伤阴，滋阴易生痰，如何将二者有机地结合在一起，较为困难。根据我们临床上的使用情况，大约有如下三种方法：其一是化痰为主，稍佐滋阴；其二是滋阴为主，稍佐化痰；其三是化痰与滋阴并重。

1. 化痰为主，稍佐滋阴

化痰为主，临床上常用的有三张方药：一是越鞠丸，二是苍附导痰丸，三是防风通圣丸。越鞠丸与苍附导痰丸较为常用，而防风通圣丸具有泻下化痰脂的作用，用于明显肥胖且体质壮实、大便干燥者。稍佐滋阴者，即在这类方药中加入白芍、怀牛膝等品。

2. 滋阴为主，稍佐化痰

临床上常用的方药为金水六君煎。本方出于《景岳全书》，药用当归、茯苓、制半夏、熟地黄、陈皮、炙甘草、生姜。功能滋阴养血，理气化痰。一般用于内科肺肾阴虚夹痰者，如用于妇科，尚需加入怀牛膝、白芍等品。

3.滋阴与化痰并重

用归芍地黄汤合越鞠二陈汤比较妥当，具体药物是丹参、白芍、山药、山黄肉、怀牛膝、茯苓、制苍术、广郁金、广陈皮、制半夏、六一散等品。需反复使用，方能有效。

五、从阳扶阴法

一般来说，阴虚者，乃阴分不足也，治则以阴补阴。但也有少数阴虚者，是由阳虚所致，此时从阳扶阴就十分重要。脾阳虚，后天不足，所谓"后天水谷之精不能滋养天癸"，可用健脾滋阴的方药。而肾阳虚，阳不生阴者，一般可用苁蓉菟丝子丸，具体药物有肉苁蓉、覆盆子、蛇床子、川芎、当归、菟丝子、白芍、牡蛎、乌贼骨、乌鱼骨、五味子、防风、黄芩、艾叶等药。本方来源于《医宗金鉴·妇科心法要诀·嗣育门》，原方下说：此方不寒不热，助阴生子。可见本方是从阳扶阴的要方，临床应用时当有所加减。

六、经后期的反常治法

在整个经后期的阴长阳消过程中，亦有因体质的特异变化、生理病理的反常，而出现一些特殊病变，虽为临床少见，但在治疗上亦必须随之而变。如肾中水火俱旺之清热降火稍佐滋阴方药、肝火湿热偏盛之方药、阳虚痰盛之温阳方药等，俱属反常的治疗方法。

1.清热滋阴法

清热滋阴，原非反常法，但此适用的病证乃雌激素过盛所引起的火旺阴虚证，有特异性。此法是针对阴盛化火，水火俱旺，亦即是现代医学所谓之雌激素过高所出现的闭经、崩漏病证。治疗之法，在于清热滋阴。通过滋阴而清火，滋阴有双向调节作用，既能扶助不足，又能调节有余，特别阴中清热，更是抑制有余。方用清经散加减，药用炒丹皮、地骨皮、青蒿、黄柏、白芍、大熟地、茯苓，再加入苦丁茶、鹿衔草等药。其中地骨皮、黄柏、苦丁茶为要药，可适当加重剂量，达到抑制有余，扶助不足，使阴长处于正常。

2. 清肝利湿法

由于肝胆的湿气偏盛，形体肥胖，圆脸，面红升火，烦躁不已；带下或多或无，多则黄腻；尿黄便艰，脉弦，舌苔黄腻。当用清肝利湿的方法，一般可用龙胆泻肝汤以清泻肝胆经的湿热。药用龙胆草、栀子、柴胡、泽泻、车前子、木通、生地黄、当归尾、炒黄芩、生甘草，一日1剂，水煎分服。由于药味很苦，可调冰糖、蜂蜜服之。病证急骤，尿闭不畅，或尿痛色黄不利者，服之效佳；病证缓和，疗程亦长。

3. 补阳温化法

此法是针对阳虚痰湿而用的，如偏于阳虚，可用内补丸（《女科切要》），药用菟丝子、潼蒺藜、桑螵蛸、肉苁蓉、黄芪、紫菀、茯神、白蒺藜、制附子、肉桂、鹿茸，加入温酒内服。如偏于痰湿重的，可用苓桂术甘汤加减，药用茯苓、桂枝、炒白术、炙甘草、陈皮、陈胆星、六一散等药。

4. 助阳化瘀法

此法有人用于子宫内膜异位症的痛经，方用补肾活血汤，药用鹿角片、菟丝子、枸杞子、巴戟天、当归、红花、丹参、香附、肉苁蓉、生蒲黄、水蛭。

由于经后期的复杂性和特异性，故经后期的反常治法尚多，这里所举仅是少数几例，绝大多数均应按周期疗法进行调治。

● 第三节　经后中期滋阴助阳，促动阴长

经后中期与经后初期相连，一般是指月经干净3～5天或者7天后，甚或还要长些；也有经净后1～2天者；还有已进入经后末期，但又返回到初期或中期者。其主要的标志是少量白带，或者一定量的白带，而经后初期无带下，以资区别。

经后中期，阴长运动已趋向中等水平，表示阴长阳消运动已逐渐明显起来，或者开始真正的阴长阳消运动。由于阴长必须阳消，阳消才能保证阴长，阴长渐高，阳消渐低，阴阳之间的差距也将逐渐扩大，是以在经后期滋阴养血的基础上，必须加入一定量的助阳药。助阳药的加入，不仅在于阳的提高，以阳助阳，而且更为重要的是"阳生阴长"，提高阴长水平，促进阴长运动之动，以及为阴长达重的转化运动服务。滋阴助阳，实际上就是以滋阴为主，佐以助阳，以促进阴长的运动，但在临床具体运用时又有一些区别。一般有三种方法：其一是正治法，滋阴为主，佐以助阳；其二是健脾滋阴，佐以助阳；其三是滋阴降火，佐以助阳。

一、滋阴为主，佐以助阳

这是经后中期最为常用的方法，故称为正治法。但在临床使用中，又有一些差异。

1. 滋阴为主，佐以助阳

经后中期除少量带下外，无任何异常，故以滋肾生肝饮合菟蓉散，药用丹参、赤白芍、怀山药、山萸肉、熟地黄、丹皮、茯苓、

川断、菟丝子、肉苁蓉、炒白术、炒柴胡、炙甘草等品。

2. 滋阴为主，佐以助阳，兼当清心安神

经后中期，夜寐甚差，或心烦失眠者，当以滋肾生肝饮、菟蓉散合钩藤汤，药用丹参、赤芍、白芍、怀山药、山萸肉、熟地黄、茯苓神、炒柴胡、川断、菟丝子、合欢皮、钩藤、莲子心、紫贝齿等品。

3. 滋阴为主，佐以助阳，兼以健脾和胃

经后中期，脾胃有所失和；或者在服用滋阴养血药后，有腹胀矢气、脘痞等轻微症状者，选用滋肾生肝饮、菟蓉散合香砂六君汤，药用丹参、白芍、山药、山萸肉、炒丹皮、茯苓、川断、菟丝子、炒柴胡、炒白术、党参、广木香、广陈皮、砂仁等品。

二、健脾滋阴，佐以助阳

经后中期如有脾胃明显失调，出现脘腹作胀、大便溏泄、神疲乏力、肢体寒凉；或者脾胃素弱，大便易溏，或者先硬后溏，腹胀，矢气频作，舌苔白腻者。当予健脾滋阴，方用参苓白术散（《太平惠民和剂局方》）治之，药用莲子肉、薏苡仁、砂仁、桔梗、白扁豆、茯苓、党参、甘草、白术、山药。临床应用时，一般去桔梗、甘草，加入白芍、山萸肉、广木香，健脾滋阴之力较好，更适合女性月经周期中的治疗。由于经后中期阳消阴长，故必须助阳，加入菟蓉散。我们所用的菟蓉散，仅川断、菟丝子、肉苁蓉三味药，鉴于肉苁蓉润肠通便，不适合脾胃虚弱、大便溏泄者，故常去之，或加煨益智仁，或加覆盆子，根据病情需要而定。在使用助阳药时，必须考虑是为阴长而用，而并非全是为了助阳，故过热过燥的助阳药，如制附片、仙灵脾、仙茅等非此期所宜。除非病情必须者，一般不用。

三、滋阴降火，佐以助阳

阴虚火旺者，一般很难进入经后中期，即使偶尔进入，如不及时抓住，给予滋阴降火，并加入一定量的助阳方药，则极易返回经后初期。由于降火的方法不同，而有降心火、降肝火、降肾火之分，故亦列述如下：

1. 滋阴降心火，佐以助阳

经后初期在清心降火法的前提下，加入一定量的助阳药。经后初期常用的清心降火方是加减清心汤，药用钩藤、莲子心、黄连、生地黄、伏苓、白芍、丹参、黛灯心、紫贝齿等。一旦进入经后中期，就必须加入一定量的助阳药，如菟蓉散。

2. 滋阴降肝火，佐以助阳

经后初期在清肝降火的前提下，加入一定量的助阳药。经后初期常用的清肝降火方是加减滋水清肝饮，药用丹参、赤白芍、生地黄、怀山药、山萸肉、炒丹皮、茯苓、泽泻、钩藤、栀子、柴胡等品。一旦进入经后中期，必须加入一定量的助阳药，如菟蓉散中，可随证加用。

3. 滋阴降肾火，佐以助阳

经后初期在滋阴降火的前提下，加入一定量的助阳药。经后初期常用的滋阴降肾火方是加减知柏地黄汤，药用炙知母、炒黄柏、生地黄、熟地黄、山药、山萸肉、炒丹皮、茯苓、泽泻、玄参、太阴玄精石，或者用咸秋石、炒黄柏，则降肾火之力较强。一旦进入经后中期，就必须加入一定量的助阳药，亦用菟蓉散。

在阴虚火旺者中，还有一种水火俱旺，即现代医学中所谓雌激素过多者，常表现出阴虚火旺的征兆，可用清经散。用清经散后，若雌激素过多缓解，能进入经后中期者，同样要加入适量助阳药，如川断、菟丝子等品。

● 第四节　经后末期阴阳并重，为经间期奠基

经后末期一般很短，既是整个经后期的结束阶段，又与经间期紧密相连，是经间排卵期的前奏期，时间长则 3 ～ 4 天，短则 1 天。这一时期虽然短暂，但生理病理特点非常明显。由于阴长已近高水平，卵泡（精）发育亦接近成熟，血海已接近充盈，水液亦较丰盈，阴长阳消的波动极为明显，最主要的标志是带下增多，质地转为黏稠，甚则可以出现极少量的锦丝状带下。如若不然，则会退回到经后中期，甚则初期，延迟经间排卵期的到来。在治疗上，必须阴阳并重，保持阴长至重的高水平，同时亦要维持阳的较高水平，以利于经间期的转化。这一时期接近重阴，较高阳的水平，血气活动即将萌发，故重视心肝的活动，亦是这一时期的特点。

一、滋阴助阳，提高阴阳水平

经后末期的治疗特点，在于滋阴助阳，阴阳并重，提高阴阳水平。但重点还在于重阴，阴阳并重，以阴为主。主要有两种方法：

1. 阴阳并重，稍重于阴

本法适用于阴长运动不及，阳消不足，出现缓慢、稍弱，动态较差，起伏不定，甚至有倒退趋向者，是经后末期主要的治疗方法。所谓阴阳并重者，即是阴阳合治，处方用药相等的意思。但经后期毕竟阴长为主，故稍重于阴。临床较为常用方是加减补天五子种玉丹。补天五子种玉丹来源于《景岳全书》，是张景岳所制，其中用

五子补肾丸助阳，归芍地黄汤滋阴，而且是从血中养阴，两方相合，阴阳并补，原为治疗男子不育症的专方。我们根据临床上的实际需要，进行了必要的加减，以保证稍重于阴，所以称为加减补天五子种玉丹，药用炒白芍、山药、山萸肉、熟地黄、枸杞子、炒丹皮、茯苓、五味子、菟丝子、覆盆子、紫河车、川断等品。如再加入丹参、赤芍、五灵脂、鹿角霜，则名为补天种玉丹，为经间期微调微促的方药。应用前人所制的方药，特别是在调周中应用，必须根据病证需要进行加减，这样才能更好地为临床服务。

2. 滋阴降火，助阳补肾

本法适用于阴虚火旺的经后末期。一般来说，阴虚火旺者，很难进入到经后末期，原因在于阴虚则阴不足，必然影响阴长，加以火旺又必伤阴，更影响阴长，阴长不及，则不易进入经后中期，更难进入经后末期。在自我调节或用滋阴降火药物治疗后，经后阴长阳消的运动有所恢复，一旦进入到经后末期，就必须掌握在滋阴降火的前提下加入几乎等量的阳药，以促进阳长至重，进入经间排卵期。这里有三种情况：其一是阴虚肾火旺者，可以加减知柏地黄汤合五子补肾丸，药用炙知母、炒黄柏、生地黄 熟地黄、山药、山萸肉、炒丹皮、茯苓、制龟板、怀牛膝、川断、菟丝子、覆盆子、肉苁蓉等；其二是阴虚心火旺者，必须养阴清心、宁神定志，可用养阴清心汤、清心莲子饮合五子补肾丸进退，药用钩藤、莲子心、麦冬、生甘草、茯苓神、大生地、白芍、太子参、炒枣仁、柏子仁、川断、菟丝子、覆盆子、肉苁蓉等品；其三是阴虚肝火旺者，在滋阴清肝的前提下，加入等量阳药，可以滋水清肝饮合五子补肾丸治之，药用大生地、怀山药、山萸肉、炒丹皮、茯苓、白芍、山栀、炒柴胡、生甘草、钩藤、川断、菟丝子、覆盆子、肉苁蓉等品。

此外，还有一种雌激素过多所反映出来的阴虚火旺证候，同样要用降火滋阴的方法和药物，但具体药物有所不同，可用加味清经散。若已进入到经后中末期者，同样要合五子补肾丸，具体药用青蒿、地骨皮、炒丹皮、炒黄柏、熟地黄、白芍、六一散、茯苓、川断、菟丝子、肉苁蓉、杜仲等品。由于这一时期特别短暂，故在治疗上常与经后中期相连。

二、健脾生阴，阴阳并重

脾虚阴弱，阴长不及，运动迟缓，或动力不强者，在健脾滋阴的前提下，主要在于助阳。助阳者，包含两方面的意义，即脾阳与肾阳，实际还包括心阳。因为五行中的火生土，是指心阳心火生脾胃之土，苓桂术甘汤就是心火生脾胃之土的著名方剂。健脾滋阴的名方是参苓白术散，加入助阳之法，则有脾阳、肾阳、心阳之别。从我们临床上观察所得，阳与脾阳、心阳有关，且大多数还与肾阳有关，临床上常用加减健固汤，药用党参、炒白术、怀山药、白芍、生苡仁、巴戟天、川断、菟丝子、杜仲、茯苓神等品。如属脾阳虚者，可用健固汤合附子理中汤加减治之，药如党参、炒白术、茯苓神、巴戟天、怀山药、白芍、广木香、制附片、干姜、陈皮；如属心阳不足者，需用健固汤合苓桂术甘汤加减，药用党参、炒白术、茯苓神、川断、巴戟天、山萸肉、炙桂枝、炙甘草、广陈皮、赤白芍、山萸肉、丹皮；若脾弱阴虚又夹有湿热者，当选用资生健脾丸合五子补肾丸，药用党参、制苍白术、建莲肉、薏苡仁、砂仁、桔梗、炒扁豆、黄连、炒芡实、焦山楂、川断、菟丝子、车前子、家韭子、广藿香等品。

三、阴阳并重，兼调心肝，为动态服务

经后末期，阴阳已趋于"近重"水平，故大多数女子均有程度不同的心肝气郁，或气郁而化火，变成郁火证候，乃是阴阳趋向高水平时所出现的不平衡状态。由于不平衡而导致气郁、郁火的证候，故须用解郁或清肝解郁的方法来调治，不能影响经间排卵期的转化运动，即对排卵的影响，故前人提出"经前以理气为先"的调经大法，逍遥散、越鞠丸、丹栀逍遥散等较为常用或多用。

但更为重要的是，经后末期阴阳均趋近高水平并能顺利进入经间期，促进经间排卵期的转化运动正常，同样要使心肝气动，所谓"心肝气血活动"，推动"重阴必阳"的转化。有转化才能促发排卵（精），经后末期是为经间排卵期奠基服务。奠基者，一为物质达重，物质者，即重阴亦近重；二为功能者，即是动力也，血气活动也。

● 第五节　经间排卵期重阴与转化

经间期者，含有特定的意义，实即经间排卵期。虽然经间期未必就是排卵期，因为从临床上来看，排卵有早有晚，早则经净后3天或5天即进入排卵期，晚则经净后20余天，甚则一月才进入排卵期，但根据我们临床上的观察，排卵期大多在经间期，故我们以经间期作为排卵期。经间期有四大特点：其一是"重阴"，有锦丝状带下；其二是必阳的转化，亦即是内在的氤氲状活动；其三是阳亦近重；其四是节律活动体现"7、5、3"的特点。

一般来说，经间期的活动与行经期的活动相一致，亦即是重阳转阴的行经期，行经期排经血7天者，则经间期的重阴必阳的锦丝

状带下亦应有 5～7 天；行经期排经血 5 天者，则经间期排出锦丝状带下应有 4～5 天；行经期排出经血 3 天者，则经间期排出锦丝状带下亦应有 3 天，从而形成两个转化期的相对平衡。如果说行经期的"7、5、3 奇数律"属于月经周期节律，那么经间排卵期排出锦丝状带下亦应有"7、5、3 奇数律"的活动，属于生殖节律。因此，在经间期的治疗中，首在于促排卵，亦即促转化。从临床上来看，之所以转化不利，又必与阴或阳的不足，主要是阴的不足有关；或与阴过盛，以及不足过盛之间的不协调有关。

一、经间期重阴必阳，重在促转化以排卵

经间期在"重阴"的情况下，亦即是出现锦丝状带下，之所以排卵不利，主要是氤氲活动欠佳，自然亦与阴或阳的不足，尤其是阴的不足有关，以及阴的内涵癸阴、精（卵）、血海（内膜）、水液四者间不协调。重阴必阳，势所必然要转化，是以促转化，亦即促排卵就极为重要。促排卵又有轻、中、重三法。所谓轻者，又称为微促，或微调，仍以滋阴助阳为主，由于心肾的阴阳癸水不足，致使精卵发育欠佳，但经间期已到，又不得不促发排卵，故只能以微促法调治；中者，即一般的补心肾促排卵的方法；重者，即在一般促排卵的基础上，加强活血调气，以促转化，是以强有力的活血调气药，促进血气活动，达到能转化而促发排卵。其他还有阳促和阴促法。

1. 轻促法

又称微促法，或微调法。在心肾阴阳癸水有所不足，一般年龄较大的女性，B 超证实精卵发育欠佳，或卵巢早衰，卵巢储备功能低下，经间排卵期锦丝状带下偏少，或者重阴之间不协调，即癸阴、

精（卵）、血海（内膜）、水液四者间的不一致。常见的是癸阴、精（卵）、血海（内膜）均达重阴要求，而水液偏少，锦丝状带下亦少者；或者有三者达重，而精（卵）、血海、癸阴中有一少者，或者有二少者。亦有在重阴中四者之间有一偏高者，亦谓重阴失调，常见的癸阴、血海偏高或高，过盈或偏盈者，均为重阴失调。

鉴于阴的水平仍有不足，或阳消乏力，或阳消不及，亦即是阳的水平亦较低，是以治疗上仍当以燮理阴阳为主，重在提高阴，包括阳在内，故以微调微促为主，用补天种玉汤加减，药用丹参、赤白芍、大生地、山萸肉、莲子心、合欢皮、炙鳖甲、川断、菟丝子、鹿角霜、五灵脂、覆盆子等品。一般按月经周期的"7、5、3奇数律"服药，即7数律者服7剂，5数律者服5剂，3数律者服3剂。因为经间期转化排卵均在入夜，故服药时间亦应在晚饭后、临睡前各服一次，以应生物钟的要求。

若阴的水平偏高，导致重阴中的不协调，在治疗上亦要从阴的调节入手，仍可用补天种玉汤去炙鳖甲、大生地，加入青蒿、炒黄柏、六一散、地骨皮等清热降火。通过滋阴降火的方法，以抑制阴长过高，顺利转化排卵。在这里尚需说明的是，阴长水平偏高，除降火滋阴外，助阳药也有一定讲究，除鹿角霜之外，仙灵脾、羊红膻取一味，一方面从证候反应即或火旺阴虚，用降火滋阴，从阴分方面来调节阴长偏高。当然阴长偏高者，不易进入经间排卵期，而能进入者已属不易，故必须把握得来不易的经间期，然后再从助阳方面选取助阳抑阴的药物辅助。

2. 中促法

即一般促转化以排卵的方法。经间排卵期排卵障碍，我们称之为转化不顺利。之所以转化不顺利，甚则障碍者，主要原因有三：

其一是阴长水平稍差，即重阴有所不足，以致精卵发育稍差，是以转化不顺利，排卵较困难；其二是阳消较差，亦将影响转化欠利；其三，血气活动欠佳，氤氲状不足，是亦不能顺利转化，而引起排卵障碍。治疗的方法：一方面需要滋阴补肾，并佐以助阳，以助癸阴不足所致的精卵发育欠佳；另一方面必须协助和促进血气活动。因此，我们创制了补肾促排卵汤，药用丹参、赤芍、白芍、怀山药、山萸肉、熟地黄、丹皮、茯苓、川断、菟丝子、鹿角片、炙鳖甲、五灵脂、川芎、红花等品。这是我们临床上常用而有效的方药，其特点主要有三个方面：一是滋阴补肾，这是最为主要的方面，也符合阴长至重，重阴必阳的转化要求，故方中以归芍地黄汤为主，又加入炙鳖甲等助之；二是助阳促转化，方中用川断、菟丝子、鹿角片等；三是促进血气活动，以助顺利转化，故方中又加入川芎、红花、五灵脂等药物。

3. 重促法

此法重用活血调气的方药，以助血气活动。经间排卵期的生理特点有三：其一是重阴，即指癸阴水平高，锦丝状带下多；精卵发育成熟；血海充盈，即内膜丰厚；水液较多，这不仅有利于受孕，而且有利于胚胎发育。其二是氤氲状血气活动，这种活动不仅反映在卵巢方面，而且最为重要的是心脑之间的氤氲状活动。其三是"7、5、3"生殖节律的活动。如果排卵极度困难，精（卵）发育尚可，或已趋向成熟，但血气活动极为不利；或者痰浊脂肪内阻，更加影响血气活动，没有氤氲状活动，重阴不能转化，阳不能升发，排卵极度困难，此时就不得不用重促法。重促法者，有两种方法：一是重用复方当归注射液（由当归、川芎、红花组成），每支2mL，每日1次，一次15～20支，大腿内侧注射，按"7、5、3"生殖节律用药。

二是用补肾促排卵汤合加减促排汤。加减促排卵汤有炒当归、赤白芍、川芎、五灵脂、泽兰叶、红花、琥珀粉、川断，必要时加入麝香。此方来源于"中药人工周期"中的排卵汤，药用当归、赤芍、泽兰叶、茺蔚子、红花、香附，于排卵期连服4剂。阳虚者，加鸡血藤、桃仁、川断、菟丝子；阴虚者，加熟地黄、枸杞子。根据临床需要，我们加入活血通络药物，并与补肾促排卵汤合用，目的亦在于重促之。

4. 阴促法

所谓阴促法者，实际上是一种滋阴促排卵的方法。滋阴者，滋养肾阴也，而滋养肾阴者，促进精（卵）发育也，乃经后期所为。此时已进入经间期，精卵等已发育成熟，有待氤氲状排出。而氤氲状活动者，主在于心脑也，所以提高心阴，促进心脑的舒发和安定至关重要。如有心脑神明安定失常者，可用远志菖蒲饮加减治之，药用丹参、赤白芍、炙远志、石菖蒲、麦冬、茯苓神、川断、合欢皮等品，服药时间和要求可按生殖节律和排卵的时相规律特点。如经间期心肾阴虚较为明显，心火偏旺，排卵期伴有出血，心烦寐差，因而影响经间排卵者，可用益肾通经汤治之。益肾通经汤是由柏子仁丸合泽兰叶汤组成，具有调经或促排卵的作用，药用柏子仁、丹参、赤芍、生地黄、熟地黄、泽兰叶、川牛膝、川断、生茜草、茺蔚子、合欢皮、五灵脂。其中柏子仁丸是主方，来源于宋代陈自明的《妇人大全良方》，张景岳所著《妇人规》则在原方的基础上加入熟地、川断二味药，这样就把心－肾－子宫轴三者概括在一处，原是治疗闭经、月经后期等病证，但偏于滋阴，且长于活血调经，与远志菖蒲饮有所不同，属于阴促的方药之一。

5.阳促法

由于阳稍差影响排卵者，必须从助阳促排卵论治。助阳者，势必涉及脾肾，而脾肾阳虚者，值此经间排卵期，采用助阳促排卵法，以健脾温肾促排卵。在经间排卵期，凡有腹胀便溏、神疲乏力、腰酸肢凉、腹鸣辘辘、形寒尿频、带下或多或少、锦丝状带下偏少、脉象细濡、苔白腻，轻则用健固汤加减，药用党参、炒白术、茯苓、巴戟天、生苡仁、赤白芍、广木香、砂仁、川断、杜仲等品，按生殖节律的"7、5、3"时相特点服药。如证候较重者，用健脾温肾促排卵汤，药用党参、炒白术、茯苓、杜仲、巴戟天、鹿血晶、赤白芍、省头草、广木香。若形寒腹冷，大便溏泄、次数较多者，加入炮姜、补骨脂；若胸闷烦躁、乳房或乳头胀痛者，加入钩藤、玫瑰花、绿梅花。服法要求同上。

6.反常法

亦即不同于常规的一种治疗方法。江阴龙砂流派学术传人顾植山，根据"开阖枢"理论运用乌梅丸治疗不孕症。他认为，乌梅丸有促排卵作用，药用炒乌梅10g，熟附片6g（先煎），北细辛6g，川桂枝10g，炒黄柏10g，炒黄连10g，西当归10g，炒川椒4g，党参10g，干姜6g。药味系酸辛苦，属厥阴病的主要方药也。厥阴病多寒热错杂，故以苦辛通降，并以酸性达肝，是以转动枢机而促发排卵。他还认为，《金匮》温经汤中的吴茱萸是君药，而吴茱萸为肝经要药。温经汤组成：吴茱萸3g，当归20g，芍药20g，川芎20g，人参20g，阿胶20g，牡丹皮20g（去心），生姜20g，甘草20g，半夏10g，麦冬（去心）20g。

二、经间排卵期三大矛盾的处理

在日常的生活中，矛盾是无法避免的，生理上的矛盾推动生理发展，而病理上的矛盾不仅影响生理发展，而且将进一步加剧病变，所以必须妥善地加以处理。根据我们多年来的临床实践和观察，经间期的矛盾主要是动与静、升与降、藏与泻这三个方面。

（一）动静矛盾的处理

动与静者，动为主，是指经间排卵期的血气活动。因为经间期是转化时期，重阴转阳，呈"氤氲状"活动，因此动是绝对的，而动之有力，动之持续，均依赖于静，动静既矛盾，又统一。

经间排卵期的最大特点是"重阴""氤氲状""7、5、3生殖节律"，而氤氲状活动，势在必行，是以促动最为重要。动之所以不足，动之所以乏力，动之所以不能持久，固然要在动的方面着手，给予治疗。但根据我们长期临床实践的体会，发现除"动"的本身原因外，还有很重要的方面，即"静"的方面。动是相对静而言，没有静，就没有动，动靠静，静亦赖乎动，动静是相互依赖，又相互对抗，是以要保证"动"，就必须保证"静"。静是动的基础和力量，小动，必须要有小静的基础；中动，必须要有中静的基础；大动，必须要有大静的支持。静者，阴也，所谓阴静阳动，动静者实与阴阳有关。我们认为，针刺是促动的主要治疗方法。兹从"轻、中、重"之动，及"静"为主等方法依次列述。

1. 轻动

以轻静佐之。一般排卵稍差，经间期氤氲状有所不足，锦丝状带下尚可，符合要求，卵泡质量亦可，可用轻清、弱的针刺方法以及很轻的活血方药，来达到顺利转化而进入经前期。同时在轻动、小动中注意小静，轻静以辅之，以制之。

轻静的针刺方法，以耳针为主，再配合压菜籽法及小剂量穴注射法治之。

（1）耳针疗法：选取子宫、肝、肾、脑、心、脾、胃等穴，先轻刺激，后压菜籽等方法，留针"7、5、3"日就可。

（2）小剂量穴位注射：有两种药物，一种是用复方当归注射液，一种是用西药HCG注射液。穴位选取三阴交、足三里、太冲、关元、中极、气海、肾俞等。每次取2对足部穴位，加上一个腹部穴位，每穴注射0.2～1mL，每日1次，轮流使用，按"7、5、3"时数节律使用，三个月经周期为一个疗程。

（3）药物治疗：一般性调经药物即可，如当归、川芎、红花、泽兰叶、五灵脂、赤芍等，服法要求按"7、5、3"节律。

小静、轻静，在于滋阴安神。可用轻剂的杞菊地黄汤加入钩藤、合欢皮等药，当然亦要加入一定量的阳药，以助转化。其次是动中寓静。也就是在前方药中加入熟地黄、白芍，或合欢皮、夜交藤等品，只有动静结合，静中求动，才能保证动之有力，动之持续，动之不衰。

2. 中动

以中静佐之、中静监之。一般排卵较差，经间期锦丝状带下较少，卵泡发育较差，氤氲状有所不足，需用活动的方法，选用针刺排卵，然后药物治之。

（1）针刺疗法：选穴，以任脉、肾、肝、脾、胃经为主，主要穴位：三阴交、血海、足三里、关元、中极、气海、志室、命门等。体质较强者，用较强刺激。江苏省中医院针灸科所使用的促排卵方法是：肝俞、肾俞、志室、命门、次髎、中髎、十七椎、阳谷、血海、地机、足三里、三阴交、太冲、太溪、曲泉。每次用3～5对穴位，其中气海、关元、地机、归来为要穴，一般用较强刺激手法，按"7、5、3"时数节律进行。

（2）肌肉注射：取复方当归注射液每支2mL，每次2～3支，每日1次，肌肉注射。7数律者，连续使用7天；5数律者，连续使用5天；3数律者，连续使用3天。以三个月经周期为一个疗程。

（3）药物治疗：一般使用补肾促排卵汤，药用丹参、赤白芍、怀山药、山萸肉、炒丹皮、茯苓、川断、杜仲、菟丝子、鹿角片、川芎、五灵脂、荆芥等，必要时加入红花。

中动者，须以中静佐之，是以在经间期，不论使用针刺疗法，抑或肌肉注射复方当归注射液，或者口服补肾促排卵汤，均须同时服用滋阴宁心的方药，如柏子仁、熟地黄、白芍、合欢皮、炙鳖甲等，或者钩藤、夜交藤、茯神、炒枣仁等宁心安神的方药。

或者动中寓静，即在针刺或肌肉注射时，加服归芍地黄丸，或杞菊地黄丸，或天王补心丹、朱砂安神丸等。

3. 大动

亦即是动之较剧，更需要重静以佐之、以监之。一般排卵甚差，非动之剧烈者，不足以排出精卵，要运用较大剂量的活血化瘀药，或大剂量的西药促排卵药。但为了动之有力，动之持续，动之突强，还必须佐以大静，只有大静之下，才能有大动，才能动之有力，以达到转化排卵目的。

（1）大剂量复方当归注射液肌肉注射：即取复方当归注射液每支2mL，每次15～20支，一次肌肉注射于大腿内侧肌肉。注射后用热毛巾熨之，促其吸收，一般连用3～5天即可。

（2）西药重促排卵：①枸橼酸克罗米芬（CC）是最基本的促

排卵药物，具有抗雌激素作用，主要作用部位在下丘脑，为内源性雌激素竞争受体，使下丘脑对雌激素的正反馈作用敏感，刺激垂体分泌 FSH、LH，促进卵泡发育和排卵。使用 CC 的条件是体内要有一定的雌激素水平，且垂体的功能良好。基本用法是：从月经周期第 5 天开始，每日口服 50 ～ 100mg，甚或用至 150mg，连用5 天。② CC+HMG+HCG 的复合用药。月经周期第 3 ～ 7 天口服CC，每日 1 次，每次 50mg；月经周期第 8 ～ 10 天，每天肌肉注射HMG75IU；第 11 天开始，根据卵泡发育情况，隔日肌肉注射 HMG75IU，至卵泡成熟，肌肉注射 HCG5000 ～ 10000IU。

（3）中药治疗：以补肾促排卵汤合加减排卵汤治之，亦须加大活血化瘀药物及其剂量，即用炒当归、川芎、红花、五灵脂等药，并加大剂量。

大动必须大静，有了大静，才能真正发挥大动的作用，是以在大动的刺激或者成为冲击疗法的时间里，必须同时服用滋阴宁心的方药，如制龟板、炙鳖甲、生地黄、熟地黄、莲子心、紫贝齿、山萸肉等品。

动中寓静，即在采用上述治疗方法的同时，兼服杞菊地黄丸或天王补心丹。

（二）升降矛盾的处理

升降者，是动静的又一种形式。因为经间排卵期是转化时期，亦即是"重阴转阳"的时期，而重阴转阳的转化活动，实际上是升降活动的结果，只有上升冲击心脑，心脑才能下令排出精（卵），显现活动，以升为主，升中有降，降中有升，升降相合，从而形成经间排卵期的又一特点。

经间期的转化运动十分激烈，运动的形式由下降转变为上升，而且是突然的较为激烈的上升，冲击心脑。通过血气活动，排出精卵，顺利转化。没有重阴的由下降到上升的冲击，是不可能排出精卵，必然也达不到转化的要求。单纯的血气活动，亦未必能达到排出健康的精卵，此与阴阳消长转化有着密切关联。因为阴长至重，是在下降安静状态下进行的，阴长至重时亦即重阴高水平时，阴降至极，极而反上升，所以上升是主要的。重阴必升，上升的好与不好，与转化有关系，同时与氤氲状血气活动亦有关系。这里有几个方面的因素：其一，重阴；其二，氤氲状活动；其三，精卵的自身活动；其四，升降并重。

1. 重阴必升

经间排卵期，阴降阳升。重阴者，降极反升，而升者需阳也，即是阴阳并重，一般用归芍地黄汤合五子补肾丸组成补天种玉丹。为要达到升，尚需加入荆芥、炒柴胡等品以助之。因为阴降阳升，阴静阳动，故用归芍地黄汤滋阴静降，降极而升，且其升激烈，故在选用助阳药时，亦要考虑到动、升的要求，如覆盆子、韭菜子等药尽可能不用，而鹿角片、鹿血晶、仙灵脾等可用之，以助其升，达到转化顺利。

2. 心脑之间的氤氲状活动

《女科准绳》引袁了凡说："天地生物，必有氤氲之时；万物化生，必有乐育之时……猫犬至微，将受妊也，其雌必狂呼而奔跳，以氤氲乐育之气所致，触之不能自止耳。"可见经间排卵期氤氲状活动实际上是心脑间的升降以升为主的活动，即氤氲乐育之气触之，亦即是上升冲击心脑使然，是以远志菖蒲饮抒发心气，促发排卵；经间排卵期所运用的川芎、麝香、石菖蒲等药就是此意也。

3. 精卵的自身活动

在经间期的氤氲状活动中，亦概括了精（卵）的自身活动。精（卵）自精巢（卵巢）中突破而排出，呈上升状，亦即是氤氲状血气活动，实际上是心脑、精室（卵巢）的一种升降或排卵活动。卵巢排出卵子，进入腹腔，精卵结合后，亦即是两精相搏，通过输卵管种植于子宫，而精（亦即是卵子）子的活动非常重要，是以川芎、赤芍、五灵脂等这类化瘀而具上升之性的活动药也很重要。但上升者，必须寓降，以降促升，是以尚须加入怀牛膝、炙鳖甲之类以辅之、监之。

4. 升降并重，以降制升

在经间排卵期阴虚火旺体质者，极易出现氤氲状加剧，而且有升无降，出现烦躁失眠，并伴经间期出血等病证，故必须滋阴降火，以降为主，降中略升，可用知柏地黄丸、二至地黄汤、杞菊地黄汤，加入制龟板、钩藤、青龙齿，再加入炒荆芥、炒川断、杜仲等略升助阳之品，以达到升降并重，以降为主的要求，这也是处理升之太过的一种方法。

（三）泻（开）藏（关）的矛盾处理

子宫者，职司藏泻也，平时以藏为主，经间排卵期则以泻为主。泻者，子宫开放也；藏者，子宫关闭也。藏泻关闭也是一对矛盾。在动、静、升、降的支配下，出现子宫的藏泻开关，是经间排卵期的又一特点。如何处理好这些矛盾和特点，是经间期治疗的重要内容。

经间排卵期子宫开放行泻的作用，不仅有助于排卵，而且子宫开放重在受孕。但泻是短暂的，藏是长期的，所以子宫的作用，似脏似腑。脏者藏也，腑者泻也。子宫以藏为主，以泻为辅，泻极短暂，故子宫偏脏，称为子脏，受心肾所制约。心肾交合，调节阴阳的消长转化、动静升降，从而形成周期节律。其藏受肾所主持，其泻受心所主持，定期藏泻，从而形成周期节律，它也是在心－肾－子宫轴总体调节下所形成的。子宫藏泻虽然矛盾，但亦统一，藏是为了泻，泻是为了藏，泻中必须有藏，藏中必须有泻。就经间期而言，主要在于泻，如果泻之不利，泻之不及，或泻之太过，均需恰当处理。

1. 促泻为主，意在孕育

经间排卵期，不仅要促动、促升，而且还要促进子宫开放、行泻。子宫之泻，主宰于心，因而降心气、安心神，才能使子宫之泻顺利。泻者，不仅可以排除过多的阴液水湿，而且有利于受精卵种于子宫内，促进孕育，故我们在应用补肾促排卵汤时，去掉一些助阳药，更加入柏子仁、合欢皮、丹参、川牛膝、泽兰叶等品，转变为益肾通经汤。本方药不仅具有通达月经的作用，而且在经间排卵期使用时，还具有促排卵、促孕育的作用，在阴虚心火偏旺的病人中用之较多，且疗效亦较好。但要注意心理疏导，抒发心气。

2. 泻中寓藏，开阖有度

就经间排卵期而言，泻中有藏十分重要。因为经间排出的锦丝状带下，也即是过多的阴液水湿，但不能过多排出，需保证一定的量。因为阴液水湿必须为孕育服务，水是生命之源，孕卵种植于子宫内，必须要有一定量的阴液水湿来营养，是以泻中寓藏，开阖有度。故在安心神、调心气的方药中，需要加补肾固涩之品，如熟地黄、制龟板、菟丝子、炒芡实等品。

3. 以藏制泻，泻藏结合

经间排卵期如泻之太过，即子宫开放过早、过快、过强者，将会导致出血、带下过多，治疗上必须以藏制泻，当用二至、水陆二仙丹等，如女贞子、墨旱莲、炒芡实、金樱子、制龟板等药物。但经间期毕竟以泻为主，还应加入一定量的助阳药、活血药，如川断、杜仲、五灵脂、赤白芍等，藏泻结合，以藏制泻，维系藏泻之间的协调。

● 第六节　经前前半期滋阴助阳，重在阳长

经前前半期，是指经间排卵期后的 7 天，亦即是 BBT 呈高温相的 6 ～ 7 天。一般而言，整个经前期，也即是 BBT 的整个高温相时期 12 ～ 14 天，整个经前期在半个月左右，是阳长的时期，故 BBT 呈高温相，谓之阳半月，所以 6 ～ 7 天就称为经前前半期。这一时期，是由经间期重阴必阳转化而来，开始阴消阳长，但阳长的特点在于快速刚猛，与阴长不同，乃"阴静阳动"的性质所决定。由于阳长快速刚猛，所耗的阴也就较大，所以在经前前半期的治疗中，不仅要着重阳长，而且不能忽略滋阴，甚至有"滋阴就能扶阳"的说法。在滋阴的前提下，还要顾及心肝的气火；在阳长方面，不仅要注意滋阴助阳、水中补火，而且还要注意血中扶阳、肝肾并重、气中补阳、脾肾双补。近年来，我们还发现心阳的重要性，既然我们提出了"心－肾－子宫轴"的概念，那么心阴心阳就几乎与肾阴肾阳具有同样的重要性。因此，还要补入辅助心阳、暖宫种子的一面。

在经前期的诊治中，测量 BBT，观察 BBT 高温相的变化，亦有助于辨证论治；同时结合临床上的证候反应予以照顾。总的在于扶阳助长。

一、阴中求阳，从阴助阳

阴中求阳，是经前期常用的方法。故凡经前前半期 BBT 高温相上升缓慢，或经间期锦丝状带下偏少或偏短，且行经期伴小腹冷痛、腰酸、血块偏多、有腐肉状血块者，均可使用此法。代表方剂是张景岳《景岳全书》的右归饮或右归丸，具体药物有丹参、赤白芍、怀山药、山萸肉、熟地黄或干地黄、炒丹皮、茯苓、川断、菟丝子、紫石英或鹿角片、五灵脂、绿萼梅等。经前期服用，每日 1 剂，水煎分 2 次服。根据阳时服阳药的要求，本方应在上下午服。

如服药后 BBT 高温相上升仍缓慢，或高温相仍偏低者，可以用紫石英同鹿角片合用，并加紫河车，必要时尚可加入巴戟天、肉桂以助之。若伴有胸闷、心烦寐差者，应加入钩藤、莲子心、合欢皮、紫贝齿等品。

若阴虚明显，或伴有心肝火旺者，其 BBT 呈高温相起伏不定，且高温相总体偏高，或呈犬齿状偏高者，必须滋阴或者结合降火，可用归芍地黄汤，或大补阴丸以扶助阴长。阳长必须阴消，阴消才能保证阳长。如有需要，尚可加入一定量性质平和的助阳药，如川断、菟丝子、杜仲、覆盆子等，似为更好。

二、血中补阳，肝肾同补

血中补阳，亦为经前期常用的方法。凡经前期出现头昏眼花，神疲乏力，腰酸，小腹有冷感；BBT 高温相上升缓慢，或高温相偏低、偏短，或欠稳定者，均可应用此法。因为女子以血为主，其阴阳消长转化的周期节律活动均在血中进行，所以以血中补阳，完全符合女性特点。代表方剂是毓麟珠，本方亦是明代补肾名家张景岳所创制，系由四君、四物加入助阳药物，具体药用丹参、赤白芍、山药、炒丹皮、茯苓、太子参、炒白术、杜仲、菟丝子、紫石英等。该方与右归饮、右归丸相似而不同：右归者，阴中求阳，水中补火，故以归芍地黄汤为主，加入较多的助阳药；而此方是在八珍汤的基础上加入助阳药。右归者，立足于肾本身的阴阳；而毓麟者，肝肾同补，血中助阳，目的很清楚，在于助女子以孕育，故名毓麟。原方的助阳毓麟药物是杜仲、菟丝子及鹿角类药物，目前临床使用时，常以紫石英来代鹿角类药物，是鉴于紫石英暖宫助孕的作用。根据我们长期临床实践体会，鹿角片、鹿血晶、鹿角胶等在提高 BBT 高温相方面疗效还是较好的，故临床上可斟酌用之。

三、气中补阳，火中暖土

在经前期，亦可见脾肾阳虚者，尤其是经前后半期者似为多见。就临床证候而言，常见的是头昏腰酸、腹胀矢气、大便溏泄，或午后入晚腹胀明显、矢气频作、腰脊酸冷、神疲乏力，脉细弱，舌质淡红，苔白腻；BBT 呈高温相偏低，或高温相不稳定、高温相偏短等，均需使用脾肾双补、火土同治的方法。在具体治疗中，又有偏于脾者气中补阳与偏于肾者火中暖土的区别。

1. 偏于脾者，气中补阳

亦即健脾为主。《傅青主女科》的健固汤、温土毓麟汤最为合适。健固汤系由党参、白术、茯苓、薏苡仁、巴戟天五味药组成，其中四味均着重在健脾祛湿，仅巴戟天一味重在温补肾阳。温土毓麟汤系由巴戟天、覆盆子、白术、党参、山药、神曲组成。其中有二味助阳药，即巴戟天、覆盆子；三味补气健脾药，即参、术、神曲，着重在于脾土。但为了生育，故加强了补肾。

2. 偏于肾者，火中暖土

亦即是温补肾阳为主。具体方药，《傅青主女科》的温胞饮和《伤寒论》的真武汤最为合适。温胞饮的药物是白术、巴戟天、党参、杜仲、菟丝子、山药、芡实、肉桂、附子、补骨脂。附桂是温阳助火的将帅药物，再辅以巴戟天、补骨脂、菟丝子，其温肾助阳之力更大，故火中暖土；加入参、术、山药，健脾益气，组成火中暖土的峻剂。真武汤，原是治脾肾阳虚所引起的水肿方，药物有附片、干姜、白术、芍药、茯苓等。我们根据临床实际，制成健脾温肾汤，药用党参、白术、山药、茯苓、杜仲、菟丝子、紫石英、广木香、广陈皮、赤白芍，较为合适，亦为临床所常用。

四、温补心阳，暖宫种子

经前期阴消阳长，除肾阳外，心阳亦很重要。根据我们临床上的长期观察，心肾中的阴阳与癸水阴阳密切相关。一般情况下不易觉察，但若在有些病发严重时，如卵巢早衰时期，心阴亏虚，心火偏旺，出现烘热出汗、烦躁失眠、带下量少、闭经等症，从心阴论治会取得较好疗效。

而在不孕不育病证中，心阳不足，子宫失于温煦者较为多见，故温补心阳，暖宫种子乃为要着。方取茯苓补心汤，药用茯苓、麦冬、紫石英、人参、桂心、炙甘草、大枣、赤小豆等品，水煎服。本方来源于《备急千金要方》，鉴于心为阳脏，始终在跳动，对心的治疗必须阴阳血气合治，此乃调治心之阴阳的特点。紫石英温阳暖宫入心脏，为心经要药；合桂包括桂枝、桂心在内，俗谓"火生木"，实指心火生胃土，常用的苓桂术甘汤即是心火生胃土的代表方剂，是以紫石英、桂枝相合，是恢复心阳的要药。同时加入麦冬滋养心阴，人参补养心气，赤小豆、大枣养血，这样就完全符合治心必须阴阳血气结合的要求。临床运用时，一般去赤小豆、大枣，加入当归、川断等品似更为合适，故名为加减茯苓补心汤，亦为临床所常用。

五、扶助阳长，佐调心肝

在经前前半期时，阳长刚猛快速，一方面需要较多的阴消来支持，另一方面阳长的自身要求也较高。由于阳长的迅快，加以耗阴的明显，故对心肝不利，形成偏于心郁火旺者和偏于肝郁火旺者，但前提还在于阴虚阳弱。

1. 偏于心郁火旺证

经前前半期，心烦寐差，头昏腰酸，甚则失眠，口渴便秘，舌质尖红，苔黄腻，脉象细弦；BBT 示：高温相偏短，或高温相起伏不定，或高温相呈犬齿状。治当阴中求阳、水中补火为前提，但必须加强清心安神，用右归饮（丸）合钩藤汤加减之，药用丹参、白芍、大生地、山萸肉、山药、茯苓、川断、鹿角霜、钩藤、莲子心、紫贝齿、黄连等。

2. 偏于肝郁火旺证

经前期烦躁易怒，头昏头痛，胸胁胀痛，乳房作胀或作疼，舌质红，苔黄白腻，两脉弦滑；BBT 示：高温相偏短，上升缓慢，或高温相呈不规则波浪状，或偏高的犬齿状。治疗亦当滋阴助阳，佐以清肝解郁，亦可用右归饮（丸）或毓麟珠合丹栀逍遥散加减，药用当归、白芍、干地黄、山萸肉、山药、川断、杜仲、鹿角霜、炒山栀、炒丹皮、茯苓、炒柴胡、钩藤、绿萼梅等，服法要求见前。

六、经前期的反治法

这是指经前后半期的一些反常规的治疗方法。原因是体质因素，或者后天生理或病理因素，导致阳长有余，或者湿热偏盛，或者阴极化火似阳，或者阴消不足而致阳虚，使 BBT 高温相偏高、偏长，呈犬齿状，同时出现胸闷烦躁、口渴内热、乳房乳头胀痛、便艰尿黄、带多黄腻。一般有三种方法：即清热调经、清热滋阴和清热利湿。

1. 清热调经

经前期，烦热口渴，BBT 高温相偏高、偏长，便干尿黄，脉弦数，舌质红，苔黄腻。予以清热调经，先期饮加减治之，药用炙知母、炒黄柏、大生地、炒黄芩、炒黄连、当归、赤白芍、桃仁、红花、生甘草、制香附等品。若热盛便秘，口渴喜饮者，可选用三和饮，即凉膈散合四物汤加减治之。

2. 清热滋阴

经前期，头昏腰酸，烦热口渴，夜寐较差，便秘尿黄，BBT 示高温相偏高、偏长、犬齿状，可选用大补阴丸，或滋水清肝饮加减，药用炙知母、炒黄柏、大生地、山萸肉、山药、茯苓、泽泻、钩藤、白芍、炒丹皮、炒柴胡等品。如火不旺者，用六味地黄汤合二至丸即可。

3. 清热利湿

经前后半期，烦热胸闷，口渴不喜饮，头昏浑，纳欠，腹胀；带下偏多，色黄腻，或有秽臭气；BBT 示高温相偏高、偏长、偏高犬齿状。治疗予以清热利湿，可选加味四妙丸，药用制苍白术、怀牛膝、生薏苡仁、炒黄柏、六一散、土茯苓、寄生、败酱草、粉草蘚等品。

● 第七节　经前后半期补阳调气，补理兼施

经前后半期，是整个经前期的结束时期，也是整个月经周期行将结束的时期，一般在 BBT 示高温相 6 ～ 7 天后的时间里，也即是 BBT 高温相的后半期。一般高温相 12 天，但亦有 14 天，甚则 16 天，则经前期的后半期，少则 5 天，一般 6 ～ 7 天，甚则 8 ～ 9 天。这一时期内，可能会出现一些心肝气火不畅或偏旺的现象或证候，如胸闷烦躁、乳房乳头或胀或痛、夜寐欠佳、小腹作胀等。此即前人所称的"经前期"，因为他们认为，这一时期"冲任血气旺盛，容易激动心肝气火"。而我们具体从月经周期节律演变学说来看，经前期是由经间期重阴必阳的转化而来，由于阳长的特点在于迅猛刚强，故在经前前半期的阳长很快，已达重阳水平。按说重则变，但阴阳相对平衡的规律要求，阴半月阳亦半月，是阳长至重者，仍要维持阳半月的要求，有阳长至重，自然容易激心肝气火，或者气旺不舒，形成心肝气郁，故在经前后半期，有可能出现经前期诸证，包括现代医学所谓的"经前期综合征"。当然形成经前期诸证，还与个体的阴血虚、心肝易动的特征有关。由于心肝气火易动，脾胃亦易失和，是以产生经前期诸证的复杂性。

这一时期的治疗，前人提出"经前以理气为先"。所谓理气为先者，有三种意义：一是理气调经，为行经期顺利排经做准备，前人认为经血未动，理气为先，保持气血顺畅，则行经期自然排经顺利；二是解除经前期诸证中的心肝气郁与郁火证候，同时调畅心肝气火，亦有利于脾胃的运化；三是经前冲任血海旺盛，理气有调节冲任气

血的作用。因为理气者，不仅在于理气行滞，同时还有升散条达、泄降祛浊的功能，概括的内容较多，但重在调经；而调周法者，经前后半期，尽管阳长已达重，但仍然以扶助阳气为主。根据我们的临床体会，在维持重阳的阶段也应以气为主，是以扶助阳气仍为主要，再结合调气，是这一时期的治疗特点。但如气郁或郁火明显者，又当以理气为主。

一、助阳益气，兼以调气

经前后半期，阳长不及，或阳气不足，而心肝脾胃等气郁或郁火证候不明显，故当以助阳益气为主，稍佐调气。

1. 阳气不足，脾肾亏虚

从临床角度来看，有偏于脾与偏于肾的区别。偏于脾者，以气虚为主；偏于肾者，以阳（火）为主。证候上亦有差别性。

（1）偏于脾虚者，一般可见脘腹作胀、矢气频作，或下午入晚腹胀矢气、大便易溏或溏泄、腰酸、小腹有冷感；BBT高温相或呈缓慢下降，或偏低等；大多有经前期漏红，或伴经前期胸闷烦躁、乳房乳头胀疼等证候。治疗当以健脾益气、补肾助阳为主。我们临床上常用加减健固汤合越鞠丸，药用党参、炒白术、茯苓、茯神、杜仲、巴戟天、鹿角霜、广木香、砂仁、制香附、六曲、玫瑰花、荆芥等。如腰俞酸楚明显、BBT高温相偏低、尿频、带下偏多者，以温土毓麟汤合越鞠丸治之，药用党参、炒白术、茯苓、杜仲、鹿角霜、覆盆子、广木香、砂仁、菟丝子、制香附、玫瑰花、广陈皮等。

（2）偏于肾虚者，一般腰酸明显，小腹冰冷，形体畏寒，婚久不孕，头昏耳鸣，腹胀矢气，大便易溏；BBT示高温相偏低，或高温不稳定；经间期锦丝状带下偏少，或亦伴有胸闷烦躁，乳房或有胀痛。治疗当以补肾助阳为主，佐以健脾益气，稍佐疏调，方用温肾健脾汤加减，药用党参、炒白术、怀山药、川断、杜仲、菟丝子、紫石英、鹿角胶、制香附、赤白芍、五灵脂、广木香等。若有膜样痛经、子宫腺肌病痛经者，还应加入肉桂、黄芪；胸闷心烦、失眠者，可加入钩藤、莲子心、炙远志等品；少腹胀痛、带下色黄质黏腻者，可加入红藤、薏苡仁等品。

2. 血中阳虚，兼夹郁火

一般在经前后半期，可见头昏腰酸，或伴胸闷烦躁，乳房乳头作胀作痛，夜寐欠佳，小腹或腰背有冷感；BBT 示高温相欠稳定，或者一月双温相尚好，而下一个月又欠稳定，或者下 2 个月欠稳定，或高温相偏低；结婚多年不孕，或孕后流产，或试管婴儿流产。一般予以养血助阳，疏肝理气，方用毓麟珠合越鞠丸加减治之，药用丹参、赤白芍、怀山药、山萸肉、炒丹皮、茯苓、太子参、生白术、川断、杜仲、紫石英、制香附、五灵脂等品。每日 1 次，水煎分 2 次服，一般服 6～7 剂，白天服用。若头昏头痛明显者，加钩藤、白蒺藜；若烦热口渴，夜寐甚差者，加莲子心、紫贝齿；若胸脘痞胀，纳食不香者，加入陈皮、佛手片、炒香谷麦芽；若腰俞酸冷，小便偏多者，加入鹿角胶、潼蒺藜等品；若痛经明显，需加入肉桂、巴戟天等品。

二、理气为先，稍佐助阳

经前后半期，颇多以心肝气郁或郁火为主的证候，所以前人提出"经前以理气为先"。理气的意义前已阐明，但此处确实是气郁或郁火证候占主导，故治疗上亦应以理气解郁，或清热调气为主，佐以助阳。因气郁者，以及郁热者，均与脾胃有关，是以在理气解郁，或清热调气中，均有调理脾胃一法，此亦是见肝治脾的意思。

1. 理气解郁

经前后半期，凡出现胸闷不舒，乳房乳头胀痛明显，脘腹亦或作胀，忧郁，烦躁焦虑等证候；治疗予以理气解郁，轻则逍遥散、越鞠丸。如气郁甚者，一般用四磨饮、七气汤，甚则枳实导滞汤。一般药用丹参、赤芍、白芍、广陈皮、炒柴胡、广郁金、制香附、焦山楂等。为了照顾到这一时期的特点，尚需加入川断、杜仲、鹿角片等品，同时结合心理疏调。

2. 清热调气

经前后半期，出现头昏头疼，烦热口渴，乳房乳头胀痛，脉象弦滑，舌质偏红，苔黄腻；治当清热调气，方用丹栀逍遥散、清肝达郁汤、钩藤汤等。临床常用药物是炒山栀、炒丹皮、炒当归、赤芍、白芍、茯苓、炒柴胡、白蒺藜等。但基于这一时期的特点，需要结合助阳，加入川断、杜仲、怀牛膝等品。

3. 调理脾胃

经前后半期所出现的脾胃失和证候，如脘腹作胀、矢气频作、大便易溏、面浮肢肿、神疲乏力、四肢易冷，甚则肥胖、浮肿，治当调理脾胃，以香砂六君汤或归芍六君汤、健固汤等；浮肿者，需结合防己黄芪汤，或者越鞠二陈汤加减之。药用党参、炒白术、茯苓、陈皮、广木香、砂仁、佛手片、黄芪、淡干姜、合欢皮等品，或者加入制苍术、防己、制香附、制南星、六曲等品。如胃脘不舒，恶心泛吐明显，舌苔腻浊，脉象细濡者，当以和胃为主，可选用越鞠二陈汤加减治之，药用制苍白术、干姜、广陈皮、制半夏、茯苓、佛手片、焦山楂等品。

● 第八节 "7、5、3奇数律"在调周法中应用的特点

整个调周法，是在心－肾－子宫轴调节下的阴阳消长转化及动静升降所形成的月经周期节律指导下创制的，而"7、5、3"三种奇数律，是我们根据长期临床观察总结出来的。我们认为，女性的特殊体质，应该包含在"7、5、3"三种奇数律内，如果说调周法是一种普遍性的系统性治疗规律，那么"7、5、3奇数律"就是女性的特殊规律，必须予以兼顾。

一、7数类型的特点

7数类型者，根据我们临床上观察统计，为数最多，最为重要。7数者，外属少阳，内与厥阴有关，实际上是肝胆风木类型。女子以血为主，故有"女子以肝为先天"说，肝胆类型的女性，在两个消长期的特点还是较明显的；在转化期的特点亦有，但并不明显。7数类型的女性不管有无明显的肝胆型证候，均要考虑肝胆型体质。

（一）经后阴长阳消期

经后期虽有初、中、末三期，但总的都处于阴长阳消的变化中。7数类型的女性主要反映出以下三个方面的特点。

1. 与血有关

众所周知，肝藏血而主疏泄。藏血者，与血海有关，冲为血海，实即子宫内膜也。血海的充盈与否，与藏血有关，但我们不能忽略癸阴与心肾之阴。血海空者，在滋养心肾阴水的前提下，必须佐以滋养肝血（包括肝阴），用四物汤合阿胶等药，或用归芍地黄汤，把养血和滋阴结合在一起，以旺藏血而充盈血海。

2. 肝阴的重要性

肝阴者，不仅肝脏本身所需要，因为肝"体阴用阳"之说，肝的用阳亦即是疏泄功能本身就需要肝阴的支持，而对于女性生殖功能来说，肝阴还有支持肾阴和滋养精卵的作用。如《傅青主女科》上记载的养精种玉汤，实际上是以四物汤去川芎，加入山萸肉而成。山萸肉、炙鳖甲、枸杞子均为滋养肝阴的药物，这些药物在心肾阴分的支持下，涵养精卵，促进生育。

3. 平肝调肝的重要性

在经后期阴长过程中，还必须调节肝用过度。肝用过度，会导致气郁、化火、生风等变化，所以平肝、调肝将有助于阴长。临床常用钩藤、甘菊、白蒺藜、炒丹皮等药，稍加荆芥、广郁金，方如杞菊地黄汤等。

（二）经前阳长阴消期

经前虽有前后两期，但均处于阳长时期。7数类型的女性同样亦反映出如下几方面的特点。

1. 肝阳的重要性

经前期，均处于阳长的时期。阳长者，除癸阳与心肾之阳外，肝阳也有一定的重要性。如毓麟珠中除用菟丝子、鹿角霜之外，还有用川椒，甚则肉桂，均有一定的入肝经驱寒理气作用。故凡7数类型的女性在经前期出现气不畅，而又有寒象者，均需要考虑及此。

2. 疏肝理气

经前期阳长不及者，常可伴见肝气不舒，此与阳不足、气不畅有关，需疏肝解郁，以抒发阳气，同时亦有一定的扶助阳气的作用。一般的可用逍遥散，或者四制香附丸。如重者，七制香附丸、大七气散等均需用之。

3. 清肝平肝

经前期由于阳长过盛，势必激动心肝气火，尤其是 7 数类型者，更易心肝气火偏旺，或者肝阳火升，必须清肝平肝，一般常用钩藤汤。此方是我们依据临床所需而制，药用钩藤、白蒺藜、莲子心、茯苓、白芍、合欢皮等，平定心肝较为合适。如肝经气火偏旺者，需用清肝的丹栀逍遥散等。

（三）两个转化期

均是血气活动时期，与心肾有关，尤其是与心的关系较大。此外，心肾交合还需肝配合，肝为肾之子，又为心之母。肝者，疏泄也；疏者，条达也，亦即是上升也；泄者，降也，亦即是下降也。肝气的上升下降，有助于经间期及行经期的转化。故 7 数类型者，必须调整或加强肝的疏泄功能。

1. 经间期重阴转阳，排出精卵，其血气活动呈上升状。重阴者，原本血气下降，但阴极似阳，降极反升，其上升冲击心脑，从而形成子宫开放，精室（卵巢）排卵需赖肝气行疏的作用，是以在经间期常加入荆芥、柴胡，甚则川芎、麝香等品。

2. 行经期重阳转阴，排出经血，其血气活动呈下降状。重阳者，原本血气上升，但阳极似阴，升极反降，子宫开放，排出陈旧性的应泄经血，而肝气行泄的作用即协助排除陈旧性经血，以结束本周期，为新周期的开始奠基，故在行经期时需加入青皮、枳壳、制川朴等品，甚则枳实、大黄亦可用。

二、5 数类型的特点

5 数类型者，根据临床统计，虽较 7 数为少，但亦占重要地位。5 数律者，外属阳明，内属太阴，实际上属于中土脾胃数。脾胃者，中土之数，为五行之核心，故以 5 数为主。其在周期中的两个转化期，均以 5 数为节律活动时限，其在周期中两个较为长的消长期，不管有无明显的脾胃证候，均要考虑调理脾胃，照顾到脾胃失和的情况。以下将根据经后期阴长阳消，经前期阳长阴消，即经间与行经期两个转化的特点叙述。

（一）经后阴长阳消期

经后虽有初、中、末三个时期，但均处在阴长阳消的变化中，5 数类型的女性，主要有以下 3 个方面的特点。

1. 健脾土以旺生化之源

脾胃者，后天生化之源也，包括癸阴之水，亦赖后天水谷精微以养之。是以健脾和胃，使后天脾胃健旺，不仅血气充实，而且肾阴阳、癸水阴阳均能得到补充，是以香砂六君汤、归芍六君汤、归脾汤、人参养荣汤等均从脾胃补养血气阴阳。5 数型的女性更要重视调理脾胃，保护脾胃，使脾胃处于旺盛状态，自然能保证经后期的阴长顺利。

2. 健脾与滋阴的结合

一般来说，健脾偏温燥，滋阴偏凉腻，两者间本就存在矛盾，很难结合，但为了临床之需要，又不得不结合。《景岳全书》所创制的五福饮、七福饮、补阴益气汤等方，就把人参（一般用党参）同熟地黄、白术、山药等合用；我们在前人的医案中发现，熟地黄合砂仁同用，可以监制熟地黄滋腻之性，以保护脾胃之功能，在 5 数型女性亦颇为常用；同时还发现，脾虚明显者，用砂仁尚不足以健脾，有时还需加入炮姜。

3. 滋阴健脾

实际上是一种滋阴健脾、涵养脾阴的方法，如我们临床上所常用的参苓白术散，药用太子参、生白术、茯苓、炒白扁豆、建莲肉、桔梗、薏苡仁等。若能加入制黄精、白芍、石斛等，效果更好。

（二）经前阳长阴消期

经前虽然亦有经前前半期与经前后半期的区别，但都处于阳长或重阳维持期，均以阳长为主，5数型的女性，亦反应出以下3个方面的特点。

1. 气中补阳，脾肾双补

在经前后半期中，重阳延续时，气中补阳，更为重要；而在经前前半期时，出现脾肾不足，中土虚弱者，用脾肾双补，或重在脾气，或重在肾阳，但5数律者，需要多考虑脾胃中土的重要性。我们曾遇一例崩漏患者，从表象上看，无明显脾虚证候，而是反应出肝郁化火的证候，从丹栀逍遥散论治，虽有小效却不能巩固，后来发现患者每到下午申酉之时，腹胀矢气频多，大便亦出现先干后软的现象，遂从脾土论治，用归脾丸而得效果，且能巩固疗效。临床常用归脾汤加入鹿角、巴戟天、杜仲之品，特别是经前后半期，用之较多；若心肝郁火者，可兼用钩藤汤、越鞠丸治之为好。

2. 健脾调肝，以土制木

在经前后半期中，亦常见到肝木失调的病证，而5数类型者，更要考虑到健脾调肝，以土制木的方法，当然还不能忽略肾阳的问题。在调周法经前期治疗的前提下，佐以调肝健脾，以土制木，予以六君子汤。如果肝脾失调证候十分明显而偏于脾者，可用痛泻要方合香砂六君汤，并加入杜仲、巴戟天、鹿角胶即可；偏于胃者，抑肝和胃，再加入助阳之品，如抑肝和胃饮加入川断、杜仲、紫石英等品即可。

3. 利湿化痰，重在中土

在经前期的病变中，恒多痰湿证候，而利湿化痰，重在中土脾胃，用香砂六君子汤合四妙丸加减，一般尚需加入川断、寄生、杜仲、紫石英等品。如痰湿偏重者，按急则治标论治。

（三）两个转化期

即经间期与行经期。经间期的血气活动呈上升状态，行经期的血气活动呈下降状，而脾胃为中焦的枢纽，脾主升清，胃主降浊，升清降浊是脾胃行生化的重要功能，即升清者需靠脾，降浊者需赖胃。经间排卵期的血气活动，其上升冲击心脑者，亦赖脾主升清的协助，故凡升麻、荆芥、柴胡、川芎、黄芪等品，亦有一定的协助经间排卵期血气活动的作用，以达到转化，顺利排出精（卵）的目的；行经期的血气活动，呈下降状，以期顺利排出经血，而胃主降浊，故如炒枳壳、制川朴、山楂、陈皮、制半夏等品，亦有一定的协助排出应泄之经血的作用，以达到顺利转化的目的。

三、3 数型的特点

3 数型者，临床上较为少见，但亦有之。3 数者，太阳数也，故谓太阳为三阳。但太阳者，与少阴为表里；少阴者，足少阴肾也，手少阴心也，所以 3 数律者，外属太阳，内归少阴心肾也。由于 3 数律的节律活动期较短、较快，所以经间期与行经期仅 3 天，而消长期较长，经后阴长期和经前阳长期均在半月左右。我们提出的调周法本就是在心－肾－子宫轴调节下的阴阳消长转化，即其动静升降下形成的，而 3 数律在调周法中两个消长期强调心肾交合，以及转化期中的快速性。

（一）经后阴长阳消期

3 数律者，不仅要求癸水即心肾之阴长阳消，而且更强调心肾之间的交合，水火坎离的相济，亦即《易经》中的既济、未济卦。既济者，水在火之上，水性下注，火性上炎，故水火容易交合，为佳卦；未济者，火在水之上，按水火之性，故不易交合，为凶卦。坎离水火者，实即心肾也，心肾交合，才能使阴长顺利，于是就有坎离既济丹、交泰丸。我们在长期的临床实践中体会到，心肾交合的关键还在于心火，所以前人提出"静能生水"，静者，主要就是指心火也，静则心火下降，火降则肾水自能上升。为此，我们拟制了一张清心滋肾汤，目的就在于使心肾相交合，虽然是治疗卵巢早衰阴虚火旺的病证，但确是一张心肾交合的良方，3 数律者尤其适合。

（二）经前阳长阴消期

3 数律者，在经前期同样强调心肾交合，亦即是坎离水火相济，重点亦在于心火下降。是以在补肾助阳药中，加入一定量的清心降火安神的药，如毓麟珠、右归饮、健固汤、温土毓麟汤等需加入钩藤汤，总的目的是达到坎离水火既济。再就交泰丸而言，黄连、肉桂两味药，黄连清心降火，肉桂温阳引火归原，苦降辛通，升降交合，使心肾合一，也正是 3 数律在经前期阳长阴消中的要求。

（三）两个转化期

3 数律者，其节律活动较短、较速，经间排卵期的上升活动亦较快速，用补肾促排卵汤，药如川芎、红花、荆芥、五灵脂等，亦要保持在 3 日之内；行经期，其下降活动亦较快速，用调经的方药亦必须快速，亦要保持在 3 天之内，以达到调经的目的。

各论

第一章　月经病

正常月经的来潮一月一次，每月如此，经常不变，所以前人把它叫作月经。又称月信，信是信而有证的意思。月经的正常与否，包括日期的早迟、经量的多少、色泽的深浅、质的厚薄等四个方面，如果这几方面都没有太过和不及，这就是正常的月经，也象征着妇女的身体健康。若是月经的期、量、色、质的任何一方面有了改变，或是正在行经期间，或经行前后出现了任何病态，都叫作月经不调。轻的妨害健康，影响工作和生育；严重的，可以形成痼疾，造成不良后果。所有这些都是调经所要讨论和研究的问题。就我们临床上所常见的月经病而言，有月经先期、月经后期、月经先后无定期、月经量多、月经量少、经期延长、经间期出血、痛经、崩漏、闭经、经前乳房胀痛、经行头痛、经行眩晕、经行浮肿、更年期综合征、多囊卵巢综合征等。

月经病的病理机制甚为复杂，概括起来，主要是心－肾－子宫轴失调，肝脾失和，从而导致阴阳血气的失和。血气的失和，主要反映出寒热虚实几个方面，亦即是气寒、气热、血寒、血热、气虚、气实、血虚、血瘀以及气寒血热、血寒气热、气虚血瘀、血虚气滞等复杂病理变化。阴阳的失衡，主要反映出如《校注妇人良方》引王子亨方论所言："经者，常候也。谓候其一身之阴阳愆伏，知其安危，故每月一至。太过不及，皆为不调。阳太过则先期而至，阴不及则后时而来。其有乍多乍少，断绝不行，崩漏不止，皆由阴阳盛衰所致。"由于阴阳失衡，血气失和，同时还可能导致"郁、痰、湿、瘀、脂、浊"等病理物质，加剧阴阳血气的病变。我们强调月经与生殖的周期节律，从阴阳的盛衰愆伏，到阴阳的消长转化，又到阴阳的动静升降这个大整体出发，认为月经病的现象与本质是不尽一致的，强调本质与整体的重要性。

　　月经病的诊断与辨证也是复杂的。就月经病而言，抓住期、量、色、质四者进行分析，至关重要。四者之间若一致或称统一，较易诊断，如先期、量多、色红、质黏稠或有小血块，就可初步诊断为血热性月经先期；后期、量少、色紫暗、质黏稠，就可初步诊断为血寒性月经后期。但如果月经先期、色红、质黏稠，三者均为血热指征，而月经量少者，则与血热有冲突，就必须通过量少的原因与前三者对照分析，量少有阴血虚、血寒及瘀滞，而阴血虚、血寒与其他三者不符合，可以排除，只有瘀滞比较符合。若经质黏稠，有较大血块者，则夹血瘀；如无大血块，则气滞较为符合。再结合全身症状、脉象舌苔的变化基本上可做出诊断。如果期、量、色、质四者间矛盾过大，就必须结合全身症状、脉象舌苔的变化，以及病史、月经史、测量基础体温（简称BBT）、B超、内分泌激素检测、妇科检查等做出全面的分析。同时运用"7、5、3奇数律"，即每个女性的自身节律以助判定。

　　月经病的调治，主要有调经、调周、预防三个方面。

　　调经者，即行经期及经前期论治，这一时期一般都有明显的证候，着重调理气血。前人有"经前以理气为先，经期以调经为要"

之说。调经者，调血也。气为血之帅，气行则血行，气止则血止，气顺则血顺，理气调血是调经的所在，重在辨证论治。

调周者，着重调理阴阳，以经后期、经间期为主。这一时期一般无症状，调周法用于经后期者，主要观察带下，以滋养阴血为主；用于经间期者，则以观察锦丝状带下为主，滋阴助阳，活血调气以促转化，是谓之治未病也。

预防者，"防重于治"。《校注妇人良方》说："若遇经行，最宜谨慎，苟能调摄得宜，则经营以时矣。"我们认为，经行时必须心情愉快，心理稳定，避风寒，禁洗浴，忌生冷，保温暖，勿过劳，宜干燥。这些都是预防，应加以重视。

● 第一节　月经先期

一、概述

月经一月一次，经常不变。如果月经不足一月，甚则提前 10 天以上，且连续 3 个月经周期以上均超前者，名之月经先期。前人又称其为"经水先期""月经超前"等。月经先期者，具有周期性、规律性和严格的奇数律性。所谓周期性，即并非 1 ～ 2 次月经周期提前，而是 3 次及以上呈周期性提前者。所谓规律性，是指先期有规律，或提前 7 天以上，或提前 10 天以上，且连续 3 次以上者。所谓严格的奇数律性，即 3 数律者，月经周期提前 3 天以上，且不足 27 天，即 25 ～ 26 天者；5 数律者，月经周期提前 5 天以上，且不足 25 天，即 23 ～ 24 天者；7 数律者，月经周期提前 7 天以上，且不足 23 天，即 21 ～ 22 天者。

本病多见于女性青春期与更年期。青春期是女性生殖的发育时期，是肾气始盛，天癸始至的上升时期。临床诊治不仅要辨证论治，而且要兼顾助长发育，补肾调心，健脾养血，亦即是调理月经周期。更年期是女性生殖的衰退时期，是肾气将衰，天癸将竭的下降时期。临床诊治虽遵从辨证论治，但仍然要调理月经周期。如调周无望，则要用清肝健脾以助绝经的方法。所以，两个时期的诊治，有相同，又有不同。

本病的病理，历来认为是"阳有余则先期而至"，以血热为主因，所谓"火热迫血妄行"。但从临床看，血热虽是主因，与心肝火旺有关，而肾虚更为重要。肾阴虚不能滋养心肝，是以心肝火旺，故致火旺阴虚。我们在临床上还发现，有相当多的患者 BBT 高温相偏短、偏低且不稳定，表现出"上热下寒"的症状，说明不仅有阴虚，还有明显的阳虚寒冷的存在，反映出病证的复杂性。此外，还有血热肾虚失固、郁热、实热以及少数脾虚气弱所致者。

二、诊断与鉴别诊断

（一）诊断

1. 一般性月经先期，以 3 数律为主者，即每次月经提前 3～6 天，或 9 天以上，甚则将近半月，且连续 3 个以上月经周期提前者；5 数律者，月经周期提前 5 天以上，且连续 5 个以上周期提前者；7 数律者，月经周期提前 7 天以上，且连续 7 个以上周期提前者。

2. 妇科检查或肛门检查，无明显器质性病变者。

3. 测量 BBT 呈双温相，一般情况下高温相应达 12 天，低温与高温差应 > 0.4℃，但本证高温相偏短（不足 12 天），或高温相缓慢上升，或上升幅度偏低（< 0.3℃）。

4.经前或月经来潮 6 小时内进行诊断性刮宫，子宫内膜病理检查呈分泌反应不良。

5.一般于行经第 3 天，或在 BBT 高温相 6 ～ 7 天时查血雌二醇（E_2）、孕酮（P）、泌乳素（PRL）、促卵泡生成素（FSH）、促黄体生成素（LH）等生殖内分泌激素测定以了解卵巢功能。

（二）鉴别诊断

1.经间期出血

本病常发生在月经周期的第 12 ～ 16 天，一般出血量较少，持续 3 天或以上者；大多表现为锦丝状带下夹血丝，或鲜血者；连续在 3、5、7 个周期以上者。BBT 测定有助于鉴别。

2.轻度崩漏

崩漏严重者，出血量多；或出血量少，但周期、经期、经量、经色、经质均发生严重紊乱，易与月经先期相区别。轻度崩漏者，可通过测量 BBT、监测卵泡以及子宫内膜病检以有无排卵而区别之。

3.癥瘕性出血

即子宫肌瘤，可通过 B 超、宫腔镜等检查以区别之。

三、证治

本病的证治包括三个方面：其一是辨证论治，是中医治病的最大特色；其二是调周论治，以治未病为主，着重在经后期与经间期的论治，以调治阴阳为重点；其三是其他治法，主要是针灸配合中成药治疗。

（一）辨证论治

本病的主要证型在于血热，而血热又常与阴虚有关，所以血热阴虚证是主证型。但临床病证是复杂的，不仅有血热阴虚证，而且还有血热阳虚证。阳虚则寒，表现在下焦的为肾寒，称之为血热肾寒证，临床上亦常见，亦为主证型之一。此外，还有血热肾虚（不固）证、郁热证、实热证以及脾弱气虚证等，这些均为次要证型。

1. 血热阴虚证

症状：月经先期，经量一般偏多，偶或量少，色红、质稍黏，或有小血块；烦躁内热，手足心热，咽干口燥，两颧潮红，潮热盗汗，心烦寐差，甚则失眠，口舌糜烂，便干尿黄，舌红少苔，脉细弦数。

治法：清热养阴，调经止血。

方药：清经散加减。

青蒿 地骨皮 丹皮 炒黄柏 熟地黄 白芍 茯苓 制龟板 莲子心 川断 菟丝子

加减：行经期服用，需加大蓟、小蓟、炒蒲黄等品。

服法：经前期，每日 1 剂，水煎分 2 次服。

2. 血热肾寒证

症状：月经先期，经量一般较多，色紫红有小血块；烦热口渴，夜寐较差，头昏头痛，腰膝酸冷，腰俞酸冷，小腹冷，尿频，大便易溏，或先干后软；BBT 不仅高温相偏短，而且起伏不定，稳定性极差；脉象弦细，重按乏力，舌质偏红，苔白腻。

治法：清心温肾，调经固冲。

方药：清心温肾汤加减。

仙灵脾 仙茅 肉桂（后下） 党参 炒白术 连皮茯苓 钩藤 莲子心 黄连 紫贝齿（先煎） 广木香 川断 白芍

加减：若行经期服，可去白芍，加入炒蒲黄、马齿苋等品。

服法：经前期，每日 1 剂，水煎分 2 次服。

3. 血热肾虚不固证

症状：月经先期，甚或经行频频，经量或多或少，以多为主，色红或淡红；头昏烦热，口干喜饮，腰俞酸楚，带下较多，尿频小腹有冷感，脉细弦，尺部虚软，舌质偏红，苔根微腻。

治法：清热固肾。

方药：清心固肾汤加减。

钩藤　莲子心　黄连　紫贝齿　杜仲　菟丝子　巴戟天　潼蒺藜　金樱子　炒芡实　白芍

加减：行经期间服，去金樱子、炒芡实、菟丝子、潼蒺藜等，加入炒丹皮、大蓟、小蓟、益母草等品。

服法：主要在经前期服，每日 1 剂，水煎分 2 次服。

4. 郁热证

症状：月经先期，经量或多或少，色紫红，有小血块；经行小腹作胀，或有不畅，胸闷烦躁，时欲叹气，乳房乳头胀痛，口苦咽干，舌质偏红，苔黄白腻，脉象弦数。

治法：清肝解郁，凉血调经。

方药：丹栀逍遥散加减。

炒丹皮　炒山栀　黑当归　白芍　白术　茯苓　生甘草　薄荷　炮姜　炒柴胡　陈皮　绿梅花

加减：若行经期服用，需加赤芍、益母草。

服法：经前期服，每日 1 剂，水煎分 2 次服。

5. 实热证

症状：月经先期，经量多，色深红，质黏稠有血块；烦热口渴，喜冷饮，面红唇赤，尿黄大便干结，舌质红苔黄腻，脉象滑数。

治法：清热泻火，凉血调经。

方药：先期汤加减。

生地　当归　白芍　阿胶（炀化兑入）　黄柏　知母　黄芩　黄连　川芎　制香附　炙甘草

加减：若行经期服，去阿胶、川芎，加入大蓟、小蓟、地榆炭、炒蒲黄等品。

服法：经前期服用，每日1剂，水煎分2次服。

6.脾弱气虚证

症状：月经先期，经量较多，色淡红，质稀薄；神疲乏力，面色萎黄，气短懒言，倦怠嗜卧，小腹空坠，或腹胀矢气，纳少便溏，语声低微，舌质淡边有齿痕，脉象细弱或缓弱。

治法：健脾益气，固冲调经。

方药：补中益气汤加减。

党参　炙黄芪　白术　茯苓神　炙升麻　柴胡　广木香　陈皮　白芍　炙甘草

加减：若行经期服者，加入艾叶炭、砂仁（后下）、炮姜等品。

服法：经前期服，每日1剂，水煎分2次服。

（二）调周论治

本病证属于"血热证"与"阳虚""阴虚"者为多。血热阴虚者经前、经期治疗固属重要，但因此证重在阴虚，阴虚得复，血热自降，前人就有"寒之不寒，自无水也""壮水之主，以制阳光"之论。阴者，水也，而经后期是阴长时期，故血热阴虚者应重在经后期治疗。如血热肾寒者，由于肾阳虚明显，故应重视经间排卵期及经前前半期的治疗。因为经间期是重阴转阳时期，经前前半期是阳长的重要时期，所以应着重这两个时期的治疗。具体方药见第三章月经周期节律调治法。

（三）其他治疗

1. 中成药

（1）丹栀逍遥丸：每次 6g，一日 2 次。适用于郁热型月经先期。经后期服。

（2）固经丸：每次 6g，一日 2 次。适用于阴虚血热型月经先期。经期、经后期服。

（3）补中益气丸：每次 6g，一日 2 次。适用于气虚型月经先期。经前、经期服。

（4）五子补肾丸：每次 6g，一日 2 次。适用于肾虚型月经先期。经前期服。

（5）定坤丹：每次 5g，一日 2 次。适用于肾虚型月经先期。经前期服。

2. 针灸

（1）体针：气虚证，选脾俞、肾俞、足三里穴，用补法；阴虚证，选肝俞、三阴交穴，用补法；血热证，选血海、三阴交穴，用泻法。

（2）耳针：主穴为子宫、卵巢、内分泌区。气虚证，加脾区、肾区；阴虚证，加肝区。

四、疗效判定

（一）痊愈

3 数律者，治疗后症状消失，月经周期连续 6 次以上恢复正常，且无波动者。

5 数律者，治疗后症状消失，月经周期连续 10 次以上恢复正常，且无波动者。

7 数律者，治疗后症状消失，月经周期连续 14 次以上保持正常，且无波动者。

（二）基本痊愈

3 数律者，治疗后症状基本消失，月经周期连续 3 次以上恢复正常，但有波动，即周期仍有所先期。

5 数律者，治疗后症状基本消失，月经周期连续 5 次以上恢复正常，但有波动，即周期仍有所先期。

7 数律者，治疗后症状基本消失，月经周期连续 7 次以上恢复正常，但有波动，即周期仍有所先期。

（三）显效

治疗后症状显著好转，月经周期能恢复正常 2～3 次后又有发作者。

（四）有效

治疗后症状好转，月经周期有所恢复，或恢复 1～2 次后又有所发作。

（五）无效

治疗后症状未见消失，月经周期依然先期者。

● 第二节　月经后期

一、概述

月经后期，是指月经周期延后，甚至落后 2～3 月，且连续 3 个月经周期以上均落后者。月经后期常与月经量少相伴见，前人又有称为"经水后期""月经落后"等。月经后期同样具有周期性、规律性和数律性。所谓周期性者，是指月经周期要在一个月以上，虽不具有四期内涵，但也要落后较长；规律性者，亦必须有 3 个月经周期以上均落后；数律性者，即与"7、5、3 奇数律"有关。因此，偶然 1～2 个月经周期落后，或落后 2～3 天或 4～5 天，又无明显症状者，可不作病证论。

本病证多见于青春期、更年期及患有多囊卵巢综合征者。青春期是女性生殖发育、肾气始盛、天癸始至的上升时期。若月经后期，首先要助长发育，补肾调周；其次要辨证论治，调理血气。更年期是女性生殖的衰退、肾气将衰、天癸将竭的下降时期，故月经后期当补肾宁心，调理月经周期。若调周无益，可辨证论治，着重健脾养血。多囊卵巢综合征另有专题介绍。

本病证的病因、病理，历来认为"阴不足则后期而来"。的确，阴不足，月经周期不得演变，始终停留在经后期，是以带下甚少或全无。阴虚久而不复者，亦与阳虚有关，阴虚阳弱是其不孕症证型；其次尚有偏于阳虚而寒的，有脾胃虚弱的，还有兼夹气郁、痰湿或血瘀的。

二、诊断与鉴别诊断

（一）诊断

1. 一般诊断月经后期，以 3 数律为主，不仅指月经周期落后 3 天以上，而且需连续 3 个月经周期以上者；5 数律者，月经周期落后 5 天以上，且连续落后 5 个月经周期以上者；7 数律者，月经周期落后 7 天以上，且连续落后 7 个月经周期以上者。

2. 妇科检查或肛查，无明显器质性病变。

3. BBT 一般呈高温相偏后，低温相延长；带下偏少或全无。

4. B 超检查，了解子宫、卵巢情况，排除器质性病变。

5. 生殖内分泌激素测定，抽血检查雌激素 E、孕酮 P、促卵泡生成素 FSH、促黄体生成素 LH、垂体泌乳素 PRL、睾酮 T 等，以了解生殖内分泌功能。

6. 妊娠试验，排除早孕。

7. 有条件的地方，应检查甲状腺内分泌功能、肾上腺皮质功能等，以排除相关疾病。

（二）鉴别诊断

1. 胎漏

有停经史，阴道少量流血，时出时止，或淋漓不断；妊娠试验阳性。

2. 多囊卵巢综合征

可通过 B 超及抽血检查内分泌激素以区别之。

3. 并月

无病证，而月经每两月一至。

4. 癥瘕

可通过妇科检查或 B 超监测确诊。

三、证治

（一）辨证论治

本病证确如前人所言"阴不足，则后期而来"，以阴虚为主要证型。而阴虚常伴血少，因此，阴虚血少是主证型。同时，阴虚常与阳弱有关，故阳虚血少、阳虚血寒也是主要证型之一。此外，阴虚还与脾虚有关，阴虚脾弱也有所见；在阴虚阳弱的前提下，容易出现痰脂、肝郁、血瘀等标实证型。

1.阴虚血少证

症状：月经后期，经量少，或偏少，色淡红，无血块；头昏腰酸或有心慌，平时带下少甚或全无，夜寐欠佳，脉象细弦，舌质淡红，苔薄腻。

治法：滋阴养血，佐以调经。

方药：小营煎（《景岳全书》）加减。

炒当归　白芍　熟地黄　山萸肉　枸杞子　炙甘草　焦山楂　怀牛膝

加减：若心慌、寐差明显者，加入五味子、炒枣仁、合欢皮等品；若饮食欠佳，胃脘不舒者，加入广陈皮、广木香、佛手片等品。若行经期服时，加入赤芍、益母草。

服法：每日1剂，水煎分2次服。

2.阴虚脾弱证

症状：月经后期，经量偏少，偶或量多，色淡红，质稀无血块；神疲乏力，腹胀便溏，头昏心慌，或下午腹胀，入晚腹胀，矢气较多，带下少或偶有偏多，脉象细弱，舌质淡红，苔白腻。

治法：健脾养阴，滋血调经。

方药：参苓白术散（《太平惠民和剂局方》）加减。

党参　白术　茯苓　生苡仁　建莲肉　砂仁　炒白扁豆　怀山药　炙甘草　广木香　白芍　山萸肉

加减：经期服用，经量偏少者，加入丹参、赤芍、生山楂；经量偏多者，加入陈棕炭、荆芥炭等品。

服法：每日1剂，水煎分2次服。

3.阳虚血少证

症状：月经后期，经量偏少，色淡红，质稀或稍黏；腰酸，小腹有凉感，大便有时溏、有时干，头昏心慌，脉象细弦，或沉迟无力，舌质淡红，苔白腻。

治法：温经助阳，养血调经。

方药：大营煎（《景岳全书》）加减。

当归　熟地黄　枸杞子　杜仲　怀牛膝　肉桂　炙甘草　台乌药

加减：若腹胀便溏明显者，上方去当归、熟地黄，加入广木香、砂仁、炒白术等品；若经量过少者，加入丹参、赤芍等品。

服法：经前期服，每日1剂，水煎分2次服。

4.阳虚血寒证

症状：月经后期，经量少，色暗红，有小血块；腰酸，小腹冷，肢凉形寒，小便清长，大便或溏，脉细滑，舌质淡红，苔白腻。

治法：温经祛寒，扶阳调经。

方药：温经汤（《金匮要略》）方加减。

人参（一般临床上用红参）　吴茱萸　当归　白芍　桂枝　阿胶　生姜　甘草　制半夏　丹参　麦冬

加减：若夹实寒者，上方去阿胶、麦冬、人参，加入北细辛、炒防风、艾叶等品；若夹湿浊者，上方去阿胶、麦冬，加入制苍术、生苡仁等品。

服法：经前期服，每日1剂，水煎分2次服。

5.夹痰脂证

症状：月经后期，经量偏少或甚少，色淡红，质黏稠；形体肥胖，且越来越胖，胸闷，口腻多痰，平时带下少，毛发多，痤疮，脉象细滑，舌质淡红，苔白腻。

治法：燥湿化痰，养阴助阳。

方药：越鞠二陈汤合归芍地黄汤加减。

丹参　白芍　山萸肉　怀牛膝　炒丹皮　茯苓　制苍术　广郁金　广陈皮　六一散

加减：行经期服用时，加入泽兰叶、赤芍、益母草；若形肥胖明显者，可合防风通圣丸服之；若腰酸，有冷感者，加入川断、菟丝子等品。

服法：经前期服，每日1剂，水煎分2次服。

6. 夹血瘀证

症状：月经后期，经量少或特少，色黑或有血块；小腹或胀或痛，胸闷烦躁，腰俞酸甚，口干不欲饮，大便色黑，脉细弦带涩，舌质边紫暗或有紫点瘀斑，苔黄白根腻。

治法：活血化瘀，理气调经。

方药：血府逐瘀汤（《医林改错》）加减。

桃仁　红花　丹参　赤芍　川芎　桔梗　炒枳壳　川牛膝　炒柴胡　生山楂　生苡仁

加减：行经期服用时，加入泽兰叶、生茜草、益母草等品；若小腹有冷感，加入制附片、肉桂等品；若腹胀便溏者，加入广木香、炒白术等品。

服法：经前期服，每日1剂，水煎分2次服。

7. 夹肝郁证

症状：月经后期，经量偏少，色淡红或紫红，有小血块；胸闷不舒，时欲叹气，夜寐甚差，两脉细弦，舌质边紫，苔色黄白微腻。

治法：疏肝解郁，养血调经。

方药：逍遥散加减。

当归　白芍　白术　茯苓　炒柴胡　广郁金　合欢皮

加减：若行经期服时，加入赤芍、益母草等品；若心烦、寐差者，加入炒枣仁、炙远志、青龙齿等品；若胃脘不舒，纳食欠佳者，加入广陈皮、炒谷麦芽、娑罗子等品。

服法：经前期服，每日1剂，水煎分2次服。

（二）调周论治

本病证主要在于阴虚，或有阳弱者。阴虚者，在于养阴，着重经后期论治，可按经后初、中、末三期进行反复调治；阳弱者，要着重经间期论治，重阴转阳，只有阳长至重，才能使血瘀、痰脂等标实证逐步化解，可参考第三章月经周期调治法。

（三）其他治疗

1. 中成药

（1）益母八珍丸：每次5g，一日2次。适用于气血偏虚型月经后期。

（2）六味地黄丸：每次5g，一日2次。适用于阴虚型月经后期。经后期服。

（3）定坤丹：每次5g，一日2次。适用于肾阳虚型月经后期。经间期服。

（4）艾附暖宫丸：每次6g，一日2次。适用于阳虚血寒型月经后期。

（5）血府逐瘀口服液：每次1支，一日3次。适用于血瘀型月经后期。行经期服。

（6）七制香附丸：每次6g，一日2次。适用于肝郁型月经后期。

（7）苍附导痰丸：每次6g，一日2次。适用于痰脂型月经后期。

2. 针灸

（1）体针：主穴：取气海、三阴交、归来、血海。三阴交用补法，归来用泻法。

（2）耳针：使用王不留行籽埋穴，选取子宫、卵巢、内分泌等穴。

（3）艾灸：血虚证，选膻中、关元、子宫、内关、涌泉穴；肾虚证，取八髎、归来、三阴交穴；血寒证，取关元、八髎、三阴交、足三里穴；气郁证，选关元、命门、肩井、太冲穴。

四、疗效判定

（一）痊愈

治疗后症状消失，3 数律者，月经周期连续 6 次以上正常者；5 数律者，连续 10 次以上月经周期正常；7 数律者，连续 14 次以上月经周期正常，且无波动。

（二）基本痊愈

治疗后症状基本消失，3 数律者，月经周期虽能连续 3 次正常，但有所波动；5 数律、7 数律者，月经周期能够连续 3 次以上正常，但尔后周期波动性大，犹如发作者。

（三）显效

治疗后症状明显好转，月经周期能够达到 1 ～ 2 次正常者，但尔后又有所发作者。

（四）无效

治疗后症状未见消失，月经周期依然落后者。

● 第三节　月经先后无定期

一、概述

　　月经先后无定期是指月经忽前忽后，前后不一，但先期者，必超前 28 天；落后者，必须落后 30 天，而并非是超前中的不一致，以及落后中的不一致。我们在临床中发现，月经先后无定期者，并非一个月超前，一个月落后，常是落后 2～3 个月忽又不足一月来经，或者超前 2～3 个月后忽又延后来经，甚则超前 3～4 个月后再来一次后期、落后 3～4 个月后再来一次超前。即落后中有先期，先期中有落后。但不管怎样，必须经历 3～5 个月经周期以上者始能名之。

　　本病证亦多见于青春期、更年期。青春期是女性生殖的发育期，是肾气始盛、天癸始至的上升时期，故以助长发育、补肾调周为根本，行经期按辨证论治处理；更年期是女性生殖的衰退时期，是肾气将衰、天癸将竭的下降时期，调周无望时，该从后天脾胃、肝胆论治，并结合辨证施治。

　　本病证的病因病理在于肾虚肝郁。肝郁者，气滞也，肝郁气滞则月经后期；肝郁久则易化火，肝郁化火、火热迫血妄行则月经先期；经行血泄，肝郁之火下泄，让位于郁，郁则后期，是以月经先后无定期。其次，肾虚偏阴者，阴虚则后期，阴虚而火旺，火旺则先期，故出现先后无定期；肾虚偏阳者，阳有两种不同的功能，阳虚气化不利则后期，阳虚不能摄纳又见先期。脾胃不足者，生化乏源，血气不足则后期，气虚不能统摄血液亦可见先期，是以出现先后无定期也。但临床以肝郁为多见，肝郁者多属本虚标实也。

二、诊断与鉴别诊断

（一）诊断

1. 3数律者，月经周期一般有3天左右的波动，既有超前，又有落后，忽前忽后，超越3个月经周期以上者谓之先后无定期。5数律者，不仅月经周期忽前忽后，超越5次或以上，而且还伴有明显的肝脾肾失常的症状，有的偏于以月经后期为主者，有的偏于以月经先期为主者。

2. 妇科检查或肛查，无器质性病变。

3. BBT，一般呈高温，偏前偏后不一；带下一般偏少，特别经间排卵期的锦丝状带下偏少。

4. B超检查，了解子宫卵巢情况，排除卵巢、子宫的器质性病变。

5. 生殖内分泌激素测定，抽血检查雌二醇、孕酮、促卵泡生成素、促黄体生成素、垂体泌乳素、睾酮，以了解生殖内分泌激素功能。

（二）鉴别诊断

1. 早孕

通过妊娠试验，排除早孕。

2. 经间期出血

可通过测量BBT，以及卵巢检测以辨别之。

3. 更年期综合征

可通过年龄及烘热出汗、烦躁失眠及抽血检查生殖激素的特征以辨别之。

三、证治

（一）辨证论治

本病证的主要证型是肝郁，肝郁者本虚标实也，所以在治疗上要抓住本虚标实。在脾虚、肾虚中也有肝郁的次要因素，治疗上必须顾及。

1. 肝郁证

症状：月经先后无定期，经量或多或少，色紫红，有小血块；小腹作胀，胸闷烦躁，乳房乳头胀痛，脘闷不舒，时欲叹气，夜寐较差，脉细弦，舌质淡红，苔黄而微腻。

治法：养血疏肝，解郁调经。

方药：逍遥散加减。

炒当归　赤白芍　白术　茯苓神　炒柴胡　广郁金　广陈皮　甘草　薄荷

加减：月经先期者，应加入炒山栀、炒丹皮；月经后期者，加入川断、菟丝子；行经期服用时，还应加入泽兰叶、制香附、益母草等品。

服法：经后期服，每日1剂，水煎2次分服。

2. 肾虚证

症状：月经先后不定，量或多或少，色或红或暗，质稍黏，有小血块。偏于阴虚者，头昏晕，腰愈酸甚，烦热口干，夜寐甚差，便艰尿黄，舌质红苔少，脉弦带数；偏于阳虚者，头昏耳鸣，形体偏寒，小便频数，带下清稀，舌质淡红，苔白腻，脉象细弱。

治法：补肾调经。偏于阴者，滋阴清热；偏于阳者，补肾助阳。

方药：固阴煎加减。

白人参　熟地黄　山药　山萸肉　菟丝子　炙远志　五味子　炙甘草

偏于阴虚者，杞菊地黄汤。

枸杞子　甘菊花　大生地　怀山药　山萸肉　炒丹皮　茯苓神　泽泻　白芍

偏于阳虚者，内补丸加减（《女科切要》）。

潼蒺藜　菟丝子　覆盆子　怀山药　熟地黄　黄芪　山萸肉　紫河车　鹿茸　肉苁蓉　白芍

加减：若在行经期间服用时，需加入赤芍、泽兰叶、益母草等调经药。

服法：经后期服，每日1剂，水煎2次分服。

3.脾虚证

症状：月经先后无定期，但大多为后期，经量稍多，偶有偏少者，色红较淡，一般无血块，偶有小血块；腹胀矢气，大便偏溏，神疲乏力，面色萎黄，胸闷叹气，头昏心悸，带下偏少，偶或增多，脉象细弱，舌质淡红，苔腻白。

治法：健脾益气，疏肝调经。

方药：人参养荣汤加减。

党参　炙黄芪　炒白术　茯苓神　广木香　陈皮　砂仁　炙远志　炒枣仁　白芍　肉桂　五味子　炙甘草

加减：若月经先期者服，去肉桂，加入炒丹皮、莲子心；若行经期服用时，应去五味子、炒枣仁，加入丹参、赤芍、益母草等品。

服法：经后期服，每日1剂，水煎分2次服。

（二）调周论治

按调周法的经后期论治，结合心肝气郁的特点进行调治。若阳气虚者，还要考虑经前期治疗的中药。具体内容可参考第一章月经周期节律调治法。

（三）其他治法

1.中成药

（1）六味地黄丸：每次5g，一日2次。适用于肾阴虚型月经先后无定期。经后期服。

（2）乌鸡白凤丸：每次5g，一日2次。适用于肾虚型月经先后无定期。经后期服。

（3）逍遥丸：每次5g，一日2次。适用于肝郁型月经先后无定期。经后期服。

（4）归脾丸：每次5g，一日2次。适用于脾虚型月经先后无定期。经后期服。

（5）人参养荣丸：每次5g，一日2次。适用于脾虚型月经先后无定期。经后期服。

（6）定坤丹：每次5g或一丸，一日2次。适用于肾虚型月经先后无定期。经间期服。

2.针灸

（1）体针：关元、三阴交、肝俞。

（2）耳针：子宫、卵巢、内分泌，用王不留行籽埋穴。

四、疗效判定

（一）痊愈

3数律者，治疗后症状消失，月经周期连续6次以上恢复正常，无波动者；5数律者，治疗后症状消失，月经周期连续10次以上恢复正常，无波动者；7数律者，治疗后症状消失，月经周期连续14

次以上恢复正常，无波动者。

（二）基本痊愈

3 数律者，治疗后症状基本消失，月经周期连续 3 次以上恢复正常，但有波动；5 数律者，治疗后症状基本消失，月经周期连续 5 次以上恢复正常，但有波动；7 数律者，治疗后症状基本消失，月经周期连续 7 次以上恢复正常，但有波动。

（三）显效

治疗后症状明显好转，月经周期能恢复 3 次正常，但波动性大，或仍有所发作者。

（四）有效

治疗后症状改善，月经周期有所恢复，偶尔发作者。

（五）无效

治疗后症状未见改善，月经周期未见正常者。

● 第四节　月经过多

一、概述

凡在行经期间出血量较多或多，或者行经期亦有所延长，一般在 3 次月经周期以上者，称为"月经过多"。大多与月经先期相伴见。

如仅 1～2 个月的月经血量偏多，且无明显症状，大多见于上节育环后出现者，可不作病证论。

本病证的主要原因在于热与瘀，或者瘀热相合，亦有少数与气虚有关。凡出血病，时间较长则血气皆虚，而且常出现热与气虚、瘀与气虚相兼夹的复杂证型，这也是本病证的特点。

二、诊断与鉴别诊断

（一）诊断

1. 3 数律者，经血量较多或多，且经期有所延长，一般延长2～3天，仍以周期3次以上者。5数律者，不仅经期出血量较多，而且经期延长至7天，并连续5个月经周期以上者；7数律者，不仅经期出血量较多，或者经期延长至8～9天，且连续7次以上月经过多者。月经过多，毕竟是出血性病证，故一般连续3个月就可以诊断。

2. 妇科检查或肛查，排除器质性疾病。

3. B超检查，排除子宫的器质性病变。

4. 宫腔镜检查，了解子宫内膜情况，排除子宫黏膜下肌瘤。

5. 诊断性刮宫，了解子宫内膜及内分泌激素失调的情况。

6. 血液检查，排除凝血功能障碍性出血。

（二）鉴别诊断

1. 崩漏

除月经过多外，无周期性，出血时间长，淋漓日久；结合病史、BBT及有关检查，可以鉴别。

2. 癥瘕

通过宫腔镜检查，可排除之。

3. 早孕流产、不全流产

通过有关检查可排除之。

三、证治

（一）辨证论治

本病证的主要证型是血热夹瘀，是以凉血清热、化瘀固冲是本病的主要治法；其次有阴虚血热、郁火、脾肾气虚、气虚夹瘀等不同证型。

1.血热夹瘀证

症状：经行量多，色紫红，有血块，或较大血块；小腹疼痛，血块下后，疼痛消失，胸闷烦躁，便艰尿黄，口苦口渴，脉象细弦带数，舌质红，边有紫点或紫斑。

治法：清热凉血，化瘀止血。

方药：凉血调经丸合失笑散加味。

黄芩　黄柏　白芍　炙鳖甲　枸杞子　当归　椿根白皮　五灵脂　蒲黄　三七　花蕊石

加减：若行经期，可去白芍、枸杞子，加入赤芍、益母草、大蓟、小蓟等品；若以血瘀为主，小腹痛较剧者，还应去黄芩、黄柏，加入广木香、延胡索、肉桂等品。凉血调经丸为《妇科玉尺》方，具有一定的调经作用，但主要在于凉血，只适宜经前期服用；若在行经期服用时，应去失笑散、三七、花蕊石等。

服法：经前期服，每日1剂，水煎分2次服。

2.阴虚血热证

症状：经来量多，大多先期，色鲜红，质黏稠，有小血块；头昏腰酸，烦热口渴，尿黄便艰，脉弦细滑数，舌质红，苔黄腻。

治法：清热凉血，固经止血。

方药：保阴煎加减。

生地黄　熟地黄　黄芩　黄柏　白芍　怀山药　川断　生甘草

加减：行经期间服用时，可去怀山药，加入地榆、大蓟、小蓟。

服法：经前期服，每日1剂，水煎分2次服。

3. 郁火证

症状：经来量多，色紫红，有血块；小腹胀痛，胸闷烦躁，乳房乳头胀疼，大便或干或稀，脉象细弦，舌质淡红，苔色黄白腻。

治法：清肝解郁，调经止血。

方药：丹栀逍遥散。

黑山栀　炒丹皮　黑当归　白芍　白术　茯苓神　炒柴胡　薄荷　大蓟　小蓟　炒黄芩

加减：行经期服用时，尚应加入炒荆芥、制香附、益母草等品。

服法：经前期服，每日1剂，水煎分2次服。

4. 脾肾气虚证

症状：经量偏多，色淡红，一般无血块；大多伴有先期，头昏腰酸，神疲乏力，腹胀矢气，大便偏溏，形体畏寒，脉象细弱，舌质淡红，苔白腻。

治法：健脾益气，补肾固冲。

方药：补气固经丸加味。

党参　炒白术　茯苓神　广木香　砂仁　白芍　炒杜仲　炙甘草　川断　补骨脂

加减：行经期服用者，尚应加入炮姜、阿胶珠，必要时尚需加入赤石脂、禹余粮、艾叶炭。

服法：经前期服，每日1剂，水煎分2次服。

5. 气虚夹瘀证

症状：经量较多，色淡红，质黏有血块；小腹作痛，血块下痛减，或伴月经先期，头昏腰酸，面无华色，心悸寐差，腹胀矢气，大便易溏，神疲乏力，脉细弦，舌质淡红，边有紫瘀。

治法：益气摄血，化瘀固冲。

方药：健固汤合加味失笑散。

党参　白术　茯苓神　巴戟天　川断　陈皮　炒五灵脂　炒蒲黄　赤白芍　广木香　砂仁　合欢皮

加减：行经期尚应加入花蕊石、三七粉、益母草等品。

服法：经前期服，每日1剂，水煎分2次服。

（二）调周论治

本病证如阴虚明显，或偏于阴虚者，着重经后期治疗；如偏于阳气虚，或以阳气虚为主者，应着重在经前期论治。具体证治，可参阅第三章月经周期节律调治法。

（三）其他治法

1. 中成药

（1）知柏地黄丸：每次8丸，一日3次。适用于阴虚血热型月经过多。

（2）二至丸：每次9g，一日2次。适用于阴虚血热型月经过多。

（3）丹栀逍遥丸：每次6g，一日2次。适用于郁火热型月经过多。

（4）定坤丹：每次5g，一日2次。适用于阳气虚夹瘀型月经过多。

（5）归脾丸：每次8丸，一日3次。适用于阳气虚型月经过多。

（6）固经丸：每次6g，一日2次。适用于虚热型月经过多。

（7）云南白药：每次0.5g，一日4次。适用于出血多的各型月经过多。

（8）龙血竭胶囊：每次5粒，一日3次。适用于血瘀型月经过多。

2.针灸

（1）体针：气虚证，选脾俞、百会、足三里穴，用补法；阴虚证，选脾俞、足三里、太溪穴，用补法；虚热证，选脾俞、足三里、血海穴，用泻法；血瘀证，选用脾俞、百会、足三里、子宫穴，用泻法。

（2）耳针：取穴子宫、卵巢、内分泌区。

四、疗效判定

（一）基本痊愈

治疗后月经量正常，症状基本消失。3数律者，连续3次月经周期以上正常，但仍有所波动。5数律者，连续5次月经周期以上正常，但仍有所波动。7数律者，连续7次月经周期以上正常，但仍有所波动。

（二）显效

治疗后月经量能迅速恢复正常，症状亦明显好转，且月经周期亦能连续2～3次恢复正常，但仍然有所发作者。

（三）有效

治疗后月经量多有所减少，或明显减少，甚或恢复正常，但不能维持3个周期以上者。

（四）无效

治疗后症状未消失，月经量仍多者。

● 第五节 月经量少

一、概述

月经量少者，一般指月经周期正常，经量减少，或明显减少，不足 30mL；或者经期缩短，甚或点滴即净。据我们临床观察，本病证大多与月经后期相伴见。

月经量少者，程度上的差异性很大，有的经行点滴即净，误认为月经未行；有的略有减少，或经期略有缩短，很易为人们所忽略。本病证临床上颇为多见，有的治疗困难。测量 BBT 有助于观察本病证的性质、程度以及诊治及预后判定。

本病证的原因复杂，不仅是阴血不足、血海空虚，而且常夹湿浊，或痰脂，或血瘀，或气郁，虚中夹实，实中有虚。亦有少数脾弱阴虚，或阳虚寒凝；或血瘀难盈，虚中夹实；或血海过盈，瘀浊内结，虚中夹实，实中有虚，虽经通经化瘀，涤荡子宫，但经血仍难排出，是以治之较难也。必须予以调周法中的经间期以及经前期的反复调治，始能获效。

二、诊断与鉴别诊断

（一）诊断

1. 3 数律者，月经量明显减少，经期缩短，不足 3 天，且连续 3 个周期以上者；大多伴月经后期，但以月经量少为著。5 数律者，不仅经量明显减少，或伴经期缩短不足 5 天，且连续 5 个月周期以上者。7 数律者，不仅经量明显减少，而且亦或有经期缩短不足 7 天，且连续 7 个月经周期以上者。

2. 妇科检查或肛门检查，以排除器质性病变及早孕。

3. BBT 测定，以了解卵巢功能及高温相变化。

4. B 型超声波检查，了解子宫情况，排除器质性病变。

5. 抽血检查雌激素 E_2、孕酮 P、促卵泡生成素 FSH、促黄体生成素 LH、泌乳素 PRL、睾酮 T 等生殖内分泌激素，以了解生殖内分泌功能。

（二）鉴别诊断

1. 早孕激经

受孕后仍按月行经，出血亦少，无损于胎儿，待胎儿长大后，其出血自止。妊娠试验阳性，可资鉴别。

2. 异位妊娠

妊娠后常有少量出血，可伴有腹痛，抽血检查 β–HCG 测定及 B 型超声检查可助鉴别。

3. 宫腔粘连

可通过宫腔镜检查以鉴别之。

4. 子宫内膜菲薄

可通过宫腔镜检查以鉴别之。

5. 卵巢早衰

通过抽血检查生殖内分泌激素。

三、证治

（一）辨证论治

由于本病证内含疾病较多，又常是闭经的早期证候，一般临床上较为常见的有雌激素低下、子宫内膜菲薄、子宫内腔粘连、无排卵性月经、多囊卵巢综合征、卵巢早衰等病证。其主要证型有阴虚血少证、阴虚阳弱证，其他尚有阴虚郁热证、阴虚湿热证、阴虚血瘀证、阴虚痰湿证以及偏于阳虚证。

1. 阴虚血少证

症状：月经量少，且越来越少，色淡红，质稀薄；头晕耳鸣，腰膝酸软，小便频数，带下少，口渴咽干，脉象细弦，舌质淡红。

治法：滋阴养血。

方药：归芍地黄汤加味。

炒当归　白芍　炒丹皮　山萸肉　怀牛膝　炙龟板　阿胶　炒丹皮　茯苓　生地黄　熟地黄

加减：行经期间，上方去龟板、阿胶、熟地黄，加入丹参、赤芍、泽兰叶、益母草等品。

服法：经后期服，每日1剂，水煎分2次服。

2. 阴虚阳弱证

症状：月经量少，经行大多后期，色暗红，质稀薄；头昏耳鸣，腰膝酸软，稍有恶寒，小便频数，带下少，脉象细弱，舌苔白，质稍红。

治法：滋阴助阳。

方药：归芍地黄汤合菟蓉散。

炒当归　白芍　怀山药　山萸肉　熟地黄　怀牛膝　炒丹皮　茯苓　川断　菟丝子　肉苁蓉

加减：上方去山萸肉、菟丝子，加入丹参、赤芍、泽兰叶等品。

服法：经前、经期服，每日1剂，水煎分2次服。

3. 阴虚郁火证

症状：月经量少，色暗红，经多后期，偶有先期，质黏稠，有小血块；头昏腰酸，胸闷烦热，乳房胀痛，便艰尿黄，带下偏少，脉象细弦数，舌质偏红，苔黄腻。

治法：滋阴解郁，理气调经。

方药：滋水清肝饮加减。

炒当归　白芍　酸枣仁　山栀　熟地黄　怀山药　山萸肉　丹皮　茯苓　泽泻　柴胡

加减：若在行经期间服，去山萸肉、酸枣仁、怀山药，加入赤芍、川牛膝、益母草等品。

服法：经后期服，复日 1 剂，水煎分 2 次服。

4.阴虚湿热证

症状：月经量少，色淡红，质黏腻，或伴月经周期落后；头昏腰酸，尿少神疲，带下少，或黄腻较多，大便或干或溏，脉象细濡数，苔黄白、根腻。

治法：滋阴补肾，清热利湿。

方药：归芍地黄汤合四妙丸加减。

丹参　赤白芍　怀牛膝　山萸肉　炒丹皮　茯苓　泽泻　炒川断　生苡仁　炒黄柏

加减：若行经期间服，去山萸肉，加入泽兰、益母草、生茜草等品。

服法：经后期服，复日 1 剂，水煎分 2 次服。

5.阴虚血瘀证

症状：月经量少，色暗紫，有血块；或有腹痛，大多伴月经后期，头昏胫酸，带下偏少，口渴不欲饮，脉象细弦，舌质暗紫或有瘀点。

治法：滋阴补肾，化瘀通经。

方药：六味地黄汤合桃红四物汤。

丹参　赤白芍　山药　山萸肉　炙鳖甲　丹皮　茯苓　桃仁
红花　山楂　熟地黄

加减：行经期间，去熟地黄、山药、山萸肉，加入川牛膝、泽
兰、益母草等品。

服法：经后期服，复日 1 剂，水煎分 2 次服。

6. 阴虚痰湿证

症状：月经量少，色淡红或紫红，有小血块，或有黏腻物；月
经大多后期，形体肥胖，胸闷口黏多酸，带下一般偏少，偶或量多
质浓，头昏腰酸，小腹有凉感，脉细滑，苔黄白腻。

治法：滋肾助阳，化痰燥湿。

方药：毓麟珠、越鞠丸加减。

丹参　赤白芍　山萸肉　川断　菟丝子　茯苓　制苍白术　鹿
角片　巴戟天　制香附　六一散

加减：行经期去山萸肉、菟丝子、巴戟天，加入泽兰叶、益母
草、红花等品。

服法：经前期服，复日 1 剂，水煎分 2 次服。

7. 偏于阳虚证

症状：月经量少、色淡红，一般无血块；大多月经后期，头昏
腰酸，形体畏寒，小腹有冷感，带下少，大便易溏，脉象细弦，舌
质淡红，苔白腻。

治法：健脾补肾，滋阴助阳。

方药：健固汤加减。

党参　炒白术　茯苓　茯神　白芍　巴戟天　茯苓　生苡仁　广
木香　川续断

加减：行经期应加入丹参、赤芍、泽兰叶、益母草等品。

服法：经前期服，每日 1 剂，水煎分 2 次服。

（二）调周论治

本病证如血海空虚，物质亏少性的月经量少，重在经后期论治，以奠定物质基础。如偏阳虚、痰湿蕴阻者，或湿瘀蕴阻者，重在经前期论治，以振奋脾肾之阳，提高免疫功能，自能溶解瘀浊，有助于排泄经血，控制脂肪、痰湿。具体治疗方药需参阅第三章月经周期节律调治法。

（三）其他疗法

1.中成药

（1）六味地黄丸：每次5g，一日2次。适用于阴虚血少型月经量少。经后期服。

（2）乌鸡白凤丸：每次5g，一日2次。适用于阴虚阳弱型月经量少。经后期服。

（3）血府逐瘀口服液：每次1支，一日3次。适用于阴虚血瘀型月经量少。经期服。

（4）定坤丹：每次6g，一日2次。适用于阴虚血瘀型月经量少。经前期服。

（5）越鞠丸：每次6g，一日2次。适用于阴虚郁火型月经量少。经前期服。

（6）苍附导痰丸：每次5g，一日2次。适用于阴虚痰湿型月经量少。经前期服。

（7）女金胶囊：每次6g，一日2次。适用于阴虚血瘀型月经量少。经后期服。

（8）鹿胎膏：每次适量。适用于阳虚型月经量少。经前期服。

2.针灸

（1）体针：血海、足三里、三阴交、关元。

（2）耳针：用王不留行籽埋穴，选穴有子宫、卵巢、内分泌等。

四、疗效判定

（一）痊愈

治疗后，月经量增多，基本上达到正常经量，或接近正常量，症状基本消失。3数律者，连续3个月经周期以上经量正常或基本正常者；5数律者，要求5个月经周期以上经量正常或基本正常者；7数律者，要求7个月经周期以上经量正常或基本正常者。

（二）有效

经量有所增多，症状有所缓解，但有所波动。或者3数律者，能达到3次以上月经量增加者；5数律者，有2～3次月经量增加者；7数律者，有3～4次月经量增加者。

● 第六节　经期延长

一、概述

经期延长者，是指经期特别长，与月经过多有所不同。月经过多者，虽亦有经期延长，但仅延长1～2日；此者有明显的经期延长，且仍有周期性、时间性，但与崩漏也不同。

经期延长者，如偶尔发生1～2次且无明显证候者，可不作为病证论。本病证的原因在于瘀、热、湿三者的兼夹，大多为郁热夹血瘀；或者继发性湿热，偶或有脾弱气虚者，亦常夹血瘀。

二、诊断与鉴别诊断

（一）诊断

1. 3 数律者，行经期在 4 天以上者；5 数律者，行经期在 6 天以上者；7 数律者，行经期在 8 天以上者，即可诊断。

2. 妇科检查或肛查，排除器质性疾病。

3. 通过 B 超检查，排除子宫肿瘤性疾病。

4. 通过宫腔镜检查，排除宫颈、宫腔内息肉样病变。

5. 测量 BBT，了解高温相变化。

6. 抽血检查雌二醇 E_2、雄激素 T、促卵泡生成素 FSH、促黄体生成素 LH、催乳素 PRL、孕酮 P 等，了解内分泌激素是否失调。

（二）鉴别诊断

1. 崩漏

经期延长有周期性，BBT 呈双温相；崩漏无周期性，BBT 示单温相。

2. 流产、不全流产

有妊娠史，通过 B 超、激素测定，以及诊刮等病检以区别。

3. 宫颈、宫腔内息肉样病变

可通过宫腔镜检查以辨别。

4. 子宫肌瘤

特别是诊刮黏膜下肌瘤，亦可通过宫腔镜检查以鉴别。

三、证治

（一）辨证论治

本病证当以血热夹瘀为主要证型，而实际上常常郁、热、瘀三者兼夹，亦有一定的复杂性。其他证型如肝经郁热证、湿热蕴阻证、脾虚夹瘀证等。

1. 郁热夹瘀证

症状：经期延长，经量或多或少，色紫红有血块；小腹或有作痛之感，胸闷烦躁，或伴乳房胀痛，口渴不喜饮，脉象细弦带涩，舌质边紫红或有紫瘀点。

治法：清热化瘀，调经止血。

方药：凉血地黄汤合失笑散。

大生地　炒丹皮　炒荆芥　炒黄芩　大蓟　小蓟　炒五灵脂　炒蒲黄　赤白芍　益母草　马齿苋

加减：若腹胀矢气，大便易溏者，去生地黄、黄芩，加入炒白术、茯苓、砂仁等；若大便干燥，头晕明显者，加入女贞子、墨旱莲等。

服法：经期服用，每日 1 剂，水煎分 2 次服。

2. 肝经郁热证

症状：经期延长，出血量较多，色红有小血块；小腹作胀作痛，胸闷烦躁，经前乳房乳头胀痛，头昏腰酸，口渴喜饮，两脉弦细带数，舌质偏红，苔黄腻。

治法：清热解郁，调经止血。

方药：丹栀逍遥散加减。

炒山栀　炒丹皮　钩藤　炒当归　赤白芍　生白术　茯苓　炒荆芥　炒柴胡　陈皮

加减：若行经期间，应加入大蓟、小蓟、益母草等；若头昏痛，夜寐不安者，加入莲子心、紫贝齿等品。

服法：经前期服用，每日 1 剂，水煎分 2 次服。

3.湿热蕴阻证

症状：经期延长，经量较多，色红质黏腻，有小血块；头昏腰酸，小腹或有隐痛，神疲乏力，口腻多痰，平时带下偏多，色黄白质黏腻，尿少色黄，脉象细濡带数，舌质偏红，苔中根部较厚腻。

治法：清热利湿，调经固冲。

方药：四妙丸加味。

制苍白术　怀牛膝　炒黄柏　生苡仁　桑寄生　茯苓　川断　荆芥　炒白芍

加减：行经期服，需加入大蓟、小蓟、侧柏叶、泽兰、益母草等；夹有血瘀者，应加入马鞭草、五灵脂、蒲黄等。

服法：经前期服用，每日1剂，水煎分2次服。

4.脾虚夹瘀证

症状：经期延长，血量较多，色淡红有血块；小腹隐痛，神疲乏力，腹胀矢气，大便易溏，头昏心慌，面色萎黄，脉象细弱，舌质淡红，苔白腻。

治法：健脾补肾，益气化瘀。

方药：香砂六君汤合加味失笑散。

党参　炒白术　茯苓神　广木香　砂仁　广陈皮　川断　杜仲　五灵脂　炒蒲黄　花蕊石

加减：行经期服用，需加入益母草、赤芍、泽兰叶；畏寒肢冷者，加入黄芪、巴戟天、炮姜。

服法：经前期服，每日1剂，水煎分2次服。

（二）调周论治

经期延长者，就我们临床观察，以血瘀为多见，而血瘀之所以形成，又与阳气不足有关，是以经前维持阳长至重及重阳延续的功能，非常重要。因此，着重经前期论治，同时亦要注重行经期的治疗。具体方药运用可参阅《夏桂成实用中医妇科学》。

（三）其他治法

1. 中成药

（1）定坤丹：每次 5g，一日 2 次。适用于脾虚夹瘀型经期延长。经前期服。

（2）益母草膏：每次 1 匙，一日 3 次。适用于郁热夹瘀型经期延长。行经期服。

（3）乌鸡白凤丸：每次 1 丸，一日 2 次。适用于气血两虚型经期延长。经后期服。

（4）固经丸：每次 6g，一日 2 次。适用于肝经郁热型经期延长。行经期、经后期服。

（5）二至丸：每次 5g，一日 2 次。适用于肝经郁热型经期延长。行经期、经后期服。

2. 针灸

（1）体针：气海、三阴交、归来、子宫。

（2）耳针：用王不留行籽埋穴，选穴有子宫、卵巢、内分泌等。

四、疗效判定

（一）基本痊愈

3 数律者，治疗后经期缩短，恢复正常的 3 天，且连续 3 个以上月经周期均正常，或有所波动。5 数律者，治疗后经期恢复为 5 天，且连续 5 个以上月经周期均正常，但有所波动。7 数律者，治疗后经期恢复为 7 天，且连续 7 个以上月经周期均正常，但有所波动。

（二）有效

治疗后经期有所缩短，但仍未恢复正常，或恢复正常后 1～2 个月经周期又有发作者。

（三）无效

治疗后症状未见改善，经期未见缩短者。

● 第七节　经间期出血

一、概述

经间期出血有两层含义：其一是经间期有特定的含义，不仅是指两次月经的中间时期，而且具有四大特点，即重阴、近重阳、氤氲状以及与行经期相对应的"7、5、3 奇数律"，只有具备此四大特点，才是真正的经间期。实际上就是排卵期，排卵有早有晚，但总以经间期为多见，故仍以经间期名之。其二是出血，这一时期的出血量较少，大多兼夹于锦丝状带下之中，原非大病；或有单纯性出血，有误认为月经来潮，但一般出血量较正常月经量为少、为短；亦有少数顽固者，出血量较多，且反复发作，影响转化，排卵障碍。

经间期出血的量很少，时间短暂，仅 1～2 天，不影响正常的"重阴必阳"的转化，不影响正常的排卵者，可不作病证论。

经间期出血的重要性，并不在于出血，而是出血时影响"重阴必阳"的转化，亦即是对排卵的影响。一般来说，重阴有所不足，或者近重阳亦不足，兼夹湿热血瘀，以致转化时不利，但又不得不转化，是以氤氲状加剧，冲任子宫失于固藏，失于约制，故见出血。如转化成功，排出精卵，原非大病；如转化很不顺利，甚则不能转化，就必须及时治疗。

二、诊断与鉴别诊断

（一）诊断

1. 在两次月经的中间时期，或有提前或有落后，所出现的锦丝状带下减少，而出血量稍多。3 数律者，达到 3 天以上，且连续 3 个月经周期以上者；5 数律者，即经间期出血连续 5 个周期以上者；7 数律者，即经间期出血连续 7 个周期以上者。

2. 妇科检查或肛门检查，排除器质性病变。

3. 测量 BBT，观察双温相，低温相上升情况可以了解重阴转阳是否顺利。

4. 抽血检查内分泌激素，以了解阴长至重的情况，特别是雌二醇和孕酮的水平。

5. B 超、宫腔镜检查，以排除息肉、子宫内腔肌瘤等器质性病变。

（二）鉴别诊断

1. 月经先期

月经先期者，经量较多，BBT 有双温相。而经间期出血，一般经量较少，大多有锦丝状带下，其出血处于 BBT 低高温相交处。

2. 月经量少

月经周期正常，经量少，或点滴而下，出血时无锦丝状带下。

3. 赤带

赤带排出，无周期性，或持续较长，或反复发作，可有接触性出血史，妇科检查、宫腔镜检查有炎症存在。

4. 其他经间期出血

可通过宫腔镜检查以排除。

三、证治

（一）辨证论治

本病证的主要证型在于阴虚，阴长不利，不易达到重阴转化状态，氤氲状态加剧，并有夹湿热、夹血瘀以及阴虚及阳、阳气不足为主的证型。治疗上着重滋阴，稍佐助阳。因出血量不太多，所以重点并不在于止血。若出血稍多者，亦当加入止血之品。

1. 阴虚证型

症状：经间期出血，量少或稍多，色红无血块；锦丝状带下亦偏少，头昏腰酸，夜寐差，便艰尿黄，舌质偏红，苔黄腻，脉象细弦带数。

治法：滋阴补肾，稍佐助阳。

方药：补天种玉汤合二至丸加减。

黑当归　赤白芍　怀山药　山萸肉　大生地　莲子心　茯苓神　女贞子　墨旱莲　川断　菟丝子　鹿角霜　五灵脂

加减：出血稍多者，加入大蓟、小蓟、制龟板。

服法：经间期服，每日1剂，水煎分2次服。3数律者服3剂，5数律者服5剂，7数律者服7剂。以下简称为"7、5、3奇数律"服药。

2. 阴虚湿热证

症状：经间期出血，量多或少，色红质黏腻；或有小腹隐痛，头昏腰酸，口腻多痰，纳差腹胀，大便时溏时干，尿少偏黄，神疲嗜睡，舌红苔黄白、中根腻厚，两脉细弦带濡。

治法：滋阴清利，健脾化湿。

方药：补天种玉丹合四妙丸加减。

黑当归　赤白芍　山萸肉　怀牛膝　茯苓　川断　杜仲　鹿角片　五灵脂　炒黄柏　山萸肉　制苍白术

加减：如出血量稍多者，加入大蓟、小蓟、地榆；若脾胃薄弱明显者，加入广木香、砂仁、陈皮等品。

服法：经间期服，每日1剂，水煎分2次服。按"7、5、3奇数律"服药。

3. 阴虚血瘀证

症状：经间期出血，时多时少，色紫黑有血块；或伴少腹疼痛，头昏腰酸，锦丝状带下偏少，脉象细弦，舌质边紫。

治法：滋肾养血，化瘀止血。

方药：补天种玉丹合逐瘀止血汤。

炒当归　赤白芍　干地黄　炒丹皮　茯苓　川断　杜仲　鹿角片　五灵脂　大黄　炒枳壳　五灵脂　炙鳖甲　生山楂

加减：如大便溏者，加煨木香、炒白术、六神曲等健脾和胃；如出血量偏多者，去当归、赤芍，加失笑散。

服法：经间期服，每日1剂，水煎分2次服。按"7、5、3奇数律"服药。

4. 偏阳虚证

症状：经间期出血，或偏经间后期，也即经前期早期一般在BBT上升呈高温相2天左右时仍在出血，血色淡红，锦丝状带下较少，腰酸腹胀，大便偏稀，头昏腰酸，脉象细濡，舌质淡白，苔白腻。

治法：健脾补肾，滋阴助阳。

方药：健固汤加减。

党参　白术　茯苓神　赤白芍　巴戟天　生苡仁　川断　杜仲　山萸肉　广木香

加减：经间期出血量稍多，应加入炮姜、血余炭、鹿角胶等品；若阴虚亦明显者，可加入怀山药、炒白扁豆、建莲肉。

服法：经间期服，每日1剂，水煎分2次服。按"7、5、3奇数律"服药。

（二）调周论治

本病证实际上反映整个经间期，出血仅是一个症状。因此，在调治过程中要从经间期这一特定时期着手。第一要注意"重阴"，即阴长至重，亦即锦丝状带下要与行经期所排经血基本相一致：3数律的要有3天，5数律的要有5天或接近5天，7数律的要有7天或接近7天。而经间期出血者，锦丝状带下偏少。第二，要注意"氤氲状"活动，由于重阴不足，转化欠利，产生出血现象，故必须加强氤氲状活动，才能促进转化。因此，治疗重点在于经后期及经间期，可参考《夏桂成实用中医妇科学》及《夏桂成中医女性生殖学》。

（三）其他治法

1.中成药

（1）六味地黄丸：每次5g，一日2次分服。

（2）乌鸡白凤丸：每次5g，一日2次分服。

以上两药适用于阴虚型经间期出血。自经后期两药合服。

（3）二至丸：每次5g，一日2次。适用于阴虚型经间期出血。经间期服用。

（4）固经丸：每次5g，一日2次。适用于阴虚湿热型经间期出血。经间期服用。

（5）归脾丸：每次 5g，一日 2 次。适用于阳气虚型经间期出血。经间期服用。

（6）三七粉：每次 5g，一日 2 次。适用于血瘀型经间期出血。经间期服用。

2. 针灸

（1）体针：三阴交、肝俞、肾俞、关元。

（2）耳针：用王不留行籽埋穴，选穴有子宫、卵巢、内分泌等。

四、疗效判定

（一）痊愈

治疗后，经间期出血控制或基本控制，恢复正常的锦丝状带下。3 数律者，连续 3 个以上月经周期及经间期正常者；5 数律者，连续保持 5 个月经周期以上者；7 数律者，连续保持 7 个月经周期以上者。

（二）有效

治疗后，经间期出血有所好转，月经周期尚正常，锦丝状带下亦有所增多者。

（三）无效

治疗后经间期出血依然，或有所好转，继而又复发者。

● 第八节　痛　经

一、概述

凡在行经期间，或者经行前后发生的小腹胀痛，疼痛难忍，影响工作、学习、生活者始可名之。

痛经大多为原发性，即初经来潮后，或在来潮2～3年内，由于感寒受凉等诱因而发作本病证。

既然是原发性，亦就是初潮后即发生本病证，说明与发育有关，与肾有关，但疼痛者"不通则痛"，故肾虚瘀阻是主要的。

二、诊断与鉴别诊断

（一）诊断

1. 女子正值行经期，或经行前后，出现周期性的小腹疼痛，甚则疼痛昏厥，或伴腰酸、腰痛，形寒肢冷，影响工作、学习、生活。

2. 测量BBT，观察高温相的变化。

3. 妇科检查，可有子宫压痛，但无严重的宫颈举痛和附件增厚压痛。

4. B超检查，有助于原发性痛经与继发性痛经的区别。

5. 宫腔镜检查，可以明确诊断子宫内膜异位症所致的痛经。

（二）鉴别诊断

1. 子宫腺肌病所致痛经

可通过妇科检查、B超、宫腔镜检查以区别。

2. 盆腔炎所致继发性痛经

可通过妇科检查及宫腔镜检查等以鉴别。

3. 卵巢囊肿蒂扭转

常有卵巢囊肿病史，经期或行经前后突发一侧小腹疼痛，B超检查有助于诊断。

4. 异位妊娠

有停经史，或月经量少，若输卵管妊娠破裂，则伴发少腹部剧烈疼痛拒按，肌紧张，B超检查有助于鉴别诊断。

5. 急性阑尾炎、膀胱炎、结肠炎

均有炎症的诊断，与月经无关，且可通过胃肠道及膀胱的检查以鉴别。

三、证治

本病证为原发性痛经，主要在于肾虚瘀阻，肾虚是本，瘀阻为标。瘀阻者，即不通则痛；而肾虚者，以阳虚为主，阳者有融化瘀浊的作用，是以补肾助阳，乃是治本之道。治本者，从经间期论治，此乃调周法的要着。其他如夹气郁、夹寒凝、夹郁火，甚则还有肝肾不足、血气亏虚的虚证则较为少见。

（一）辨证论治

1. 肾虚瘀阻证

症状：经期或经行前后，主要在经期，血量或多或少，色紫红有较大血块；小腹疼痛剧烈，血块下后痛减，头昏腰酸，经前胸闷烦躁，乳房乳头胀疼，小腹有凉感，脉象细弦，舌质边紫，苔黄白腻。

治法：补肾助阳，化瘀止痛。急则治标，化瘀止痛；缓则治本，补肾助阳。行经期治标。

方药：①痛经汤加减。

炒当归　赤芍　制香附　五灵脂　广木香　玄胡　肉桂　益母草　川断　合欢皮

加减：若有经期冒雨、涉水、久居阴湿之地，为寒湿为患，加苍术、茯苓、薏苡仁、羌活以健脾除湿。

服法：行经期服，每日1剂，水煎分2次服，按"7、5、3奇数律"服药。

②补肾促排卵汤加减。

丹参　赤白芍　怀山药　山萸肉　熟地黄　茯苓　川断　杜仲　紫河车　紫石英　五灵脂　怀牛膝

加减：若失眠多梦，心脾虚者，酌加远志、合欢皮、夜交藤以养心安神。

服法：经间排卵期及经前期服，每日1剂，水煎分2次服。

2. 夹寒凝证

症状：经行小腹剧痛，形寒肢冷，得热则痛减；经行色紫黑，有血块，块下痛减；脉象细弦，舌苔白腻。

治法：温阳化瘀，祛寒止痛。

方药：①少腹逐瘀汤加减。必要时加入制附片、吴茱萸等。

小茴香　干姜　玄胡　没药　当归　川芎　肉桂　赤芍　五灵脂

加减：若小腹冷痛较甚，加艾叶、吴茱萸散寒止痛；若寒凝气闭，痛甚而厥，四肢冰凉，冷汗淋漓，加附子、细辛、巴戟天回阳散寒。

服法：行经期服，每日1剂，水煎分2次服，按"7、5、3奇数律"服药。

②补肾促排卵汤。

丹参　赤白芍　山药　熟地黄　茯苓神　川断　杜仲　鹿角片　肉桂　五灵脂　广木香　荆芥

加减：若小腹坠胀不适或前后阴坠胀不适，加柴胡、升麻行气升阳。

服法：经间排卵期及经前期服，每日1剂，水煎分2次服。

3. 夹郁火证

症状：经行小腹抽痛，或在经前期少腹作痛，胸闷烦躁，乳房乳头刺痛，便艰尿黄，脉弦细带数，舌质红，苔黄腻。

治法：急则治标，行经期清肝解郁、化瘀调经；缓则治本，经间期养阴助阳调肝。

方药：①行经期，宣郁通经汤加减。

炒当归　赤白芍　丹皮　栀子　甘草　柴胡　制香附　广郁金　玄胡　益母草

加减：若月经量多者，酌加地榆、槐花以清热止血；若经期延长者，加花蕊石、马齿苋清热收敛止血；带下量多者，酌加卷柏、椿根皮以清热利湿。

服法：行经期服，每日 1 剂，水煎分 2 次服，按 "7、5、3 奇数律" 服药。

②经间期，补天种玉丹加减。

丹参　赤白芍　大生地　山萸肉　枸杞子　丹皮　茯苓神　川断　杜仲　鹿角霜　炒荆芥　五灵脂

加减：若心烦口苦，舌红苔黄，脉数者，加栀子、郁金清热泻火。

服法：经间排卵期及经前期服，每日 1 剂，水煎分 2 次服。

4. 血虚气弱证

症状：经将净时，小腹隐痛；或行经期时，小腹隐痛、坠痛；头晕神疲，面色乏华，脉象细弱，舌质淡红。

治法：补气健脾，养血止痛。

方药：香砂六君汤合当归芍药散加减。

党参　白术　茯苓　广木香　陈皮　炙甘草　炒当归　白

芍　泽泻　黄芪　鸡血藤

加减：经期服用时，尚需加入赤芍、益母草；经前期服用时，尚需加入川断、杜仲、鹿角霜等。

服法：经后期即服，每日1剂，水煎分2次服。

5. 肝肾亏损证

症状：经期或经将净时，腰酸，小腹胀坠痛，或有凉感；经行量或多或少，以少为主，色暗红，无血块；头晕耳鸣，脉细弦，舌质淡红，苔白腻。

治法：补养肝肾，调经止痛。

方药：调肝汤加减。

炒当归　白芍　山萸肉　阿胶　巴戟天　山药　甘草

加减：行经期，尚需加入赤芍、益母草；若在经后期服用时，尚需加入生地黄、熟地黄、枸杞子。

服法：经间排卵期及经前期服，每日1剂，水煎分2次服。

（二）调周论治

本病证属于功能性痛经，行经期的治疗重在控制疼痛。虽然中医的调经止痛亦有一定的调整作用，但根据我们的临床体会，经间排卵期补肾助阳，促进排卵活动，只有提高阳的功能才能更好地溶解血瘀，"通则不痛"，这是痛经最重要的，也是治本的方法。但少数如阴虚为主者，或者阴虚及阳者，就必须从经后期论治。具体的方法按照七期调周法论治，可参考《夏桂成实用中医妇科学》《夏桂成中医女性生殖学》。

（三）其他治法

1. 中成药

（1）玄胡止痛片：每次3片，一日3次。适用于肾虚瘀阻型痛经。经期服。

（2）血府逐瘀口服液：每次1支，一日3次。适用于肾虚瘀阻型痛经。经期服。

（3）三七胶囊：每次5粒，一日3次。适用于肾虚瘀阻型痛经。经期服。

（4）桂枝茯苓丸：每次5g，一日3次。适用于寒凝型痛经。

（5）定坤丹：每次5g，一日2次。适用于血虚气弱型痛经。经间、经前期服。

（6）鹿胎膏：每次适量，一日2次。经间、经前期服。

（7）丹栀逍遥散：每次5g，一日2次。适用于郁火型痛经。经前期服。

（8）八珍益母丸：每次5g，一日2～3次。适用于血虚气弱型痛经。经间、经前期服。

（9）女金胶囊：每次5g，一日2～3次。适用于肾虚瘀阻型痛经。经前期服。

（10）痛经宝颗粒（月月舒）：每次5g，一日2～3次。适用于血瘀阻型痛经。行经期服。

2. 针灸

（1）体针：气滞血瘀，太冲、三阴交、内关；夹寒凝，中极、水道、地机；肝肾亏损，肝俞、关元、足三里、照海等穴。实证用泻法，虚证用补法。

（2）耳针：取穴为子宫、卵巢、内分泌、皮质下等。根据不同证型，配合肝、脾、肾、神门等。经前使用至经行痛止，用于各型痛经。

（3）艾灸：取穴关元、中极、气海、三阴交等穴。除郁火外，其他各证型均可使用。

四、疗效判定

（一）痊愈

3 数律者，连续 3 次行经期疼痛消失或者基本消失；5 数律者，连续 5 次以上行经期疼痛消失或基本消失；7 数律者，连续 7 次以上行经疼痛消失或基本消失。

（二）有效

治疗后痛经减轻或消失，但稍加劳累后又有所发作，程度较轻者。

（三）无效

治疗后痛经未见消失者；或有所减轻，不久又发作者。

● 第九节　癥瘕性痛经（子宫肌腺症）

一、概述

癥瘕者，是指肿瘤性病证，实际是子宫腺肌病证，俗称"子宫内膜异位性痛经"，为临床难治病证之一。

本病证为继发性痛经，临床上较为常见而且疼痛剧烈，常致昏厥。但如子宫内膜异位病灶发生在骶韧带处者，疼痛并不剧烈，而主要出现小腹、肛门坠痛，尤其是胀坠难忍。

本病证的主要原因亦在于"不通则痛"。而不通者，亦由于癥瘕性血瘀所致的不通而痛，较一般性血瘀疼痛自然要顽固且不易治疗。此外，本病证与心肝关系更为密切，患者心理脆弱、敏感，出现上则心肝郁火，下则肾阳偏虚的上热下寒证。因此，阳虚瘀结是本病证的主证型。其他如夹郁火、夹寒凝、夹气虚证，均是在主证型下的兼夹证型。治疗的重点在于经间排卵期，使重阴转阳顺利，维持阳长，测量 BBT，观察高温相以及稳定心肝均很重要。

二、诊断与鉴别诊断

（一）诊断

1.依据癥瘕，即子宫腺肌症，经行小腹胀坠疼痛剧烈，进行性加剧。3 数律者，一般连续 3 个以上周期性发作者；5 数律者，连续 5 次以上周期性发作者；7 数律者，连续 7 个以上周期性发作者。

2.测量 BBT，注意高温相的变化，一般 BBT 示高温相偏短、偏低、不稳定，或上升缓慢，或下降缓慢等变化。

3.妇科检查或肛门检查，有助于诊断和排除炎症及其他肿瘤病变。

4.女性生殖激素及前列腺素测定，以辅助诊断及了解疼痛程度。

5.宫腔镜检查，以明确诊断，排除其他器质性病变。

（二）鉴别诊断

1.盆腔炎性痛经

可通过妇科检查，或肛门检查以及宫腔镜检查以鉴别。

2.痛经

即功能性痛经，通过妇科检查或肛门检查，以及宫腔镜检查以鉴别。

3.异位妊娠

一般有停经史，若输卵管妊娠破裂出血，则伴发下腹部剧烈疼痛拒按，肌紧张，抽血检查 HCG 及 B 超检查有助于诊断和鉴别。

4. 卵巢囊肿蒂扭转

有囊肿病史，可通过 B 超检查以助诊断和鉴别。

三、证治

（一）辨证论治

本病证根据我们多年来的临床观察，主要是阳虚瘀结。其疼痛之所以剧烈，不仅是瘀结不通，不通则痛，而且还有"心"的因素。在治疗上，经行时疼痛剧烈，急则治标，在于化瘀宁心；缓则治本，应以调周法中的经间期论治，重在助阳，促进阳长，提高阳的功能，需借助 BBT 的高温相来衡定。其他还有夹郁火、夹寒凝、夹气虚三者，均是在阳虚瘀结的前提下出现兼夹证型，的确亦反映出临床上的错杂性。

1. 阳虚瘀结证

症状：经行小腹坠胀，进行性加剧；经行量或多或少，色紫暗，有血块，甚则排出烂肉状血块；腰酸腹冷，胸闷烦躁，脉象弦细，舌边紫红，苔黄白腻。

治法：化瘀镇痛，宁心止痉。

方药：内异止痛汤。

钩藤　紫贝齿　炒当归　赤芍　五灵脂　玄胡　广木香　肉桂　川断　全蝎　炙蜈蚣　益母草

加减：若脾胃薄弱，大便溏泄，腹胀矢气者，加入炒白术、炮姜、茯苓等品；若心烦寐差者，加入合欢皮、景天三七、琥珀粉。

服法：行经期服，每日 1～2 剂，水煎分 2 次服，按"7、5、3"数律服药。

2. 夹郁火证

症状：经行小腹抽掣胀坠较剧；经量较多，色红，有血块；腰酸，小腹有凉感，但又头痛心烦，胸闷，乳头乳房胀痛，夜寐甚差，神经过敏，便艰尿黄，脉弦数，舌质红边紫，苔黄白腻。

治法：化瘀止痛，清热解郁。

方药：内异止痛汤合钩藤汤。

钩藤　紫贝齿　赤芍　白芍　五灵脂　玄胡　广木香　肉桂　益母草　莲子心　白蒺藜　合欢皮　制远志

加减：少腹抽掣性疼痛明显，尚需加入金铃子、甘草等品；经量过多，心肝火旺者，加入黑山栀、丹皮炭等。

服法：经期服，每日1～2剂，水煎分2次服，按"7、5、3"数律服药。

3. 夹寒凝证

症状：经期或经期前后小腹坠痛有冷感，经量偏少，色紫暗，有血块；腰俞酸楚，四肢厥冷，脉象细弦，舌质淡红，苔白腻。

治法：化瘀止痛，温经祛寒。

方药：内异止痛汤合良方温经汤。

钩藤　青龙齿　炒当归　赤芍　五灵脂　玄胡　广木香　炙桂枝　炒莪术　干姜　益母草

加减：若脾胃亦阳虚者，可加入高良姜、陈皮、炒白术、砂仁等品；若夹湿浊者，应加入制苍术、广藿香、生苡仁等。

服法：行经期服，每日1剂，水煎分2次服，经净则止。

4. 夹气虚证

症状：经行或经净时，小腹坠痛，经量或少或多，色淡红，有血块，腹胀矢气，大便偏溏，神疲乏力，脉象细弦，舌质淡红边紫，苔白腻。

治法：补气升提，化瘀止痛。

方药：内异止痛汤合补中益气汤。

党参　黄芪　白术　茯苓神　陈皮　炙升麻　广木香　丹
参　赤芍　玄胡　肉桂　全蝎　五灵脂

加减：瘀阻明显，疼痛重剧者，加琥珀粉、景天三七、血竭粉
等；肾虚腰酸明显者，加入川断、杜仲、制狗脊等。

服法：行经期服，每日 1 剂，水煎分 2 次服，经净则止。

（二）调周论治

经间期以及经前期是治疗痛经的治本方法。因为行经期疼痛为
主，急则治标，故以止痛为要务。治本者，经间期重阴必阳，是阳
长的开始阶段，运用测量 BBT 观察高温相的变化来了解阳长的水平
及其程度，一定要保持高水平的阳气，才能有效地控制瘀结，从而
达到融解瘀浊，缓解"不通则痛"的状态。以下将介绍经间期促转
化，亦即促排卵的三法。

1. 微促法

即是在滋阴助阳的基础上，稍加活血通络的方法。

方药：补天五子种玉汤。

丹参　赤芍　白芍　怀山药　山萸肉　炙鳖甲　茯苓　川断
杜仲　紫河车　鹿角片　肉桂　五灵脂

加减：如心烦寐差者，可加入莲子心、合欢皮；腹胀纳欠，苔
黄者，应去怀山药、山萸肉，加广木香、省头草。

服法：经间期服，每日 1 剂，水煎分 2 次服。如在经前期服用
时，可去炙鳖甲、丹参、肉桂，加入巴戟天、黄芪、太子参等品。

2.促转法

即是在一般补肾法的基础下，加强活血通络。

方药：补肾促排卵汤。

丹参　赤芍　白芍　怀山药　炙鳖甲　茯苓　川断　菟丝子　鹿角片　五灵脂　川芎　红花

加减：若心肝火旺，出现心烦寐差者，应加入钩藤、莲子心、合欢皮、紫贝齿、炒枣仁等品；若痰湿内阻，胸闷，口腻，痰多，应去怀山药、菟丝子，加入制苍术、省头草、广陈皮等品。同时合用复方当归注射液肌肉注射，以加强促排卵，即促转化的作用。

服法：经间期服，每日1剂，水煎分2次服。如在经前期服，可去川芎、红花，加入肉桂、天山雪莲、胡芦巴等品。

3.健脾补肾促转法

即是阴虚与阳气虚同时存在，但程度较轻，故能进入经间期，在阴阳同调的情况下，亦是一种微促的方法。

方药：健脾补肾促排卵汤。

党参　白术　茯苓　广木香　砂仁　川断　杜仲　鹿角片　巴戟天　赤芍　白芍　省头草　五灵脂　荆芥

加减：若腹胀肠鸣，大便溏泄次数较多者，还应加入炮姜、六曲、补骨脂等品；若心烦失眠者，可去鹿角片，加入莲子心、炒枣仁、合欢皮等品。

服法：经间期服，每日1剂，水煎分2次服。若经前期服，去五灵脂，加入黄芪、炙升麻等品。

（三）其他治法

1.中成药

（1）玄胡止痛片：每次5片，一日3次。适用于瘀结型癥瘕性痛经。经行疼痛时服。

（2）痛经宝颗粒（月月舒）：每次 6g，一日 3 次。适用于瘀结型癥瘕性痛经。经行疼痛时服。

（3）田七痛经胶囊：每次 5g，一日 3 次。适用于瘀结型癥瘕性痛经。经行疼痛时服。

（4）定坤丹：每次 5g，一日 2 次。适用于阳虚瘀结夹气虚型癥瘕性痛经。经间期服。

（5）鹿胎膏：每次 10g，日服 2 次。适用于阳虚瘀结型癥瘕性痛经。经间期服。

（6）补中益气丸：每次 6g，一日 2 次。适用于阳虚瘀结夹气虚型癥瘕性痛经。经前期服。

（7）艾附暖宫丸：每次 6g，一日 2 次。适用于阳虚瘀结夹寒凝型癥瘕性痛经。经前期服。

2. 针灸

体针、耳针、艾灸参考痛经。

四、疗效判定

（一）显效

治疗后痛经消失，或基本消失，或基本未发作者，或者痛经减轻，症状缓解，并能受孕者。3 数律者，痛经连续 3 次行经期未发作者；5 数律者，痛经连续 5 次以上消失者；7 数律者，痛经连续 7 次以上消失者。

（二）有效

治疗后痛经有所减轻，症状有所缓解，或消失后 1～2 月又有所发作，但程度减轻。

（三）无效

治疗后痛经未见减轻，或减轻后又发作，症状亦未见缓解者。

● 第十节　崩　漏

一、概述

崩者，经血非时而下，量多如山崩，故谓之崩，是一种出血多、来势急的病证；漏者，经血非时而下，量少淋沥不净，故谓之漏，是一种出血很少、来势很缓的病证。两者都是非经期出血，且崩之久者可转为漏，漏之甚者可转为崩，崩漏相关，是一种女性较为常见的出血病证，简称为无排卵性出血。本病证大多发生于青春期和更年期。

本病证之原因，主要在血瘀，所谓"瘀结占据血室，血不归经"。而之所以血瘀者，是阴虚→阳虚→血瘀，或阴盛化火，或阳旺迫血妄行，从而形成瘀、热、虚三者的综合性出血。根据我们的临床观察，瘀、热、虚三者又与心、肾、子宫生殖节律的功能失常有关。心、肾、癸水三阴的不足或有余，不仅产生瘀浊，而且阴虚阳盛均易化火。此外，由于阴虚心肝郁火极易克伐脾胃，导致脾胃虚弱，加以崩漏耗损气血，易使脾胃虚弱，湿浊内阻而致崩漏加剧和病变复杂。

二、诊断与鉴别诊断

（一）诊断

1.月经不在行经期间排出，而是闭经一段时期后排出，多时如山崩，少时如器漏，淋沥不止，或崩或漏；少则半月以上，多则经年累月；量多时色红有血块，大多呈阵发性出血，量少淋沥时，色淡红如咖啡，或深或黑，不易净。

2. BBT 测量呈单温相，或低温相偏高，或偏低，或不稳定。

3. 妇科检查或肛门检查无器质性病变。

4. B 超探查、宫腹腔镜检查，以排除先兆流产、不全流产、肿瘤、炎症及其他性质的出血。

5. 测定生殖内分泌激素，主要了解雌二醇（E2），以及孕酮（P）、促卵泡生成素（FSH）、促黄体生成激素（LH）、泌乳素（PRL）等的低与高。

（二）鉴别诊断

1. 出血性月经病

如月经量多、月经先期、经期延长、经间期出血、经前期漏红等都有周期性，测定 BBT 有低高温相，不难鉴别。

2. 胎产出血病证

如胎漏、异位妊娠、不全流产、前置胎盘、产后出血等，通过妊娠试验、B 超，或抽血检查生殖激素，不难鉴别。

3. 生殖器官良、恶性肿瘤

通过妇科检查，结合 B 超、MRI 检查，或诊断性刮宫，可资鉴别。

4. 生殖器官炎症

如子宫内膜炎、子宫肌炎、盆腔炎、重度宫颈炎，可做诊断性刮宫，或宫腔镜检查，以助鉴别。

5. 激素类药物应用不当

即宫内节育器引起的不规则出血。

6.全身性疾病

如血液病、肝肾衰竭、甲状腺功能亢进症或衰退症等，通过血液学检查、甲状腺激素测定、肝肾功能测定等进行鉴别。

三、证治

本病证可分为两个阶段：出血期本着急则治标，以控制出血为主，但在"塞流"止血的同时，还必须结合"澄源"求因。我们认为无周期性的崩漏，出血的主因在于"瘀血"，瘀血日久，成为瘀结；其次是火热，血妄行；当然与阴虚气虚亦有关，由阳崩转而成阴崩。青春期处于发育时期，阴阳虽有所不足，但恢复性大，肌肉血块的脆性尚可；更年期处于衰退时期，阴阳虚衰，恢复性较差，肌肉血块的脆性较大。

此外，还常兼阴虚与血热，亦有少数夹气虚及阳虚、虚寒者。单纯性阴虚血热及脾胃气虚者亦有，但较为少见，故只在加减中指出所用方药。

闭经期调周复旧更为重要，此即所谓"缓则治本"。如能恢复排卵，才是治疗本病的有效方法。更年晚期调周无望者，又当使其绝经，以防大出血。

（一）辨证论治

1.血瘀证

症状：或崩或漏，崩则量多，色红，有血块，有较大血块，或腐肉状血块，阵发性出血；一般无腹痛，或偶有腹痛，腰酸头昏，脉象细弦，舌质偏红，边有紫瘀点，苔黄腻。

治法：化瘀止血。

方药：加味失笑散、逐瘀止血汤、震灵丹加减。

黑当归　赤芍　五灵脂　炒蒲黄　川断　花蕊石　益母草　血余炭　茯苓　荆芥

加减：如瘀血较重者，甚则瘀结成癥者，可用逐瘀止血汤，内有大黄、桃仁、枳壳等品，非血瘀重者不可用；血崩量多，夹阳虚者，宜震灵丹；出血量多者，还应加用三七粉、血竭粉、琥珀粉等治之。

服法：出血时服，每日1剂，水煎分2次服。

2. 兼夹证

（1）夹阴虚血热证

症状：或崩或漏，以崩为主，也常有漏证，色红或紫红，质黏稠，有血块；腹不痛，头昏腰酸，便艰尿黄，口渴心烦，夜寐甚差，脉象细弦，或带数，舌质红，或少苔，苔边有紫瘀点。

治法：滋阴清热，化瘀止血。

方药：固经丸合加味失笑散。

制龟板　炒黄柏　赤芍　白芍　椿根白皮　炒川断　炒五灵脂　炒蒲黄　血余炭　炒子芩　大生地

加减：偏于阴虚的，或者单纯阴虚血热者，还应加入女贞子、旱莲草，去失笑散、赤芍等；若脾胃欠佳的，应去黄柏、黄芩，加入党参、白术、广木香、广陈皮等品，必要时加入炮姜、砂仁。

服法：出血期服，每日1～2剂，水煎分2次服。

（2）夹血热证

症状：或崩或漏，以崩为主，量多色红，质地黏稠，有血块，阵发性出血；小腹或有隐痛，烦热口渴，尿少色黄，夜寐差，脉弦带数，舌质红，苔黄边有紫瘀点。

治法：清热化瘀，固冲止血。

方药：四草汤合加味失笑散。

马鞭草　鹿衔草　生茜草　益母草　大蓟　小蓟　黑当归　赤芍　白芍　炒五灵脂　炒蒲黄　马齿苋

加减：偏于肝经郁火的，可用丹栀逍遥散和加味失笑散；偏于心火旺者，可用钩藤汤，即钩藤、莲子心、合欢皮、黛灯芯、茯苓神合加味失笑散治之。

服法：出血期服，每日 1～2 剂，水煎分 2 次服。

（3）夹脾气虚证

症状：或崩或漏，以崩为主，阵发性出血，色淡红或红，质稍黏有小血块，头昏神疲，腹胀矢气，大便溏泄，心慌寐差，舌质淡红，苔白腻，脉象细弱。

治法：健脾益气，化瘀固冲。

方药：香砂六君汤合加味失笑散加减。

党参　白术　茯苓　炙甘草　广木香　砂仁　广陈皮　合欢皮　黑当归　炒蒲黄　血余炭

加减：偏于脾气虚弱或单纯气虚者，若腹胀便溏尚轻，可用归脾汤，或固本止崩汤，去当归、蒲黄等化瘀药物；若有脾阳虚，应加入炮姜、赤石脂；若单纯脾气虚，需去加味失笑散类药物。

服法：出血期服，每日 1～2 剂，水煎分 2 次服。

（4）夹阳虚证

症状：或崩或漏，一般崩漏较久，色淡红，有血块；头昏腰酸，小腹有冷感，四肢亦冷，神疲乏力，尿频或清长，大便易溏，面色晦暗，舌质淡红边紫，脉象沉迟或尺部无力。

治法：温肾助阳，化瘀固冲。

方药：震灵丹合温阳益气汤加减。

红参　鹿角胶　赤石脂　禹余粮　炒五灵脂　制乳没（各）　紫石英　肉桂　茯苓

加减：若兼有心肝郁火者，加入钩藤、莲子心、炒丹皮等品；若单纯脾肾阳虚者，可去五灵脂、赤石脂、制乳没，加入炒白术、广木香、炮姜、杜仲等品。

服法：出血期服，每日 1 ～ 2 剂，水煎分 2 ～ 4 次服。

（5）夹血寒证

症状：崩漏，或崩或漏，以漏为主，色紫黑，有血块，阵发性出血；小腹酸冷作胀，头昏心慌，大小便正常，面乏华色，脉象细弦，舌淡红，苔白腻。

治法：养血化瘀，温阳祛寒。

方药：胶艾汤加减。

阿胶珠　炒当归　赤芍　白芍　川芎　熟地黄　艾叶　炙甘草　炒川断　炮姜　炒蒲黄

加减：如血虚明显者，面色㿠白，动则头晕心慌者，加黄芪、白人参、去川芎；若崩漏日久，呈现虚寒明显者，除加重人参、黄芪用量外，尚需加五味子、肉桂等温阳固脱之品。

服法：出血期服，每日 1 ～ 2 剂，水煎分 3 ～ 4 次。

（二）调周论治

1. 本病证缓则治本，亦即是在控制出血后，调周复旧，重点在于阴虚。阴虚者，其治疗中心又在经后期。所谓阴虚，实际上有四方面的问题：其一，真正的阴虚，即是癸水不足，雌激素低下，是崩漏中最为主要的因素；其二是阴盛化火，但临床上亦反映出阴虚火旺证候，亦即是《傅青主女科》在"月经先期量多"中所谓"肾中水火俱旺"；其三是脾虚及阴，导致阴虚，亦即癸水不足，是由脾胃虚弱所致；其四是心肝郁火所致阴虚，此与长期熬夜、长期失眠有关。

（1）阴虚：按经后期论治。经后期又要分为初、中、末三个时期，一般以血中养阴，归芍地黄汤加减。

丹参　白芍　山药　山萸肉　熟地黄　炒丹皮　茯苓　制龟板　泽泻　怀牛膝

服法：经后期每日1剂，水煎，午后、晚上服。

但如服药后又出现白带，进入经后中期，则按经后中期论治，不仅要加入一定量的助阳药，而且还要加入一定量的"活动"药物。所以在经后中期，要阴中助阳，以滋肾生肝饮合菟蓉散加减。

丹参　赤芍　白芍　怀山药　山萸肉　熟地黄　炙鳖甲　荆芥　川断　菟丝子　肉苁蓉

服法：经后中期服用，每日1剂，水煎，午后、晚上服。

如服药后带下持续增多，并出现少量锦丝状带下者，则进入经后末期，按经后末期论治；如带下不多或很少者，将又返回经后初期，则按经后初期治疗。如此反复，务必求得进入经后末期，最终才能进入经间排卵期。

（2）阴虚火旺：确切地说，营卫火盛阴虚，实即阴盛化火者，亦即是《傅青主女科》在"月经先期量多"中所谓"水火俱旺"。临床上的确有少数雌激素高，不能排卵而引起崩漏者，符合阴虚化火，但临床表现出阴火旺证候，当予降火滋阴，用清经散加减。

香青蒿　炒黄柏　地骨皮　炒丹皮　白芍　熟地黄　茯苓　六一散

服法：经后期服，每日1剂，水煎，午后、晚上各服1次。

如药后出现白带，可按经后中期论治；如带下很少，或有白带出现后又无带下者，仍当原方加减服用；如进入经后中期，必须要加入一定量的助阳药，如川断、菟丝子、荆芥等。

（3）脾弱阴虚：即阴虚是由脾弱所致。这种阴虚不仅仅是肾的阴虚，而且是天癸水样物质的不足，以致不能滋养精卵，故不能排卵。因此，要用健脾滋阴的方法，一般以参苓白术散加减。

党参（或太子参）　白术　茯苓神　建莲肉　怀山药　广木香　薏苡仁　白芍　山萸肉

服法：经后期饭后服，每日1剂，水煎分2次服。

如服药之后出现白带者，可按经后中期论治，加入川断、菟丝子等品。

（4）阴虚心火旺：阴虚由于心肝火旺所致，而心肝火旺又与睡眠过晚、过少、失眠以及学习、工作过于紧张等有关。因此，一方面运用降火滋阴的方法，一方面必须改善睡眠，保证睡眠时间，合理安排学习、工作，避免过于紧张，达到"静能生水"的目的。清心降火，滋阴养血，一般可用大补阴丸合钩藤汤加减。

制龟板　大生地　炒黄柏　炙知母　白芍　怀山药　钩藤　莲子心　合欢皮　茯苓神　紫贝齿

服法：经后期下午、入晚服，每日1剂，水煎分服。服后如出现带下，则进入经后中末期，加入川断、菟丝子，或锁阳等品；带下增多，有少量锦丝状带下者，务必要在滋阴助阳的基础上加入活血通瘀之品以促转化排卵，只有转化排卵成功，才能有效控制崩漏。

2.青春期崩漏在调周复旧的前提下，要助长发育，一般用血肉有情之品，补阳及肝肾奇经，同时还要顾及脾胃气血，所谓先后天同调，方始有效。

3.更年期崩漏较青春期复杂，不仅心肝郁火较多，且脾胃后天易弱，加之子宫肌肉与血管脆性增强，故在治疗中难度较大，调周复旧比较困难。此外，还应预防子宫血海即内膜病变及肿瘤病变，所以更要加强清心肝、益气血、调脾胃的治疗。

在即将绝经或绝经年龄段，如何绝经，又不影响生理，亦非常重要。根据我们多年来的临床体会，绝经期只有降低天癸水平，促其竭绝，才能有效控制崩漏。

（1）凉血清肝法：血热型崩漏者，在控制崩漏后，用于复旧，防治崩漏发作，可用凉血清肝法，需要选择有助于避孕凉宫的药物。方用凉血清肝汤。

大生地　苦丁茶　干地龙　鹿衔草　炒黄柏　制苍术　紫草　茯苓　生甘草　蜀羊泉

服法：平时服，每日1剂，水煎分2次服，连服7个月以上。

（2）健脾清肝法：从调肝脾入手，适用于脾虚肝热的病人。在健脾养血的基础上，加入清肝安神的药物。清肝者，亦要选择有避孕作用的药物为妥；健脾养血者，以归脾丸为宜，用加味归脾汤治之。

党参　白术　茯苓　茯神　黄芪　广木香　炒枣仁　陈皮　白芍　苦丁茶　鹿衔草　蜀羊泉　钩藤

服法：每日1剂，水煎分2次服，连服7个月以上。

（3）清热温阳法：适用于阳虚心肝火旺的病人。清热者，清心肝之火，亦应选有避孕作用的药物；温肾者，亦应选用有对抗天癸作用的药物，组成清热温阳汤。

苦丁茶　干地龙　钩藤　仙茅　仙灵脾　巴戟天　茯苓　鹿衔草　蜀羊泉

服法：每日1剂，水煎分2次服，连服7个月以上。

（三）其他治法

1.中成药

（1）归脾丸：每次 5g，一日 2 次。适用于脾气虚型崩漏。出血期、闭经期均可服。

（2）二至丸：每次 5g，一日 2 次。适用于阴虚血热型崩漏。出血期、闭经期均可服。

（3）六味地黄丸：每次 1 丸，一日 2 次。适用于阴虚血热型崩漏。出血期、闭经期均可服。

（4）乌鸡白凤丸：每次 1 丸，一日 2 次。适用于气血两虚型崩漏。出血期、闭经期均可服。

六味地黄丸与乌鸡白凤丸可合用，在崩漏控制后，作为调周复旧的常用药物，每次常规用量，一日 2 次，坚持长期服用，尤适用于青春期崩漏。

（5）云南白药、三七粉：均为化瘀止血的要药，一般辅助汤剂以加强控制出血，常规剂量，一日 2 ～ 3 次服。

2.针灸

（1）体针：偏于实证的，以任脉及太阴经脉的经穴为主，选用关元、三阴交、公孙、隐白等，关元用平补平泻法，其余穴位用毫针泻法；虚证，或偏于虚证，以任脉及足太阴、足阳明的经穴为主，选用气海、足三里、地机、三阴交等，毫针补法，偏寒者加灸法。

（2）耳针：选用内生殖器、皮质下、内分泌、肾、肝、脾，毫针刺用中等刺激，或用埋针法，两耳交替使用。

四、疗效判定

（一）基本痊愈

治疗后出血控制，症状消失，测量 BBT 呈双温相，并证实恢复正常排卵者。3 数律者，连续 3 次以上月经周期正常；5 数律者，连续 5 次以上月经周期正常；7 数律者，连续 7 次以上月经周期正常。

（二）显效

控制出血后，症状消失，BBT 呈双相，但又复发者。3 数律者，2 个月经周期正常；5 数律者，3 ～ 4 个月经周期正常；7 数律者，5 ～ 6 个月经周期正常。

（三）有效

控制出血，或基本控制出血，但不能恢复正常月经周期者。

（四）无效

经治后不能控制出血，症状不能消失，月经周期不能恢复者。

● 第十一节　闭　经

一、概述

闭经是一个症状，可概括多种疾病，而且有原发性和继发性之不同，本章所介绍的是继发性功能性闭经。

就继发性闭经而言，以前曾以月经 3 个月未潮者，称为闭经，现在则以停闭 6 个月未行经者称之为闭经。而我们根据临床观察认为，闭经的确切分类，依然要按"7、5、3"女性奇数律来确定。即闭经者，有 4 个月未潮者，有 6 个月未行经者，也有 8 个月未行经者。

我们认为：闭经者，始终处于经后期，缺乏阴阳消长转化的节律运动。如果出现阴阳消长转化的节律运动而不能来月经者，此乃假性闭经，大多与子宫有关，不属于本病范畴。

二、诊断与鉴别诊断

（一）诊断

1. 女子月经来潮后，或已建立正常月经周期后，停经 4 个月以上者，同时出现带下少、烦躁、易疲劳、记忆力减退等症状；或者在产后哺乳停止后，4 个月以上未行经者。3 数律者，月经停闭在 4 个月以上；5 数律者，月经停闭在 6 个月以上；7 数律者，月经停闭在 8 个月以上。

2. 继发性闭经，应详细询问闭经前的月经情况，是否服用避孕药物，或接触化学药物，有无精神过度刺激或生活环境改变，有无产后大出血、多次流产，或反复刮宫及放化疗，或服用有毒性的中药等。

3. 妇科检查或肛门检查有无生殖器官畸形、盆腔肿物等。

4. 全身检查如全身毛发多少、分布及乳头溢乳，有无严重慢性消耗性疾病、营养不良、甲状腺疾病、肾上腺疾病、结核病及家族遗传同类疾病等。

5. B 超检查、子宫输卵管造影、宫腹腔镜检查：了解子宫、卵巢、输卵管等情况。疑似有下丘脑、垂体、蝶鞍病变时，可选择 CT、MRI 检查。

6. 诊断性刮宫及子宫内膜活检，多用于已婚妇女，可以了解宫颈及子宫内膜病变。

7. 卵巢功能检查，如 BBT 测定、宫颈黏液试验、生殖内分泌激素测定等，可以了解卵巢功能。

8. 抽血检查 FSH、LH、PRL 等垂体功能，放射免疫测定，用于了解闭经和高泌乳素血症患者的垂体或下丘脑的功能情况。

9. 当患者血清 FSH 与 LH 含量均下降时，应用垂体兴奋试验以区别病变在垂体或在下丘脑部。

（二）鉴别诊断

1. 青春期停经、妊娠期停经、哺乳期停经及更年期停经无明显其他症状者，均须与本病相鉴别。

2. 特殊性月经，如避年，一年行经 1 次，或者暗经等特殊生理，应相区别。

3. 对生殖发育异常、全身性因素，以及甲状腺、肾上腺病变及其他全身性因素引起的病变所致的闭经应予以鉴别。

4. 对服用激素类药物过度，或某些毒性药物，如中药的雷公藤等，以及放疗、化疗所致的闭经应予以鉴别。

5. 环境转变、气候异常变化、营养极度不良等亦可致闭经，均须鉴别之。

三、证治

本病证仅是一个证候，概括的疾病很多，但主要是功能性疾患，故闭经者，实际上均处于经后期，自然以心肝肾阴血不足为主要证型。但阴虚易火旺，亦有一种在阴盛前提下，也产生火旺，所以《傅青主女科》有"肾中水火俱旺"之说；同时在阴虚前提下，又兼夹气郁、湿热、血瘀等证型。阴虚日久，必然及阳，或本身阳气虚弱者，故有偏于阳气虚弱，同时兼夹痰湿者。此外，尚有热灼津伤、寒凝血寒等证型，也反映了闭经的复杂性。

（一）辨证论治

1. 肝肾阴虚证

症状：月经后期，量少，逐渐形成闭经；带下少，甚则缺如；腰膝酸软，头昏晕，五心烦热，夜寐多梦，皮肤干燥，两脉细弦，舌质淡红。

治法：滋阴养血。

方药：归肾丸加减。

当归　白芍　熟地黄　怀牛膝　怀山药　山萸肉　枸杞子　杜仲　菟丝子　制龟板（先煎）

加减：若脾胃薄弱，大便易溏者，加入炒白术、砂仁，必要时加入炮姜；若夜寐欠佳，五心烦热者，加入莲子心、炒枣仁、合欢皮等品。

服法：经后期，每日1剂，水煎分2次服。

2. 心肾阴虚证

症状：闭经，带下量少，甚则阴内干涩，心烦内热，夜寐甚差，甚则失眠，胸闷，忧郁，头昏腰酸，口干，便艰，尿黄，脉细弦，舌质红，苔薄黄。

治法：清心滋肾，养血调经。

方药：益肾通经汤。

柏子仁　熟地黄　川牛膝　泽兰叶　白芍　生茜草　生甘草　川断　合欢皮　炙远志

加减：若心火偏旺者，须加入莲子心、黄连等品；若腰酸、头晕明显者，加入制龟板、枸杞子等品。

服法：经后期，每日1剂，水煎分2次服。

3. 阴虚火旺证

症状：闭经，带下少，或黄色带下较多，头昏腰酸，烦热口渴，面部色素沉着，痤疮，大便欠畅，但质地黏腻，舌质偏红，苔黄中根腻厚。

治法：降火滋阴。

方药：加减清经散。

香青蒿　炒黄柏　地骨皮　地锦草　炒丹皮　白芍　熟地黄　苡仁　碧玉散　鹿衔草

加减：若脾胃失和者，加入陈皮、茯苓、白术等品；若口渴烦热明显者，加入知母、黄连等品。

服法：经后期，每日1剂，水煎分2次服。

4. 夹湿热证

症状：闭经，带下减少或多，多时色黄白质浓，有腥臭味；头昏腰酸，神疲嗜睡，尿少色黄，口腻多痰，腹胀矢气，脉象细濡，舌苔黄白，中根部较腻厚。

治法：滋阴养血，清热利湿。

方药：归芍地黄汤合四妙丸加减。

丹参　白芍　山药　山萸肉　怀牛膝　茯苓　生苡仁　炒黄柏　制苍术　寄生

加减：若湿热过甚者，小腹隐痛，去怀山药，加入红藤、败酱草、广木香等品；若脾胃薄弱者，应加入白术、茯苓、广木香、砂仁等品。

服法：经后期，每日1剂，水煎分2次服。

5. 夹血瘀证

症状：闭经，带下少，小腹或少腹隐痛，烦热口渴，渴不欲饮，大便干黑，余无大恙，脉象细弦而涩，舌质暗红，边有紫瘀点，苔薄黄腻。

治法：滋阴养血，活血化瘀。

方药：血府逐瘀汤加味。

当归　赤芍　白芍　生地黄　熟地黄　川芎　桃仁　红花　川牛膝　炒枳壳　桔梗　柴胡　炙鳖甲

加减：若夹血热者，还应加生大黄、炒黄柏等药物；若夹血寒者，加入川桂枝、艾叶等品。

服法：经后期服，每日1剂，水煎分2次服。

6. 偏于阳气虚证

症状：月经后期，量少，色淡红，无血块，渐至闭经；头昏心慌，面乏华色，神疲乏力，形体畏寒，小腹有冷感，两脉细弦，舌质淡红。

治法：益气养血，助阳调经。

方药：人参养荣汤合右归饮加减。

黄芪　党参　白术　茯苓　当归　白芍　熟地黄　肉桂　鹿角胶　炙甘草　紫河车　肉桂

加减：若脾胃薄弱者，加入广木香、广陈皮、炮姜等；若心烦寐差者，加入炙远志、莲子心、炒枣仁等品。

服法：经后期服，每日1剂，水煎分2次服。

7. 夹痰湿证

症状：闭经、带下甚少，或者黏浊性有臭味的带下，形体肥胖，口腻痰多，神疲嗜睡，烦躁寐差，两脉细滑，舌质淡红，苔腻，中根部较厚。

治法：益肾助阳，化痰燥湿。

方药：毓麟珠合苍附导痰汤。

丹参　赤芍　白芍　山萸肉　怀牛膝　川断　杜仲　鹿角胶　茯苓　制半夏　制苍术　香附　南星　炒枳壳　丹皮　川牛膝

加减：若痰火相合者，上方去杜仲、制半夏，加入黄连、六一散等品；若痰瘀湿相合者，去枳壳、丹皮，加入炙桂枝、生苡仁等品。

服法：经后期服，每日1剂，水煎分2次服。

8. 热灼证

症状：闭经，带下甚少，胸闷烦热，口渴喜饮，大便干结，面红火升，尿黄不畅，夜寐甚差，脉弦滑，舌质偏红，苔黄干燥。

治法：凉血泄热，养血调经。

方药：一贯煎加减。

北沙参　麦冬　生地黄　金铃子　白芍　当归　枸杞子

加减：阴虚津伤，热灼气滞而致闭经者，非此不宜；如湿热内结，灼伤津液，病变部位在胸腹之间者，当予泻法，可予三和汤（三和汤系凉膈散加四物汤组成），清泻胸腹间实热为最好；如病位在胃脘部者，可予玉烛散。（系调胃承气汤加四物汤而成），清泻胃家实热为最好，热除自然经通。

①三和汤：当归、川芎、白芍、地黄、大黄、朴硝、黄芩、栀子、连翘、薄荷、甘草。

②玉烛散：当归尾、生地黄、赤芍、川芎、大黄、芒硝、甘草，研细末，每服24g，水煎去渣服。

服法：经后期服，每日1剂，水煎分2次服。

9. 心肾阴阳低水平的绝对性平衡证

症状：继发性闭经，带下少，无症状，或形体肥胖，抽血检查女性类生殖激素低下，B超示卵巢或呈多囊性改变，或测卵巢表层卵泡膜较厚。

治法：第一步滋阴助阳；第二步活血化瘀，补肾助阳。

方药：

第一步：滋阴奠基汤（夏桂成验方）加减。

怀山药　山萸肉　熟地黄　炒丹皮　茯苓　紫河车　川断　菟丝子　制龟板　肉苁蓉

服法：每日1剂，水煎分2次服。

第二步，促排卵汤加减。

丹参　赤芍　川芎　红花　仙灵脾　鹿角片　紫石英　五灵脂　荆芥　川续断　炙鳖甲

服法：晚间服药，即晚饭后及临睡前各服1次。

加减：或可配用复方当归注射液以助之，或可配合针刺排卵以助之。

10. 心肾阴或阳或肝气偏旺偏低证

这类主要介绍或阳，或阴，或肝气过旺及阳过低所致闭经证。

（1）阳过旺者，即促卵泡生成素FSH过高者，可参考卵巢早衰病证。

（2）阴过旺者，即雌激素过高者，阴盛极亦能化火，可参考本节的阴虚火旺证。

（3）肝气过旺证，即高泌乳素血症。

症状：继发性闭经，溢乳，胸闷烦躁，夜寐不安，带下少，便艰尿黄，或形体肥胖，脉弦，舌质红，苔黄白腻。

治法：柔肝抑乳，滋阴理弦。

方药：抑乳汤（夏桂成经验方）加减。

白芍（重用）　生甘草　川贝母　炒麦芽　钩藤　莲子心　山萸
肉　茯苓神　炙牡蛎（先煎）　怀牛膝　生地黄　熟地黄

加减：严重者，须配用溴隐亭1片。

服法：每日1剂，水煎分2次服。

（4）阳过低者，即低促性闭经证

症状：继发闭经，带下过少，形体偏于肥胖，四肢有凉感，或
神疲乏力，头昏眼花，夜寐较差，脉象细弦，舌质淡红，苔白腻。
抽血检查FSH、LH均低下。

治法：滋阴养血，益气助阳。

方药：四补三胶汤（江苏省中医院黄鹤秋经验方）。

当归　白芍　熟地黄　党参　白术　炙甘草　山萸肉　炙鳖
甲　川续断　菟丝子　黄芪　阿胶　龟板胶　鹿角胶

加减：或按调周法论治，先予滋阴养血，宁心安神，用奠基汤；
而后再根据带下分泌情况，予以补肾促排卵汤；测BBT上升后，再
根据经前期论治。

服法：每日1剂，水煎分2次服。

（二）调周论治

闭经者，主要在经后初、中期，甚则经后末期的治疗。因为闭
经始终处在经后初期，偶或进入经后中期，甚则经后末期，但又迅
即返回初期，这样反反复复，很难真正进入经后末期而达到经间期。
因此"静能生水"，是经后期调周法中的主要内容。静者，实即心神
之安静也。在以药物静降为主，滋阴养水的调治下，尚须注意如下
三个方面：

1. 入夜

入夜者，天黑也，亦即太极阴阳鱼中的黑鱼，是阴长及复阴的

时机。一旦体内阴长或复阴有困难时，就需借助自然界阴长，因为整个自然界均处于静降阴长的时段，体内自然也就静降，促其阴长及阴复。

2.睡眠

保证睡眠，防止熬夜。治疗失眠等，只有保证入夜睡眠，才能保障与自然界相一致的静降；也只有静降，才能保证阴长及阴复。

3.调心

亦即心理调节，保持心态平和，防治烦躁、焦虑、忧郁、激动等不良情绪，以制止内在的君相火旺；同时在一定程度上要树立静降意识，甚则可于夜晚做些静松气功，务使阴长或阴复。

此外，在调周法中，特别是经后阴长的漫长过程中，亦有一些反治的方法、方药，如助阳、和血、活血等，在滋阴中和血，使静中稍动以及健脾滋阴等。一旦有了白带，进入经后中期，就必须按经后中期要求论治，反复诱导，促其转化排卵，是为要着。

（三）其他治疗

1.中成药

（1）杞菊地黄丸：每次5g，一日2次。适用于阴虚火旺型闭经。

（2）六味地黄丸：每次5g，一日2次。适用于阴虚火旺型闭经。

（3）知柏地黄丸：每次5g，一日2次。适用于阴虚火旺型闭经。

（4）益母八珍丸：每次5g，一日2次。适用于气血虚弱型闭经。

（5）人参养荣丸：每次5g，一日2次。适用于气血虚弱型闭经。

（6）血府逐瘀口服液：每次1支，一日3次。适用于血瘀型闭经。

（7）桂枝茯苓丸：每次5g，一日2次。适用于血瘀型闭经。

（8）苍附导痰丸：每次5g，一日2次。适用于痰湿型闭经。

2. 针灸

（1）体针：虚证以关元、足三里、归来为主穴。气血不及者，加气海、脾俞、胃俞穴；肝肾不足者，加肝俞、肾俞穴；阴虚血燥者，加太溪穴。实证选穴以中极、三阴交、归来为主穴。气滞血瘀者，加合谷、血海、太冲穴；痰湿阻滞者，加阴陵泉、丰隆穴。虚证用补法，实证用泻法。

（2）耳针：常规穴有内分泌、内生殖器、肝、肾、皮质下、神门等。

（3）艾条悬灸：肝俞、脾俞、膈俞、肾俞、关元、足三里、三阴交等穴，用于虚证。

四、疗效判定

（一）基本痊愈

治疗后症状消失，或基本正常，并有正常排卵者。3数律者，连续3次以上月经周期恢复正常；5数律者，连续5次以上月经周期恢复正常；7数律者，连续7次以上月经周期恢复正常。

（二）有效

症状改善，月经能来潮，但欠正常者；或连续2次、3次、4次月经来潮后又欠正常者。

（三）无效

症状未改善，月经未能来潮者。

● 第十二节 经行吐衄

一、概述

经行吐衄是指行经期间或行经前后，出现以吐血、衄血为主的证候。由于吐血明显，影响月经的排经量，故有"倒经"之俗称。

此倒经者，若有其规律性、历史性，偶然 1 ～ 2 次，经行吐衄之血量甚少，没有影响到应泄之精血者，均可不作此病论治。

经行吐衄之原因复杂，但主要是"热"与"瘀"，火热上行也。由此也可以表明，鼻咽部的内膜异位病灶所致的经行吐衄，是较为顽固和难治的。

二、诊断与鉴别诊断

（一）诊断

1. 经行期间或经行前后出现吐衄，有规律性、周期性、历史性，而且吐衄的血量不少，且影响月经来潮者，甚至经血下行仅一两点，故有"倒经"之称。一般 3 数律者，应连续 3 个月经周期以上出现吐衄；5 数律者，必须连续 5 个月经周期以上出现吐衄；7 数律者，必须连续 7 个以上月经周期出现吐衄。

2. 妇科检查或肛门检查，多无异常。

3. 实验室检查、血常规、凝血四项、肝功能检查、胸部 X 线，以及鼻咽部、气管检查等，可以排除器质性病变。

（二）鉴别诊断

1. 急慢性胃炎，胃及十二指肠溃疡引起的吐血

一般与周期无关，而且有溃疡或胃病病史，可通过胃镜检查以排除之。

2. 鼻炎、急慢性咽炎引起的衄血、咯血

与月经周期无关，结合病史，以及鼻腔镜、喉镜检查进行鉴别。

3. 鼻咽癌引起的衄血

亦与月经周期无关，结合活检进行鉴别。

4. 鼻腔畸形如鼻中隔偏曲引起的衄血

亦与月经周期无关，通过耳鼻喉科检查可鉴别。

三、证治

（一）辨证论治

1. 肝经郁火证

症状：经前、经期吐衄，量多，色红，质黏腻；烦躁易怒，胸胁胀痛，口苦咽干，头昏，目胀，尿黄便艰，舌质红绛，苔黄腻，脉象弦数。

治法：清肝凉血，引血下行。

方药：清肝引经汤。

当归　赤芍　白芍　生地黄　炒丹皮　栀子　黄芩　川楝子　生茜草　川牛膝　白茅根　生甘草

加减：心烦失眠明显者，应加入钩藤、莲子心、紫贝齿；纳欠，苔腻，尿黄尿少者，应加入制苍术、生苡仁、泽泻。

服法：经前期服，每日 1 剂，水煎分 2 次服；行经期亦可服。

2. 瘀阻热升证

症状：经期、经前吐衄量多，色紫红或紫黯有血块，或伴小腹胀痛，经量少，色紫黑；烦躁口干，腰俞酸楚，夜寐较差，神疲乏力，尿黄便艰，脉细弦带数，舌红，苔黄腻。

治法：清热降火，化瘀通经。

方药：钩藤汤合血府逐瘀汤加减。

钩藤　炒丹皮　莲子心　白蒺藜　合欢皮　当归　赤芍　桃仁　红花　川牛膝　炒枳壳　桔梗　泽兰叶

加减：郁热较甚者，经量极少，而吐衄颇多者，应加入生大黄、咸秋石、茺蔚子等品；若鼻咽部发现有内膜组织者，其治疗应按周期疗法，着重在经间期及经前期论治。

服法：行经期服，尚需加入黑山栀、茅针花等品。每日1剂，水煎分2次服。

3. 胃热炽盛证

症状：经前或经期吐衄、齿衄，量多，色紫红；胸中烦热，唇红口臭，渴思凉饮，牙龈肿痛，小便短赤，大便秘结，舌红，苔黄腻或黄燥，脉象滑数。

治法：凉血清胃，引血下行。

方药：凉膈散加减。

大黄　芒硝　黄芩　栀子　连翘　淡竹叶　薄荷　生甘草

加减：行经期还应加入川牛膝、泽兰叶等品；若在经前期使用时，最好加入生地黄、赤芍，必要时加入黄连。

服法：经前期服，每日1剂，水煎分2次服。

4. 肺肾阴虚证

症状：经行吐血、衄血，量较少，色红，无血块；头晕耳鸣，手足心热，颧红潮热，咽干口燥，干咳无痰，舌质红绛，苔花剥或无苔，脉象细数。

治法：滋肾润肺，引血下行。

方药：顺经汤加减。

当归　熟地黄　北沙参　白芍　牡丹皮　茯苓　荆芥　川牛膝

加减：若偏于肺阴虚，口燥明显，舌质干红者，应加入麦冬、天冬之属；若偏于肾阴虚，腰酸明显，尿频者，需加入制龟板、玄参、左牡蛎等品。

服法：经前期服，每日1剂，水煎分2次服。

（二）调周论治

本病证较为难治，特别是子宫内膜异位病证的患者更为难治。治疗的重点，应在经间期、经前期。按调周法的要求，经间期应是阴中求阳，从阴转阳；经前期是阳长为主，从阳从热。而本病的主要病变在于热，尤在于升，故治疗应重在清与降，这似乎与调周法有矛盾。殊不知，本病亦属于本虚标实也，特别瘀阻者，其瘀必得阳始能化、始能解，而只有瘀消除才能使气火下降，故需阴中求阳，维持重阳，溶解瘀浊。但亦要看到，"倒经"之肝火的确是客观存在的，清火降火也必须用，此乃辨证论治与调周法的有机结合。

（三）其他疗法

1. 中成药

（1）龙胆泻肝丸：每次5g，一日2次。适用于肝经火旺型经行吐衄。经前期服。

（2）加味逍遥丸：每次5g，一日2次。适用于肝经火旺型经行吐衄。经前期服。

（3）麦味地黄丸：每次5g，一日2次。适用于肺肾阴虚型经行吐衄。经后期服。

（4）黄连上清丸：每次 5g，一日 2 次。适用于胃热炽盛型经行吐衄。经前期服。

（5）血府逐瘀口服液：每次 1 支，一日 3 次。适用于瘀阻火升型经行吐衄。经前期服。

2.针灸

吐血者，取太冲、三阴交、上脘、大陵、都门、鱼际穴，平补平泻；衄血者，取上脘、大陵、大椎、迎香、少商穴，平补平泻；肝经郁火证，取穴曲池、合谷透后溪、阴陵泉、太冲透涌泉、解溪，毫针泻法；肺肾阴虚证，取穴尺泽、阴谷、然谷，前两穴用补法，然谷用泻法，亦可取鱼际穴，梅花针叩刺，以皮肤发红为度；胃热炽盛证，取太冲、内庭穴。

四、疗效判定

（一）痊愈

3 数律者，治疗后症状消失，连续 3 个以上月经周期未见吐衄者。5 数律者，症状消失，连续 5 个以上月经周期未见吐衄者；7 数律者，症状消失，连续 7 个以上月经周期未见吐衄者。

（二）有效

治疗后症状改善或消失，但经行吐衄有所改善，或仅 1～2 个月经周期未见经行吐衄，但不久又有所发作者。

（三）无效

症状未见改善，经行吐衄未见消失者。

● 第十三节　经前乳房胀痛

一、概述

经前乳房胀痛，以经前乳房胀痛为主，经行则乳房胀痛消失。经前除乳房胀痛外，还多伴有烦躁、寐差、脘腹胁肋胀痛，或面浮肢肿，或则寒热错杂，或胸闷心慌、怔忡失眠等，所以又有"经前期紧张综合征"之称。

经前期乳房胀痛，一般在经前 7 天，亦有至经前半月，经间期后即开始乳房胀痛。胀痛明显者，乳房结块。结块有痰湿凝结者质软，有血瘀凝结者质硬，必须通过有关检查以排除乳房肿瘤，特别是恶性肿瘤。如经前乳房胀痛轻微、仅经前 1 ～ 2 天者，可不作病证论。

经前乳房胀痛，一般伴有诸多证候，临床以心肝气郁为主，但"见肝之病，必须实脾"，故肝郁者常与脾胃有关，而生痰、凝瘀、化火亦是肝郁的必然发展。肝之所以郁，郁之所以发展，又必与阴虚、阳虚有关。而阴虚、阳虚者，又与肾有关。肾属水，水生木，木者肝也，故肾水为肝之母，是以肝体阴用阳，其体阴需赖肾水滋，其肝用亦赖肾阳疏达。所以治肝郁者，必须重视肾与脾胃也。

二、诊断与鉴别诊断

（一）诊断

1.经前乳房胀痛，是指经行之前，两侧乳房或乳头胀痛，或者乳房作胀作痛，乳头刺疼作痒，或有抽掣性感，伴胸闷忧郁、烦躁寐差、胁肋胀疼、纳欠脘痞等症，且连续 3 次月经周期以上均发作者。5 数律者，经前乳房胀痛，必须连续在 5 次月经周期以上均发作者。7 数律者，经前乳房胀痛，必须连续在 7 次月经周期以上均发作者。

2.双侧乳房胀满，扪诊时乳房敏感或触痛，多无明显结块。

3.影像学检查、乳腺红外线检查、彩色多普勒超声检查，无明显器质性病变。

4.生殖内分泌激素检查，可有血清 PRL 水平增高或 P 水平偏低，E2 水平相对偏高。

（二）鉴别诊断

1.乳癖（乳腺增生症） 乳房中出现形状、大小、数量不一的硬结肿块，肿块常为多发性，呈串珠状、结节状，肿块与皮肉不相连，经前或恼怒时增大，经后可缩小，但不消失，并常伴有经行乳房胀痛。

2.乳核（乳腺纤维瘤） 临床上以无痛性乳房肿块为主要症状，肿块往往发生于一侧，其形状似丸卵，表面较硬而光滑，边界清楚，活动度好，可移动，生长速度比较缓慢；腋下无淋巴结肿大，乳房红外线扫描或彩超检查有助于诊断。

3.乳岩（乳癌） 初期虽可有乳房疼痛，但无周期性发作特点，乳房扪及肿块，可有压痛，病变晚期常伴有乳头凹陷、溢血，乳房皮肤橘皮样改变，腋下可触及肿大淋巴结。乳房 X 线彩超、红外线检查等有助于诊断，必要时可行细胞学检查、组织活检病理等。

三、证治

（一）辨证论治

本病证从表面看，以实证多见，但实际上是本虚标实。本虚者，肾阴阳虚也；标实者，肝郁气滞也，肝郁在阴阳虚的前提下，可化火、生痰、致瘀。

1. 肝郁气滞证（主证型）

症状：经前乳房乳头胀痛，或乳头痒痛，痛甚不可触衣，疼痛拒按；经行不畅，血色暗红，小腹胀疼，胸胁胀满，纳欠脘痞，时欲叹气，烦躁易怒，舌质偏红，舌苔白腻，脉象细弦。

治法：疏肝理气，通络止痛。

方药：柴胡疏肝饮。

柴胡　炒枳壳　炙甘草　白芍　川芎　制香附　广陈皮

加减：心烦失眠明显者，加入钩藤、合欢皮等品；经行时服，加入赤芍、益母草等品。

服法：经前期服，每日1剂，水煎分2次服。

2. 肝郁化火证

症状：经前乳头触痛或痒痛，乳房胀痛，痛甚不可触衣；月经先期，量多，色红，质黏，有血块；心烦易怒，或胁肋胀痛，口苦咽干，尿黄便结，夜寐甚差，舌红苔黄腻，脉弦数。

治法：清肝泻火，散瘀止痛。

方药：丹栀逍遥散加减。

炒丹皮　山栀　当归　白芍　柴胡　白术　茯苓　炙甘草　薄荷

加减：心烦失眠明显者，加入钩藤、白蒺藜、莲子心等品；行经期血量稍多者，加入大蓟、小蓟、蒲黄炭等品。

服法：经前期服，每日1剂，水煎分2次服。

3. 肝郁夹痰证

症状：经前乳头乳房胀痛，以胀为主，按之乳房有块、较软、较肥；纳欠脘痞，两脉细滑，舌质淡红，苔黄白较厚腻。

治法：疏肝理气，化痰通络。

方药：越鞠二陈汤。

制苍术　制白术　制香附　广陈皮　六曲　炒丹皮　茯苓　制半夏　白芥子

加减：肝郁夹痰大多阳虚，所以加入炙桂枝、鹿角片等品；若脾胃薄弱，出现腹胀便溏者，加入炒白术、炮姜、砂仁等品。

服法：经前期服，每日1剂，水煎分2次服。

4. 肝郁夹瘀证

症状：经前、经期乳房乳头胀痛，按之有硬块，胸闷烦躁；月经后期，经量偏少，色紫黑有血块；小腹疼痛，舌质暗紫，或质边有瘀点，脉象细弦带涩。

治法：疏肝理气，化瘀通络。

方药：七制香附丸和血府逐瘀汤加减。

制香附　赤芍　白芍　广郁金　桔梗　炒枳壳　炒柴胡　川牛膝　桃仁　红花　丹参　川芎

加减：肝郁夹瘀，经行量少失畅者，应加入炙桂枝、丝瓜络、鸡血藤等；若又烦热口渴者，加入炒丹皮、凌霄花、绿梅花等。

服法：经前期服，每日1剂，水煎分2次服。

5. 肾阴虚证

症状：经前期或经期、经后期两乳房作胀，乳房柔软无块；月经量少，或有先期，色淡红，无血块；腰膝酸软，两目干涩，咽干口燥，五心烦热，舌质红，苔薄黄或少，脉象细弦带数。

治法：滋肾养肝，和络止痛。

方药：一贯煎加减。

北沙参　麦冬　当归　生地黄　白芍　川楝子　枸杞子　炙甘草

加减：若肝气偏旺，乳房胀痛明显者，加入白蒺藜、绿萼梅；若心烦失眠明显者，加入钩藤、莲子心、紫贝齿等品。

服法：经前期服，每日 1 剂，水煎分 2 次服。

6. 肾阳虚证

症状：经前、经期乳房乳头胀痛，按之舒适，或有乳房结块；月经或有后期，经量或多或少，色淡红，有腐肉血块；腰酸，小腹有冷感，但又烦躁胸闷，口干口苦，脉象细弦，舌质偏红，苔白腻。

治法：补肾助阳，调肝通络。

方药：助阳通络汤加减。

当归　赤芍　白芍　炙鳖甲　怀山药　川断　杜仲　鹿角片　肉桂　钩藤　莲子心　山甲片

加减：若脾胃虚弱，腹胀便溏者，去当归，加入广木香、炒白术、砂仁等品；若瘀浊内阻，小腹胀痛，血块较大较多者，加入五灵脂、玄胡、益母草等品。

服法：经前期服，每日 1 剂，水煎分 2 次服。

（二）调周论治

本病证既属本虚标实，是以调周法是治疗本病的主要方法。若体阴亏虚为主者，重在经后期论治，结合调肝解郁，注意心理调节。根据我们长期的临床体会，疏解肝郁首先要疏解心郁，安定心神。只有把心神安定，心郁得舒，才能保证肝郁疏解。按经后期论治者，即按经后初、中、末三期调治；若体阳不足，也即是肾阳虚者，重在经间期论治，结合调肝解郁，同样要注意心郁，安定心神，注意心理调节。在经间期，包括经前期的论治中，除原有调周方药外，尚需结合疏肝通络之品。至于调周法的具体内容，可参考有关书籍。

（三）其他疗法

1. 中成药

（1）逍遥丸：每次 5g，一日 2 次。适用于肝郁型经前期乳房胀痛。经前期服。

（2）加味逍遥丸：每次 6g，一日 2 次。适用于郁火型经前期乳房胀痛。经前期服。

（3）杞菊地黄丸：每次 5g，一日 2 次。适用于阴虚型经前期乳房胀痛。经后期服。

（4）定坤丹：每次 5g，一日 2 次。适用于阳虚型经前期乳房胀痛。经间期服。

2. 针灸

（1）体针：肝郁者，取穴屋翳、乳根、膻中、天宗、肩井；肝肾阴虚证，取穴乳根、肓门、三阴交、太溪、太冲，另取穴肝俞、支沟、足三里、三阴交、膻中、乳根、膈俞。每次取 3～4 穴针刺，实证用泻法，虚证用补法。

（2）耳针：肝郁气滞证，取穴乳腺、神门、内分泌，另取穴胸、肝、内分泌、交感、卵巢、子宫，每次取 2～3 穴针刺。

四、疗效判定

（一）痊愈

经治疗后，症状消失，或基本消失者。3 数律者，连续 3 个以上月经前期或行经期未见乳房乳头胀痛；5 数律者，连续 5 个以上月经前期或经期未见乳房乳头胀痛；7 数律者，连续 7 个以上月经前期或经期未见乳房乳头胀痛。

（二）有效

治疗后症状基本消失，且有 1 ～ 2 个或 3 ～ 4 个月经周期经前、经期未见乳房乳头胀痛，继又发作者。

（三）无效

治疗后症状未见改善，经前、经期乳房乳头依然胀痛者。

● 第十四节　经行头痛

一、概述

行经期间或经行前后所出现的头痛，称之为"经行头痛"。头痛与经行相关，行则头痛，不行则不痛，少数人头痛非常剧烈、顽固，很难控制。

经行头痛，有相当部分患者的疼痛并不剧烈，不影响生活、工作、学习，可不作此病证论治。

经行头痛，除肝火肝阳上犯清窍及血瘀上扰窍络所致外，尚有一种痰湿阻滞，这种痰湿阻滞又常常与肝火肝阳、血瘀等纠集在一起，从而形成顽固性的经行头痛病证。

二、诊断与鉴别诊断

（一）诊断

1. 经行期间或经行前后出现的一侧或两侧头痛。3 数律者，连续 3 个以上月经周期均发作；5 数律者，连续 5 个以上月经周期均发作；7 数律者，连续 7 个以上月经周期均发作。

2. 根据病情，必要时可行头颅 CT 检查，以排除颅内占位性病变。

3. 生殖内分泌激素测定、BBT 测量，可以观察内分泌失调状况。

（二）鉴别诊断

1. 高血压病

经期或经行前后血压升高引起的头痛，查体测量血压高于140/90mmHg。

2. 颅内占位性病变

其发病与月经周期无关，伴恶心、呕吐、视物模糊等，行头颅CT 检查有助于诊断。

3. 鼻窦炎

经期或经行前后发生鼻窦炎、鼻出血、头痛，其发病与月经周期无关，伴鼻塞、流脓涕等，必要时可拍 X 光片协助诊断。

三、证治

（一）辨证论治

本病较为常见的是肝火肝阳上扰证，同时还兼夹血瘀证、痰湿证、血虚证等。治疗得当，确有一定效果。但病情复杂者，治疗虽有效，但不易巩固。

1. 肝火肝阳证

症状：经期或经前期颠顶部胀痛或掣痛，或两侧太阳穴灼痛；月经或有先期，经量偏多、色红、质黏稠，有小血块；心烦易怒，头昏目赤，胸胁胀闷，善太息，口苦咽干，舌质红，苔黄腻，脉象弦数。

治法：平肝清肝，息风止痛。

方药：羚角钩藤汤加减。

羚羊角　钩藤　桑叶　菊花　生地黄　白芍　川贝　竹茹　茯神　生甘草　白蒺藜　广郁金

加减：偏于肝火旺者，加入山栀、丹皮、苦丁茶；头痛剧烈者，加入干地龙、全蝎等品。行经期时，需加入大蓟、小蓟、炒蒲黄等品。

服法：经前期服，每日 1 剂，水煎分 2 次服。

2. 夹血瘀证

症状：经期或经前期头部刺痛或胀痛，或头痛剧烈，痛如锥刺；经行色紫黯有血块，经量或多或少，小腹疼痛拒按；面色晦暗或有暗斑，心烦寐差，舌质偏红，边夹有瘀点、瘀斑，脉象弦涩。

治法：清肝通络，化瘀止痛。

方药：通窍活血汤、钩藤汤。

赤芍　川芎　桃仁　大枣　红花　葱白　生姜　麝香　钩藤　白蒺藜

加减：心肝火旺者，加入莲子心、黛灯心、苦丁茶等品；脾胃失和者，加入制苍术、制白术、广木香、陈皮、茯苓等品。

服法：经前期服，每日 1 剂，水煎分 2 次服。

3. 夹痰湿证

症状：经期或经前期头部胀痛剧烈，经行量少或多，色红有小血块，质黏；胸闷烦躁，夜寐较差，面浮肢肿，小便偏少，大便偏干，脉象弦细带数，舌质红，苔黄白腻。

治法：清肝息风，利湿调经。

方药：钩藤汤合泽泻散加减。

钩藤　白蒺藜　苦丁茶　合欢皮　丹参　赤芍　白芍　泽兰叶　连皮茯苓　泽泻　车前子

加减：行经期，尚需加入益母草、琥珀粉；若腹胀矢气，大便偏溏者，加入炒白术、广木香、党参、黄芪、防己。

服法：经前期服，每日1剂，水煎分2次服。

4.阳虚痰湿证

症状：经前、经期或偶有经后出现头痛，有的胀痛剧烈，但一般隐隐作痛，按之舒适；经行血量较多，色淡红，或有小血块；形体肥胖，肢冷畏寒，腰酸腹胀，神疲乏力，脉细濡带滑，舌质淡红，苔白腻。

治法：健脾助阳，化痰利湿。

方药：健脾温肾汤。

党参 苍术 白术 茯苓 巴戟天 仙灵脾 白蒺藜 全蝎 车前子 生苡仁

加减：若在行经期，尚需加入炒五灵脂、炒蒲黄、血余炭、炮姜等品；若痰湿甚者，加入炙桂枝、猪苓、省头草。

服法：经前期服，每日1剂，水煎分2次服。

5.肝肾阴虚证

症状：经前、经期头部隐痛，按之舒适；经行量少，色殷红；头昏腰酸，咽干口燥，烦热寐差，带下偏少，脉象细弦，舌质偏红，苔黄偏少。

治法：滋阴补肾，养肝止痛。

方药：杞菊地黄汤。

枸杞子 甘菊花 钩藤 熟地黄 怀山药 山萸肉 炒丹皮 茯苓 泽泻 白蒺藜

加减：若在行经期服时，加入丹参、泽兰叶、益母草等品；若脾胃失和者，加入炒白术、广陈皮、广木香等品。

服法：经前期服，每日 1 剂，水煎分 2 次服。

（二）调周论治

本病证以经行头痛为主症，其中阴虚肝阳、肝火偏旺，夹瘀、夹痰湿者，为本病的主要证型，治疗重点应在经后期、经间期。同时测量 BBT，观察 BBT 低高温相的变化。如夹瘀、夹痰湿者，要重视经间排卵期的治疗，注意阴中求阳，同时加入化瘀利湿化痰之品；在求阳的同时，还要注意阳药含化瘀利水的作用，如肉桂、鹿血晶等品。如阴虚肝火、肝阳旺盛者，要重视经后期的论治，滋阴为主，而清肝息风静阳之品是必须加入的，否则就无法控制肝火肝阳，达不到预期效果，具体治疗内容可参考作者的相关著作。

（三）其他疗法

1. 中成药

（1）血府逐瘀口服液：每次 1 支，一日 3 次。适用于血瘀型经行头痛。经期服。

（2）天麻钩藤丸：每次 6g，一日 2 次。适用于肝火肝阳旺盛型经行头痛。

（3）加味逍遥丸：每次 6g，一日 2 次。适用于郁火型经行头痛。

（4）龙胆泻肝丸：每次 5g，一日 2 次。适用于肝火湿热偏甚型经行头痛。

（5）杞菊地黄丸：每次 6g，一日 2 次。适用于阴虚型经行头痛。

（6）定坤丹：每次 6g，一日 2 次。适用于夹瘀夹痰湿型经行头痛。经间期服。

2. 针灸

主穴为百会、阿是穴。前额痛配印堂、上星穴，侧头痛配太阳、头维穴，后头痛配风池、大椎穴，采用平补平泻法。气血虚弱证，配关元、足三里、血海穴，采用补法；瘀滞证，配太冲、合谷、肝俞穴，采用泻法；肝肾阴虚证，配三阴交、肾俞、肝俞穴，采用补法；肝郁化火证，配期门、行间、足临泣穴，采用泻法。

四、疗效判定

（一）痊愈

治疗后证候消失。3 数律者，连续 3 个以上月经周期未见头痛发作；5 数律者，连续 5 个以上月经周期未见头痛发作。7 数律者，连续 7 个以上月经周期未见头痛发作。

（二）有效

治疗后症状有所缓解，头痛亦见好转，但尚未消失者，或头痛缓解，但 3 个或 4 ～ 5 个月经周期后又见发作。

（三）无效

治疗后症状未见消失，经行头痛未见减轻。

● 第十五节　经行泄泻

一、概述

月经来潮期间，大便泄泻，经后自止，此谓"经行泄泻"，但也有少数在经前期发作者。至于经后期发作泄泻，应不属本病证的范畴。经行泄泻，临床上颇为少见。

若偶尔出现 1 ～ 2 次经行泄泻，症状较轻，可不作"经行泄泻"证论。若泄泻频繁，一日 3 ～ 4 次，甚则 5 ～ 6 次，并伴腹痛神疲，月经的排经量、经色、经质均无变化者，可从内科病证泄泻辨治。

本病证的主要原因，前人认为乃脾胃失和，而我们从临床上的长期观察发现，本病证的主要原因在肝，肝气偏旺，肝郁气滞，横克脾胃之土。因为经行之时"重阳必阴"，重阳者，势必激动心肝气火，克伐脾胃，尤其是克伐脾土，故见泄泻。经行则重阳下泄，待经净则阳让位于阴，肝气偏旺者亦得缓解，是以泄泻已。至下一次重阳必阴之时，肝木再次克伐脾土，是以再次泄泻。由于肝郁气滞之故，故经行量偏少，但亦有脾胃气虚，气虚不能统摄血液，而出现月经量多。肝木克伐脾胃，脾土薄弱者，则出现泄泻也。肾阳虚者，火不暖土，脾土自然虚弱，在肝木旺盛的前提下，还有偏于脾虚和偏于肾虚不固。

二、诊断与鉴别诊断

（一）诊断

1.经行期间，或经前期出现大便泄泻，有周期性、规律性和历史性，经后即止，下次到时发作，反复不已。3数律者，连续3个以上月经周期发作；5数律者，连续5个以上月经周期发作；7数律者，连续7个以上月经周期发作。

2.大便常规检查正常。

3.生殖内分泌激素测定，特别是孕激素、泌乳素的测定。

4.测量BBT，观察高温相的变化。

（二）鉴别诊断

一般泄泻，如肠胃炎、消化不良，偶可正值经期发病，但无随月经周期反复发作的特点。

三、证治

（一）辨证论治

1. 肝郁脾虚证

症状：经前、经期小腹胀痛，久则泄泻，泻下黏腻；月经先期、无定期，经量或多或少，色暗有小血块；胸闷烦躁，乳房胀痛，嗳逆不舒，纳欠神疲，舌质淡红偏暗，两脉弦细。

治法：疏肝扶脾，理气止泻。

方药：痛泻要方加味。

炒白术　白芍　陈皮　炒防风　制香附　茯苓　炙甘草

加减：若在行经期服，加入赤芍、五灵脂、益母草；若脾虚明显，小腹酸冷，便溏次数多者，加入炮姜、党参、广木香等品。

服法：经前期服，每日1剂，水煎2次服。

2. 偏于脾虚证

症状：经期或经行前后大便溏泄，劳累后加重；月经量多，色淡红质稀；脘腹胀满，神疲肢软，纳食欠佳，面浮足肿，舌质淡红，苔白腻，脉细弱。

治法：健脾益气，调肝止泻。

方药：香砂六君子汤加减。

党参　炒白术　茯苓　广陈皮　广木香　砂仁　炙甘草　白芍　六曲

加减：若在行经期服，加入炮姜、益母草、炒蒲黄等品；如夹有湿浊者，加入制苍术、省头草、广藿香、生苡仁等品。

服法：经前期服，每日1剂，水煎分2次服。

3. 偏于肾虚证

症状：经期或经行前后大便溏泄，泻清水甚稀，甚则伴有五更泻；月经一般量少，色淡红、质清稀，或量多质稀薄，无血块；头晕耳鸣，畏寒肢冷，喜暖，纳差，舌质淡红，苔白，脉沉迟。

治法：温肾健脾，固涩止泻。

方药：健固汤加减。

党参　炒白术　茯苓　薏苡仁　巴戟天　补骨脂　肉豆蔻　五味子　生姜　大枣

加减：若在行经期服，应加入赤芍、益母草、川续断等品；若肝郁气滞较明显者，应加入胡芦巴、荆芥等品。

服法：经前期服，每日1剂，水煎分2次服。

（二）调周论治

大便泄泻虽源于脾胃，但之所以出现在行经期者，必与冲脉血海有关。冲脉血海与肝又有密切关联，故有人提出"女子以肝为先天"之说。经前经期气旺冲肝，克伐脾肾之阳气，而脾肾阳气又有所不足，故出现经行泄泻。是以提高脾肾之阳气，舒发肝气，经间排卵期及经前期是治疗本病证的重要时期，一般采用健脾补肾促排卵，实即促转化之法。或是健固汤以健脾为主，稍加温肾的方法。

（三）其他治法

1. 中成药

（1）参苓白术丸：每次5g，一日1次。适用于脾虚偏甚型经行泄泻。

（2）补中益气丸：每次6g，一日2次。适用于偏脾虚型经行泄泻。

（3）逍遥丸：每次6g，一日2次。适用于肝郁为主病型经行泄泻。

（4）附子理中丸：每次 5g，一日 2 次。适用于偏脾肾不足型经行泄泻。

（5）金匮肾气丸：每次 5g，一日 2 次。适用于偏肾虚型经行泄泻。

2. 针灸

（1）体针：取背俞、足太阴、足少阴、足阳明、任脉经穴为主。针刺补法加灸，取穴脾俞、肾俞、足三里、三阴交、阴谷、气海。

（2）固针：取穴子宫、卵巢、盆腔、肾、内分泌、皮质下、大肠、小肠、胃、腹。

四、疗效判定

（一）痊愈

治疗后症状消失。3 数律者，连续 3 次以上月经来潮时大便溏泄未发作；5 数律者，连续 5 次以上月经来潮时大便溏泄未发作；7 数律者，连续 7 次以上月经来潮时未见大便溏泄。

（二）有效

治疗后，症状有所缓解，连续 2～3 次月经来潮时未见大便溏泄者，但不久又发作者，或发作次数、程度均有所减轻者。

（三）无效

治疗后症状未减，经行仍大便溏泄者。

● 第十六节　经行浮肿

一、概述

每逢经行，颜面、四肢即出现浮肿，经净即愈，经行又作，反复发作，且影响月经，出现量多或量少者。临床上虽较少见，但亦有之。一般临床治疗效果较好，但亦有少数极为难治。

经行浮肿，如程度较轻，仅颜面轻度浮肿，且对月经无影响，又无其他症状，偶尔发作 1～2 次者，可不作疾病论治。

本病证的主要因素，在于脾肾阳虚，阳气虚弱，气化不利，水湿泛溢。因为经行之时，"重阳必阴"，重阳不足，阳气虚弱，既不能化气利水，又不能推动良好的转化，故出现排经不畅，或气不摄血而排经过多，这在临床上较为多见，但又有偏于脾、肾的区别。其次亦有血瘀内阻，血行不畅，水湿阻聚泛溢于四肢颜面而出现浮肿者。由于是血分所致，故称为血分水肿，相当于产后血瘀所致的浮肿，与脾肾阳虚者性质不同，治疗自然也就不同。

二、诊断与鉴别诊断

（一）诊断

1. 正值行经期间或经行前后出现颜面、眼睑、四肢浮肿，经净则浮肿消退，并伴有月经失调，头昏腰酸，尿少，具有规律性、周期性和时间性。3 数律者，连续 3 个月经周期以上发作；5 数律者，连续 5 个月经周期以上发作；7 数律者，连续 7 个月经周期以上发作。

2. 生殖内分泌检查，泌乳素 PRL 水平可见增高，或雌激素 E_2 与孕激素 P 比值失调。

3. 测量 BBT，观察高温相的变化。

（二）鉴别诊断

1. 心源性浮肿

经期或经净前后发生的心源性浮肿，可有心功能减退、心率快、呼吸困难、颈静脉怒张、肝肿大，但无周期性、规律性的现象。

2. 肝源性浮肿

经期或经行前后发生的肝源性浮肿，多有肝病、肝功能异常史，多在肝病晚期出现，常有腹水伴水肿，无周期性及规律性发作的特点。

3. 肾源性浮肿

经期或经行前后出现的肾源性浮肿，有肾功能不全病史，水肿程度较重，无周期性发作。

4. 甲状腺功能减退

多表现面部虚肿、反应迟钝、疲劳、四肢乏力、低血压，通过甲状腺功能检查可以鉴别。

三、证治

（一）辨证论治

本病证主要有脾肾阳虚与瘀血。但在临床治疗时，脾肾阳虚亦有偏于脾气虚及偏肾阳虚者；瘀滞者，则以血瘀为主。

1. 脾肾阳虚

（1）偏于脾气虚证

症状：经前或行经期或经后期，面浮、肢体浮肿；月经量多，色淡红，无血块；腹胀矢气，大便溏泄，神疲乏力，形体畏寒，小便偏少，脉象细弱，舌质淡红，苔白腻。

治法：健脾益气，利湿调经。

方药：防己黄芪汤合归脾汤。

党参 炒白术 连皮茯苓 防己 黄芪 广木香 砂仁 炒枣仁 炒川断 炮姜 陈皮

加减：若胃脘作胀，纳食欠佳者，加入炒香谷芽、香橼皮、合欢皮；若腰俞酸楚，尿频尿少，头昏耳鸣者，加入杜仲、胡芦巴、潼蒺藜、煨益智仁等品。

服法：经前经期服，每日1剂，水煎分2次服。

（2）偏于肾阳虚证

症状：经期或经行前后，面目、肢体浮肿，月经量偏少、色黯无血块，腰酸，小腹冷胀，尿少尿频，畏寒肢冷，大便乃溏，舌质淡红，苔白，脉象细沉。

治法：补肾助阳，健脾调经。

方药：真武汤加味。

党参 炒白术 茯苓 制附片 炮姜 白芍 杜仲 补骨脂 泽泻 泽兰叶

加减：若肾阴亦虚，大便正常者，加入熟地黄、山药、山萸肉、怀牛膝等品；若胸闷心烦，夜寐甚差，心火偏旺者，加入钩藤、莲子心、合欢皮等品。

服法：经前、经期服，每日1剂，水煎分2次服。

2. 瘀血证

症状：经前、经期肢体肿胀，月经量少色黑有血块，小腹胀痛，胸闷烦躁，乳房作胀，口干烦热，不欲饮水，舌质紫暗或边有瘀点，脉象细弦。

治法：理气化瘀，活血调经。

方药：琥珀散合泽兰叶汤。

琥珀粉　当归　赤芍　制香附　泽兰叶　川牛膝　茯苓　车前子　红花

加减：若心肝气郁明显，出现烦躁、胸闷、寐差者，加入柏子仁、丹参、合欢皮等品；若夹有寒湿者，加入川桂枝、肉桂、台乌药等品。

服法：经前、经期服，每日1剂，水煎分2次服。

（二）调周论治

本病证主要在于脾肾阳虚，即使血瘀所致者，在一定程度上也与脾肾之阳有关，故治疗着重在经间排卵期，健脾温阳。偏于脾气虚者，以健脾益气为主，我们制有健脾补肾促排卵汤；偏于肾者，当予温肾助阳，益气活血以促排卵。促排卵者，实即促转化的治疗，具体的调周法方药应参考第二章。

（三）其他治法

1.中成药

（1）五苓散：每次5g，一日2次。适用于脾肾阳虚，水湿蕴蓄型经行浮肿。

（2）参苓白术丸：每次6g，一日2次。适用于偏脾虚型经行浮肿。

（3）肾气丸：每次5g，一日2次。适用于偏肾虚型经行浮肿。

（4）血府逐瘀口服液：每次1支，一日3次。适用于瘀血型经行浮肿。

2.针灸

（1）体针：脾肾阳虚证，选用脾俞、通关、关元、命门等穴；

气滞血瘀证用三阴交、腰阳关等穴。实证用泻法，虚证用补法。

（2）耳针：常规穴有子宫、卵巢、内分泌、膀胱、肾上腺、皮质下等。

（3）灸法：取气海、中级、三阴交等穴，适用于脾肾阳虚证。

四、疗效判定

（一）痊愈

治疗后症状消失。3 数律者，连续 3 个月经周期以上未见浮肿；5 数律者，连续 5 个月经周期以上未见浮肿；7 数律者，连续 7 个月经周期以上未见浮肿。

（二）有效

治疗后症状改善，经行浮肿消失 1～2 个月经周期，不久又有所发作者；或有 3～4 个月经周期未见浮肿，但接着又复发者。

（三）无效

治疗后症状未见改善，而月经周期中仍有浮肿者。

● 第十七节　经行眩晕

一、概述

经行期间，或经后，或经前出现头晕目眩、胸闷心慌、恶心泛吐等症状，呈周期性、规律性发作，重者昏晕不能自持，轻者仅感头昏，影响工作、学习。临床上虽不多见，但亦有之。

若偶尔发作 1～2 次的经行眩晕，若程度很轻，无其他症状，亦无月经变化，可不作疾病论。只要注意休息，保证睡眠，增加营养，自能好转。

本病证的主要原因是阴血亏虚，血不养脑，经行经血下行，下行则血更不得上养心脑，故致经期头部昏晕，并伴心慌；或营阴亏损，心肝气郁化火生风，风火上升，亦致头部昏晕；经前经期重阳必阴，在重阳的前提下，心肝之气火更胜，故经前经期发作头昏晕、烦躁不安等。以上两种情况较为多见。此外，还有少数脾胃虚弱、痰湿内阻、虚风上扰所致者，与前两者不同，诊治亦有所区别。

二、诊断与鉴别诊断

（一）诊断

1. 经行期间，或经将净，或净后 1～2 天内，出现头昏目眩，伴有恶心泛吐、胸闷心慌、神疲乏力，经后数日消失，届时又发作，有周期性、规律性。3 数律者，连续 3 个月经周期以上发作；5 数律者，连续 5 个月经周期以上发作；7 数律者，连续 7 个月经周期以上发作。

2. 测量 BBT，观察低、高温相的失常情况。

3. 生殖内分泌激素测定，主要观察雌激素 E_2、孕激素 P、泌乳素 PRL 的失常情况。

（二）鉴别诊断

通过典型的病证、病史及周期性、规律性发作的特点，结合有关检查与梅尼埃综合征、高血压、低血压、颅脑病等相鉴别。

三、证治

（一）辨证论治

本病证的主要证型为阴血亏虚及肝火肝风证，至于脾虚痰湿证者较为少见。

1. 阴血虚证

症状：经期，或经净之后，头昏头晕，或偶有目眩；月经后期，经量偏少，色淡红，无血块；心慌神疲，腰俞酸楚，夜寐甚差，脉象细弦，舌质淡红、边有齿痕；血压偏低。

治法：滋阴养血，佐以调经。

方药：归芍地黄汤加味。

当归　白芍　怀山药　山萸肉　熟地黄　茯苓神　莲子心　太子参　生黄芪　川续断

加减：若脾胃欠佳，纳欠脘胀者，加入党参、白术、广木香、广陈皮；若心悸失眠，烦热口渴者，加入钩藤、莲子心、青龙齿等品。

服法：经前期服，每日1剂，水煎分2次服。

2. 肝火肝风证

症状：经前或经期头晕目眩，或头部昏痛，血压升高；月经来潮时，经量较多或较少，色红质黏腻；烦躁易怒，咽干口燥，舌质偏红，苔色黄腻，脉象弦细带数。

治法：滋阴息风，清热调经。

方药：天麻钩藤饮加减。

明天麻　山栀　黄芩　杜仲　钩藤　生石决明　川牛膝　益母草　夜交藤　茯苓　茯神

加减：偏阴虚者，加入枸杞子、炙龟板、生地黄、熟地黄；夹痰湿者，加入陈胆星、炙远志、竹沥、制半夏等品。

服法：经前、经期服，每日1剂，水煎分2次服。

3. 脾虚痰湿证

症状：经期或经行前后，头昏而沉重，犹如处在迷雾之中；月经量多，色淡红，无血块；平时带下较多，质黏腻，胸闷泛恶，神疲嗜睡，纳少，大便易溏，形体较肥，舌质淡红，苔白腻，脉细濡。

治法：健脾升阳，除湿化痰。

方药：半夏白术天麻散加减。

制半夏　明天麻　陈皮　白术　茯苓　生姜　大枣　荆芥　蔓荆子　广藿香

加减：脾虚明显，大便溏泄较多者，应加广木香、砂仁、炮姜、党参等品；湿重浮肿者，加入防己、黄芪、冬瓜皮等品。

服法：经前经期服，每日 1 剂，水煎分 2 次服。

（二）调周论治

本病证主要是阴血虚，经行期及经将净时阴血更虚。治疗重在滋阴养血，经后期是治疗重点。一般注意两点：所谓阴血虚者，重在血虚，血与阴结合，引起昏晕者，乃"虚风"也，养血息风，杞菊地黄汤更为合适；二是血与气有关，气血互相生成，故在前人方中养血常与益气相结合，益气生血如人参养荣汤、养血归脾汤等。当进入经间期或经前期时，亦要考虑到血虚的特点，具体治疗可参考第二章。

（三）其他治法

1. 中成药

（1）杞菊地黄丸：每次 9g，一日 1 次。适用于阴血虚型经行眩晕。经前期服。

（2）人参养荣丸：每次 1 丸，一日 2 次。适用于阴血虚型经行眩晕。经前期服。

（3）藿香正气丸：每次 8 丸，一日 3 次。适用于脾虚痰湿型经行眩晕。经前期服。

2. 针灸

（1）体针：主穴风池、百会，实证内关、太冲，虚证肝俞、肾俞、足三里。实证用泻法，虚证用补法。

（2）耳针：用王不留行埋籽，选穴子宫、卵巢、内分泌等。

四、疗效判定

（一）痊愈

治疗后，症状消失，或基本消失。3 数律者，连续 3 个月经周期以上未见眩晕；5 数律者，连续 5 个月经周期以上未见发作；7 数律者，连续 7 个月经周期以上未见发作。

（二）有效

治疗后，症状消失，或基本消失，但连续 1～2 次或 3～4 次经行眩晕未见，不久又发作者。

（三）无效

治疗后症状改善不明显，经行眩晕未见消失，或偶尔消失 1 次，继又发作者。

● 第十八节　多囊卵巢综合征

一、概述

多囊卵巢综合征，简称 PCOS，是一种发病多因性、临床表现多态性的内分泌综合征，以月经紊乱，大多表现为月经后期、经量过少、闭经、崩漏，并伴不孕、肥胖、多毛、痤疮、双侧卵巢持续增大，以及雄激素过多、持续无排卵为临床特征。中医学无此病名，根据临床表现，与"月经后期""经量过少""闭经""崩漏""不孕症"等相关，因为表现以月经紊乱为主，故亦列入月经病。

本病证近年临床上较为多见，不仅病程长、病机复杂、病变程度不同，而且疗效的差异性大。一般程度重者，闭经不潮，形体肥胖且越来越胖，治疗效果差；中度者，月经后期、量少，形体肥胖，有少量白带，治疗效果尚好；轻度者，月经后期、经量偏少，形体稍有肥胖，有白带，偶或有少量锦丝状带下，治疗效果较好。

本病证的病变颇为复杂，就中医学而论，不仅是肝脾、气血失调，而且主要是心肾阴阳失衡，亦即是心－肾－子宫生殖轴的紊乱，虽然临床上表现出肾虚痰脂蕴阻，但以阴虚为主，阴虚则阳火偏旺，此阳火者，乃心肝尤其是肝胆的邪火也。实际上阴虚日久，又必及阳，因而阳亦是虚弱的。阳虚则脾肾不足，肝气郁阻，故痰脂易生。痰脂与肝胆，亦包括心的气火偏旺，是以出现多毛、多脂、痤疮等病变，而且反过来更耗损肾阴，并损及其阳。肾阴阳越虚，与心交合越差，痰脂越发加重，从而导致病变越重，故称为疑难重病。

二、诊断与鉴别诊断

（一）诊断

1. 病发于青春期，渐现月经后期，经量过少，闭经；亦或月经先期，淋漓不净。伴多毛、痤疮、肥胖、黑棘皮症、不孕等病证。

2. 基础体温测定呈单相型。

3. 妇科检查，外阴阴毛较密，余无异常。

4. B超检查示双侧卵巢均匀性增大，包膜回声增强，轮廓较光滑，间质增生内部回声增强，一侧或两侧卵巢各有 12 个以上直径为 2～9mm 的无回声区，围绕卵巢边缘，呈车轮状排列，称为"项链征"；连续检测，未见主导卵泡发育和排卵迹象。

5. 内分泌激素测定血清睾酮、脱氢表雄酮、硫酸脱氢表雄酮升高，睾酮水平通常不超过正常范围上限的 2 倍；血清 FSH 值偏低，而 LH 值升高，LH/FSH > 2～3；血清雌酮（E_1）升高，雌二醇（E_2）正常或稍增高，二者恒定于卵泡早期水平，无周期性变化，E_1/E_2 > 1，高于正常周期；尿 17- 酮皮质类固醇正常或轻度升高，正常提示雄激素来源于卵巢，升高则提示肾上腺功能亢进；部分患者血清催乳素（PRL）水平偏高，腹部肥胖型可测定空腹血糖、空腹胰岛素水平（正常 < 20mU/L）及葡萄糖负荷后血清胰岛素水平（正常 < 150mU/L），或进行口服葡萄糖耐量试验（OGTT），肥胖型患者可有甘油三酯增高。

本病目前采用的诊断标准：①稀发排卵或无排卵；②高雄性激素表现或雄性激素血症；③卵巢多囊样变，一侧或两侧卵巢直径 2～9mm 的卵泡 ≥ 12 个和（或）卵巢直径 ≥ 10mm。以上 3 项中符合 2 项，并排除以下鉴别诊断中的疾病就可诊断。

（二）鉴别诊断

1. 卵泡膜细胞增殖症

临床和内分泌征象与 PCOS 相仿，但更严重，患者比 PCOS 更肥胖，男性化更明显，睾酮水平，可高达 5.2～6.9mmol/L，血清硫酸脱氢表雄酮正常，LH/FSH 比值正常，腹腔镜下可见卵巢皮质黄素化的卵泡膜细胞群，皮质下无类似 PCOS 的多个小卵泡。

2. 卵巢雄性激素肿瘤

卵巢睾丸母细胞瘤、卵巢门细胞瘤等均可产生大量雄性激素，但多为单侧实性肿瘤，可通过 B 超、CT 或 MRI 协助鉴别。

3. 肾上腺皮质增生或肿瘤

血清硫酸脱氢表雄酮值超过正常范围上限 2 倍或 > 18.2mmol/L 时，应与肾上腺皮质增生或肿瘤相鉴别。肾上腺皮质增生患者血 17- 羟孕酮明显增多，ACTH 兴奋试验反应亢进，地塞米松抑制试验抑制率 ≤ 0.7；肾上腺皮质肿瘤患者，则对这两项试验无明显反应。

三、证治

（一）辨证论治

本病在辨证论治中应分青春期和育龄期两个阶段。青春期重在调经，因为本病证的表现主要在于月经后期、量少甚则闭经；亦有部分患者表现月经先期或先后不定期，甚则淋漓不净。青春期者处于女性生殖的发育时期，很难形成正常的月经周期，亦即很难排卵。对育龄期患者来说，生育是重要环节，到医院求治，目的亦在于不孕不育。青春期的调经及育龄期的生育均须调周。我们的调周法，之所以将经后期分为三个时期，固然是女性生理特点奇数律的要求，但亦是为了本类病证的调治所需。本病证的主要证型是肾虚痰脂，实际上肾虚者包括多种原因，阴虚尤为重要，阳虚亦有之，且阴虚日久，势必及阳；且心 - 肾 - 子宫轴紊乱，必然有心肝因素，即心肝气郁、心肝郁火；而心肝气郁者，又必克伐脾胃，肝郁脾虚，痰脂蕴阻。因此，临床在肾虚痰脂主证型下，还有偏阴型、偏阳型、偏心肝气郁、偏郁火、偏脾虚痰湿、偏肝郁湿热之不同，而且程度上也有重、中、轻之不同，必须分而调治。

1. 肾虚痰脂证

症状：月经后期、量少，甚或闭经、不孕，平时带下少甚则缺如，形体肥胖，多毛，痤疮，腰膝酸软，小腹有冷感；胸闷烦躁，口腻多痰，舌质偏红，苔白腻，脉象细滑带数。

治法：补肾化痰，理气调经。

方药：补肾化痰汤。

丹参　赤芍　白芍　怀山药　山萸肉　怀牛膝　炒丹皮　茯苓　川断　菟丝子　广郁金　制苍术　制白术　广陈皮　六一散　炙鳖甲

加减：胸闷泛恶，口腻多痰者，加入制半夏、陈胆星、炒枳壳等品；兼便秘者，加防风通圣丸，或竹沥达痰丸，或枳实导滞丸等品；月经来潮经量甚少者，加入泽兰、丹参、川牛膝等品。

服法：每日1剂，水煎分2次服。

2. 偏阴虚证

症状：月经后期、量少或闭经，不孕，带下量少或缺如；胸闷烦躁，口苦咽干，夜寐甚差，形体稍肥，多毛，痤疮，脉象细弦带数，舌质偏红，苔白腻。

治法：滋阴清心，益肾调经。

方药：杞菊地黄汤合越鞠丸。

枸杞子　钩藤　怀山药　山萸肉　怀牛膝　炙龟板　莲子心　茯苓　茯神　制苍术　广郁金　六一散

加减：阴虚明显者，头昏腰酸明显，带下很少，阴内干涩，可加入生地黄、熟地黄、女贞子、炙鳖甲等品；心肝火旺，心烦失眠者，加莲子心、黄连、紫贝齿、柏子仁等品。

服法：每日1剂，水煎分2次服。

3. 偏于阳虚证

症状：月经后期、经少，闭经，不孕，带下甚少；腰酸，头昏，神疲乏力，形体畏寒，尿频，肥胖，舌质淡红，苔腻，脉象细濡。

治法：滋肾助阳，化痰调经。

方药：苁蓉菟丝子丸合苍附导痰汤。

肉苁蓉　菟丝子　蛇床子　白芍　当归　茯苓　茯神　覆盆子　牡蛎　乌贼骨　五味子　防风　条芩　艾叶　苍术　香附　制南星

加减：苁蓉菟丝子丸，为《医宗金鉴·妇科心法要诀·嗣育门》治不孕症方药，临床使用时常去防风、条芩、五味子，加入巴戟天、山萸肉、山药等品；若形寒、小腹冷明显者，可加入补骨脂、肉桂、制附片等品；大便偏溏者，可去肉苁蓉、当归，加入炒白术、党参、砂仁等品。

服法：每日1剂，水煎分2次服。

4. 偏心肝火旺证

症状：月经后期、量少，或则月经先期、淋漓不净而色红；形体肥胖，面红升火，痤疮多毛，烦躁失眠，口渴尿频，便秘，脉弦细数，舌质红，苔黄腻。

治法：滋阴宁神，清心调肝。

方药：钩藤汤合越鞠丸。

钩藤　白蒺藜　莲子心　合欢皮　茯苓　茯神　白芍　生地黄　制苍术　广郁金　六一散　川断

加减：若月经先期或淋漓不净者，需合二至丸，即女贞子、墨旱莲；若烦躁、失眠明显者，需合二齿安神汤，即青龙齿、紫贝齿等药治之。

服法：每日1剂，水煎分2次服。

5. 偏于肝经湿热证

症状：月经后期、量少，甚则经闭不行，或月经先期、淋漓不净，色红黏稠；带下量多，色黄质黏稠；外阴瘙痒，面部痤疮，毛发浓密，形体肥胖，便秘尿黄，舌红，苔黄腻，脉弦或弦数。

治法：滋阴补肾，清肝利湿。

方药：急则治标，先龙胆泻肝汤；然后治本，用归芍地黄汤。

①龙胆泻肝汤

龙胆草　黄芩　栀子　泽泻　木通　车前子　当归　柴胡　甘草　生地黄

②归芍地黄汤

炒当归　白芍　生地黄　怀山药　山萸肉　怀牛膝　茯苓　泽泻　炙鳖甲

加减：若湿热阻滞下焦，大便秘结者，加大黄清热利湿通便；若湿热下注，带下量多色黄者，加黄柏、栀子、茵陈泻火解毒、燥湿止带。

服法：每日1剂，水煎分2次服。

6. 偏于痰脂蕴阻证

症状：月经后期、量少，甚至闭经；婚久不孕，形体越来越胖，面部痤疮，四肢多毛，头晕胸闷，神疲乏力，舌质淡红，苔厚腻，脉沉滑。

治法：急则治标，化痰除湿；缓则治本，滋阴健脾。

方药：急则用防风通圣丸或苍附导痰汤，缓则用健脾滋阴汤。

①防风通圣丸

防风　荆芥　连翘　麻黄　薄荷　川芎　当归　白芍（炒）　白术　山栀　大黄（酒蒸）　芒硝（后下）　石膏　黄芩　桔梗　甘草　滑石

②苍附导痰丸

制苍术　香附（童便制）　枳壳　陈皮　制半夏　茯苓　胆

星　甘草　姜汁神曲

③健脾滋阴汤

党参　白术　茯苓　广木香　广陈皮　建莲肉　白芍　砂仁　山萸肉

加减：若顽痰闭塞者，加浙贝母、海藻、石菖蒲软坚散结；脾虚痰湿内蕴者，加白术、党参以健脾祛湿。

服法：每日1剂，水煎分2次服。

痰脂蕴阻证重者，亦即阴虚阳弱，心肾失济，痰脂蕴阻严重。

症状：月经已由后期量少，转变为闭经，带下很少转为全无，形体越来越胖，心烦寐差，腰酸，小腹有冷感。

治法：滋阴宁心，稍佐助阳，兼以化痰。

方药：归芍地黄汤、钩藤汤、越鞠丸加减。

丹参　白芍　山萸肉　怀牛膝　莲子心　茯苓　炙龟板　合欢皮　川断　菟丝子　制苍术　广郁金　六一散　钩藤

加减：若痰脂蕴阻明显者，按急则治标论治，予以防风通圣丸、竹沥达痰汤等；若脾肾阳虚亦明显者，在滋肾宁心的前提下，使用健脾补肾的健固汤加减。

服法：每日1剂，水煎分2次服。

说明：若按此治疗半年或7个月经周期后，疗效不明显，带下依然不多，或有所增加，不久又转很少或全无，闭经不行者，可暂用西药激素乙黄周疗法，使其月经来潮，1～2次以后，再以本类方药循序渐进。

（二）调周论治

本病证由于大多月经后期量少，没有建立正常的月经周期，所以始终处于经后期。经后期又分为初、中、末三期：初期是行经期的恢复期，所以带下全无，谈不上阴长阳消；待进入到经后中期，出现带下，阴长开始，精卵开始发育，必须精卵发育，阴长至重，才谈得上促排卵，促转化。因此，重在滋阴，滋心肾之阴，重在育精（卵），严格按照调周法中的经后期论治，待精卵发育成熟，即有锦丝状带下出现后，才可以考虑促排卵，促转化，并结合针刺促排卵、促转化。

（三）其他疗法

1. 中成药

（1）二至丸：每次 9g，一日 2 次。适用于偏阴虚型多囊卵巢综合征。

（2）六味地黄丸：每次 1 丸，一日 2 次。适用于偏阴虚型多囊卵巢综合征。

（3）右归丸：每次 9g，一日 3 次。适用于偏阳虚型多囊卵巢综合征。

（4）防风通圣丸：每次 6g，一日 2 次。适用于偏痰湿型多囊卵巢综合征。

（5）苍附导痰丸：每次 5g，一日 2 次。适用于偏痰湿型多囊卵巢综合征。

（6）桂枝茯苓胶囊：每次 3 粒，一日 3 次。适用于各型多囊卵巢综合征，宜行经期服。

（7）血府逐瘀口服液：每次 1 支，一日 3 次。适用于各型多囊卵巢综合征，宜行经期服。

（8）龙胆泻肝丸：每次 6g，一日 2 次。适用于偏肝火湿热型多囊卵巢综合征。

2.针灸

（1）体针：针刺促排卵，取穴关元、中极、子宫、三阴交。操作：一般在治疗后出现锦丝状带下，或较多带有少量锦丝状带下者，每日1次，连续3次，或5天，或7天，每次用强刺激手法留针20分钟，之后观察7～10天。若BBT仍未上升，可重复2个疗程。肥胖者加丰隆、脾俞，腰酸者加肾俞、气海。

（2）艾灸：取关元、中极、足三里、三阴交等穴。

（3）耳针：取肾、肾上腺、内分泌、卵巢、神门等穴。

四、疗效判定

（一）痊愈

经治疗后，症状消失或基本消失，BBT呈双温相，出现与行经期相应的锦丝状带下。3数律者，连续3个月经周期以上恢复正常；5数律者，连续5个月经周期以上恢复正常；7数律者，连续7个月经周期以上恢复正常。

（二）有效

症状基本消失，月经周期恢复正常1～2个月或者3～4个月后又发作者；或者月经周期尚正常，但锦丝状带下少，BBT双温相不明显，或高温相很短不稳定者。

（三）无效

症状无改善，或改善后又发作，月经周期仍不能恢复者。

● 第十九节　卵巢早衰

一、概述

卵巢早衰是指卵巢功能过早衰竭，致使女性40岁左右出现闭经或月经后期量少，带下量少，同时伴有低雌性激素、高促性腺激素水平的一种疾病。中医学无卵巢早衰之名，与古籍记载的"月水先闭""年未老经水断"最为相似。

就目前临床而言，卵巢早衰还有轻、中、重三者区别。轻者，卵子少，质量较差，将影响孕育；中、重者较为难治，我们从心－肾－子宫轴结合论治，尚有一定的效果。

本病证临床颇为多见，且有日益增多的趋势。其原因主要是心肾之阴耗伤，心肝之郁火偏旺，影响神魂的安宁；心肝的郁火，又常常影响到脾胃的失和，而脾胃为后天之本，气血生化之源；心肾阴虚，久而及阳，故又有偏于阳虚者，心肾先天的阴阳及后天脾胃气血的不足，出现全身虚衰表现。故临床早衰者，亦表现出全身阴阳血气的不足，并伴心肝火旺的征象。

二、诊断与鉴别诊断

（一）诊断

1.多数患者无明确诱因，少数可有家族史，或自身免疫性疾病引起的免疫性卵巢炎病史；幼时腮腺炎及结核、脑炎、盆腔器官感染史；盆腔放疗、全身化疗、服用免疫抑制剂及生殖器官手术等医源性损伤史；吸烟饮酒、有毒有害物质接触史；或在发病前有突发的惊恐或持续不良的精神刺激史；或长期烦躁、忧郁、失眠、熬夜、睡眠过少等。表现出月经后期、经期缩短、经量过少、不规则子宫出血，而后逐渐发展为闭经；带下亦少，或伴程度不同的烘热出汗、烦躁、失眠、焦虑、神疲乏力等症状者。

2. BBT 呈单温相。

3. 妇科检查生殖器官萎缩，阴道黏膜充血，皱襞消失。

4. 生殖内分泌激素测定，间隔一个月持续 2 次以上 FSH ≥ 40IU/L，E_2 ≤ 73.2pmol/L。

（二）鉴别诊断

1. 高泌乳素血症

临床表现是月经稀发，闭经及非哺乳期乳汁自溢，PRL ≥ 25μg/L，B 超可见卵巢内有发育的卵泡；血清 LH、FSH 及 TSH 的水平均正常。

2. 多囊卵巢综合征

可出现月经稀发或闭经、不孕，但以高雄性激素血症、高胰岛素血症及代谢综合征为其特征，血清 FSH 水平在正常范围，常伴有肥胖、多毛、痤疮及黑棘皮症。

3. 希思综合征

产后大出血和休克持续时间过长，导致脑垂体急性梗死，引起低促性腺激素性闭经，同时伴有肾上腺皮质、甲状腺功能减退，临床表现为闭经、脱发、阴毛和腋毛脱落、低血压、畏寒、嗜睡、贫血、消瘦等症状。

4. 抵抗性卵巢综合征

又称"卵巢不敏感综合征"，亦属 FSH 升高之高促性腺闭经，镜下卵巢形态饱满，具有多数始基卵泡及初级卵泡，很易与卵巢早衰相鉴别。

5. 中枢神经 – 下丘脑性闭经

包括神经应激性、神经性厌食、体重下降、剧烈体育运动、药物等引起的下丘脑分泌促性腺激素释放，激素功能失调或抑制所引发的闭经。

三、证治

（一）辨证论治

我们认为，本病证主要在于心 – 肾 – 子宫轴功能失调，其中最为重要的是阴虚心肝火旺，分为偏肾阴虚心火旺、偏心阴虚心火旺、偏阳虚心肝郁火以及偏脾虚者几个证型论治。

1. 肾阴虚心火旺证

症状：月经周期、量少，甚则闭经，烘热出汗，夜寐甚差，头昏晕，腰俞酸甚，胸闷烦躁，焦虑，忧郁，便艰，尿黄，带下较少，脉象细弦数，舌质偏红，苔黄腻。

治法：清心滋肾，安神降火。

方药：清心滋肾汤。

钩藤　莲子心　黄连　青龙齿　炙龟板　怀山药　山萸肉　怀牛膝　茯苓　茯神　生地黄　熟地黄

加减：若心肝火旺，睡眠甚差者，加入紫贝齿、炒枣仁、白蒺藜等品；若脾胃失和者，胃脘作胀，纳差神疲，加入广木香、广陈皮、合欢皮等品。

服法：每日 1 剂，水煎分 2 次服。

2. 心阴虚心火旺证

症状：月经后期、量少，甚则闭经，烘热出汗，夜寐甚差，胸闷，烦躁，忧郁，焦虑，心慌心悸，口干咽燥，便艰尿黄，脉象细弦带数，舌偏红，苔黄燥。

治法：滋养心阴，泻火安神。

方药：养阴清心汤。

水牛角（先煎一小时）　珍珠粉　钩藤　莲子心　黄连　麦冬　太子参　青龙齿　浮小麦　甘草　茯苓　茯神　大生地

加减：若肝火亦旺，头疼头晕者，加入白蒺藜、白菊花、白芍等品；若脾胃失和，脘痞纳差者，加入广陈皮、佛手片、炒谷芽等品。

服法：每日1剂，水煎分2次服。

3.偏于阳虚证

症状：月经后期、经量少，色淡红，质稀，甚则闭经；腹中冷痛，腰酸，或面浮肢肿，畏寒怕冷，神疲乏力，性欲减退，大便易溏，舌质淡胖，苔白腻，脉沉无力或细弱。

治法：温阳健脾，清心安神。

方药：毓麟珠合钩藤汤加减。

鹿角霜　白芍　炒白术　茯苓　党参　茯苓　茯神　菟丝子　熟地黄　钩藤　莲子心　合欢皮

加减：若阳虚，腰膝酸痛明显者，加入仙灵脾、仙茅、巴戟天；腹胀，大便溏泄，或则五更泻明显者，加入广木香、砂仁、炮姜、补骨脂等品。

服法：每日1剂，水煎分2次服。

4.偏心肝郁火证

症状：月经后期、量少，或有先期、量少，或至闭经；胸闷心烦，烘热出汗，夜不能寐，头昏头痛，带下甚少，脉象弦数，舌质红，苔黄腻。

治法：清肝宁心，养血解郁。

方药：滋水清肝饮合益经汤加减。

生地黄　熟地黄　炒当归　白芍　炒枣仁　沙参　炒丹皮　炒山栀　太子参　炒柴胡　钩藤　山药　莲子心

加减：若心火偏旺，烦躁失眠，烘热出汗多者，加入黄连、紫贝齿等品；若脾胃不和，脘腹作胀者，加入白术、陈皮、广木香等品。

服法：每日1剂，水煎分2次服。

5. 偏脾虚证

症状：月经后期、量少，色淡红，甚则闭经；带下少，偶然较多，色黄白，质黏浊；腹胀脘痞，大便易溏，甚则溏泄，神疲乏力，心烦寐差，或有潮热易汗，头昏心慌，脉象细弱带弦，舌质淡红，苔白腻。

治法：健脾益气，清心安神。

方药：参苓白术散合钩藤汤加减。

党参　炒白术　茯苓　茯神　广木香　砂仁　建莲肉　炒扁豆　白芍　广陈皮　合欢皮　钩藤　莲子心

加减：若心火偏旺，夜寐甚差者，加入黄连、紫贝齿、炒枣仁等品；如脾虚及肾，腰酸，小腹有冷感者，加入炮姜、补骨脂、杜仲等品。

服法：每日1剂，水煎分2次服。

（二）调周论治

本病证既然是卵巢早衰，就始终处在经后期，按经后期的论治十分重要。根据我们长期临床实践的体会，主要在于心、肾、火、阴、水。火者，指心火也，此与长期熬夜、失眠、烦心、忧郁等后天因素关系较大，从而导致心肾阴伤及水液的耗损。近来发现，用促排卵的激素，耗损水液所致者亦常见，是以滋阴养液、保湿清心是经后期最为重要的治疗方法，同时结合心理疏导。待经后期治疗有锦丝状带下后，再考虑经间期的治疗，或配合针灸治疗。

重证者，尚须配合西药激素治疗，维持月经来潮，免致性器官的萎缩；激素治疗3、5、7个月后，改用中药调治。中药调治半年或1年后，仍不能促使月经来潮者，可再以西药激素治疗，维持月经来潮3、5、7个月后，再用中药调治观察。

（三）其他治疗

1.中成药

（1）坤泰胶囊：每次2g，一日4次。适用于阴虚型卵巢早衰。

（2）天王补心丹：每次30丸，睡前服。适用于心阴虚型卵巢早衰。

（3）杞菊地黄丸：每次9g，一日2次。适用于肝肾阴虚型卵巢早衰。

（4）乌鸡白凤丸：每次1丸，一日2次。适用于血气虚弱型卵巢早衰。

（5）参茸白凤丸：每次1丸，一日1次。适用于偏脾肾阳虚型卵巢早衰。

（6）资生健脾丸：每次9g，一日3次。适用于偏脾虚型卵巢早衰。

2.针灸

取足三里、三阴交、气海、关元、子宫、中极、太冲、神门等穴。

四、疗效判定

（一）痊愈

经治疗，症状消失或基本消失，月经来潮，经量正常，并恢复正常排卵。3 数律者，连续 3 个月经周期以上正常；5 数律者，连续 5 个月经周期以上正常；7 数律者，连续 7 个月经周期以上正常。

（二）有效

治疗后症状改善，或基本消失，月经来潮，经量时多时少，或连续 2 个月，或者能达到 3 个月经周期来潮，但经量偏少者。

（三）无效

治疗后症状未见改善；或有所改善，但月经不能来潮，或经量仍很少者。

● 第二十节　绝经综合征

一、概述

绝经综合征，中医学称为"绝经前后诸证"，但绝经前后诸证是在绝经综合征之后，为了编写中医妇科教材，而按绝经综合征的特点提出的。由于"绝经综合征"使用较多，方便通俗，且妇科临床上也较为常用，故仍用其名。

此病反复发作，历程较长，缘由更年期延长。过去更年期从 46 ～ 55 岁，前后 10 年；如今已从 40 ～ 60 岁，延长到 20 年。所以，又有更年早期、更年中期、更年晚期的区别。本病西医学中又有称为"围绝经期综合征"，中医学中亦有"经断前后诸证"等不同名称。

本病证的主要原因在于阴虚水少，肾衰所致。阴虚水少、肾衰原是正常的衰退过程，由于阴虚水少较甚、较快，亦即肾衰有所加快、有所提早。根据我们长期临床观察，此与心肝郁火有关。凡心肝郁火者，不仅耗阴伤液（水），而且凝痰致瘀，特别是"心"，乃君主之官，主神明，主血脉，心阴心液（水）亏乏，质地硬化，痰瘀内阻，心肾失宁，血脉不利，从而产生这一时期的综合征。其中关键在于衰老过快、过早，影响生命节律，故必须调治。

二、诊断与鉴别诊断

（一）诊断

1. 妇女绝经前后由于卵巢功能衰退引起的一系列以植物神经功能紊乱为主，伴有神经心理症状的一组症候群。也即是 40～60 岁妇女出现月经紊乱或停闭，或有手术切除双侧卵巢及其他因素损伤双侧卵巢功能史，故亦有先期经量或多或少，经期延长，甚则闭经，烘热出汗，眩晕心悸，烦躁易怒，抑郁健忘，失眠多疑，带下少，阴内干涩，皮肤干燥，或关节酸痛。

2. 妇科检查外阴及阴道萎缩，阴道皱襞消失，宫颈、子宫可有萎缩。

3. 生殖内分泌激素测定，大多患者血清 E_2 水平 $< 20pg/mL$，E_2 水平周期性变化消失，FSH、LH 升高。

（二）鉴别诊断

1. 高血压症

舒张压及收缩压持续升高（$> 140/90mmHg$）常合并有心、脑、肾等器官病变。绝经综合征患者血压不稳定，呈波动状态。

2.冠心病

心电图异常，胸前区疼痛，服用硝酸甘油症状可缓解。而绝经综合征患者胸闷胸痛时，服用硝酸甘油片无效。

3.甲状腺功能亢进症

甲状腺功能亢进症患者血清 TSH 减低，FT 增高，而绝经综合征患者甲状腺功能正常。

4.更年期精神病

患者以精神神经症状为最主要临床表现，往往较绝经综合征患者的精神神经症状严重。

三、证治

（一）辨证论治

本病证主要在于阴虚水少，心火偏旺。阴虚水少者以肾为主，但亦有心阳虚，心液少所致心火旺者，简称肾虚心热证、阳虚心热证，以及夹郁证、夹血瘀证。

1.肾虚心热证

症状：月经紊乱，或先期，或后期，经量或多或少，经色鲜红，质稀稍黏，有小血块；烘热出汗，烦躁失眠，头昏腰酸，目涩口干，便艰尿黄，阴部干燥，皮肤干燥，舌质红，苔黄少，脉细弦数。

治法：滋肾清心，养液安神。

方药：清心滋肾汤。

钩藤　莲子心　黄连　青龙齿　生地黄　熟地黄　制龟板　山萸肉　怀牛膝　麦冬　怀山药

加减：夜寐甚差者，加入紫贝齿、酸枣仁；肾虚水少，津液亏耗明显者，加入麦冬、玄参、玄晶石等品。

服法：日服 1 剂，水煎分 2 次服。

2. 心阴虚心火旺证

症状：月经或前后，以先期量多为主，甚则崩漏，色红有少量血块；烘热出汗，烦躁失眠、头晕腰酸，心慌心悸，舌质尖红，苔黄燥，脉象细弦带数。

治法：养阴清心，滋水安神。

方药：养阴清心汤。

水牛角（先煎）麦冬 珍珠粉 莲子心 黄连 钩藤 生地黄 茯苓 茯神 柏子仁 甘草 制龟板

加减：若胸闷叹气者，加入广郁金、炙远志、合欢皮等品；若肾阴虚明显者，加入熟地黄、怀牛膝等品。

服法：日服 1 剂，水煎分 2 次服。

3. 阳虚心热证

症状：月经紊乱，大多后期，经量或少或多，色红，质较稀；头昏晕，腰俞酸冷，烘热出汗较轻，烦躁寐差，夜尿较多，下肢冰冷，脉象细弦带数，舌质偏红，苔中根部白腻。

治法：清心温肾，交济心肾。

方药：清心温肾汤加减。

钩藤 莲子心 黄连 青龙齿 仙灵脾 仙茅 巴戟天 川断 茯苓 茯神 白术 山药

加减：若夜寐甚差失眠者，加入酸枣仁、紫贝齿、炙远志；若大便不实，神疲乏力，四肢浮肿者，加入黄芪、党参、防己、广木香等品。

服法：日服 1 剂，水煎分 2 次服。

4. 兼气郁证

症状：月经紊乱，或前或后，但以后期为多，甚则闭经；烘热出汗，情志忧郁，纳欠神疲，带下很少，脉象细弦，舌质淡红，苔黄微腻。

治法：滋肾清心，理气解郁。

方药：清心滋肾汤合逍遥散加减。

钩藤　莲子心　黄连　青龙齿　制龟板　山萸肉　怀牛膝　茯苓　茯神　当归　白芍　炒柴胡　广郁金　合欢皮

加减：若纳差便溏，脘腹作胀者，去当归、制龟板，加入炒白术、广木香、砂仁等品；若夜寐甚差，失眠明显者，加入酸枣仁、紫贝齿、夜交藤。

5. 兼痰浊证

症状：月经后期，量少，甚则闭经，绝经；烘热出汗，烦躁失眠，胸闷口腻，痰多心悸，肥胖，舌质黄白厚腻，脉象细滑带弦。

治法：滋阴清心，理气化痰。

方药：清心滋肾汤、越鞠二陈、半夏白术天麻汤加减。

钩藤　莲子心　黄连　青龙齿　制苍术　广郁金　茯苓　茯神　制半夏　明天麻　合欢皮　陈皮

加减：若痰浊蕴阻，腹胀便秘，舌苔黄燥厚者，可用防风通圣丸；若腹胀便溏者，应去黄连，加入广木香、砂仁、炮姜等品。

服法：日服1剂，水煎分2次服。

6. 兼瘀血证

症状：月经前后不一，经量偏少，色紫黑，有血块，或伴小腹作痛，或则先期量多，崩漏不已，阵发性出血，有较大血块；烘热出汗，烦躁口渴，不欲饮水，便艰尿黄，脉象细弦不畅，舌质偏紫或有紫瘀点。

治法：清心滋肾，化瘀调冲。

方药：清心滋肾汤、血府逐瘀汤加减。

钩藤　莲子心　黄连　青龙齿　怀牛膝　茯苓　茯神　桃仁　红花　赤芍　白芍　生山楂　炒枳壳　桔梗

加减：血瘀致崩漏者，清心莲子汤合加味失笑散。

钩藤　莲子心　黄连　青龙齿　黑当归　赤芍　白芍　五灵脂　蒲黄　大蓟、小蓟　血余炭　制龟板　生茜草

服法：日服 1～2 剂，水煎分 2～4 次服。

（二）调周论治

一般来讲，调周方法已不适用于本病证。但更年早期，亦即是 46 岁之前，特别是出血性疾病，可运用调周法。经间期恢复后，不仅出血得以控制，而且综合征也得以消除。根据我们的临床体会，甚则有些更年中期，也即是 49～50 岁的崩漏转折，也要从经后期调治，只有恢复经间期，才能有效地控制崩漏。若恢复无望，则采取绝经的方法，可参阅崩漏一节。

一般来说，更年早期调周法，亦主要是经后期的调治，强调心阴脾气，即心火心阴与肾阴并重，同时还要注意津液水湿的增加。其次，脾气即是脾胃后天问题。先天肾衰是不可抗拒的规律，缓解肾衰重在滋阴，所以滋养肾阴，也很重要。此病证运用调周法的困难较大，必须经受反复挫折的考验。

（三）其他治法

1. 中成药

（1）更年安片：每次 6 片，一日 3 次。适用于阴虚内热型绝经综合征。

（2）杞菊地黄丸：每次 9g，一日 2 次。适用于阴虚头晕型绝经综合征。

（3）坤宝丸：每次 5g，一日 2 次。适用于肝肾阴虚型绝经综合征。

（4）坤泰胶囊：每次 2g，一日 3 次。适用于心肾不交型绝经综合征。

（5）龙凤宝胶囊：每次 1g，一日 3 次。适用于肾阳虚型绝经综合征。

（6）天王补心丹：每次 30 丸，睡前服。适用于心阴虚火旺型绝经综合征。

2. 针灸

取穴太溪，太冲、关元、神门、三阴交、心俞、肾俞、肝俞等，平补平泻。

四、疗效判定

（一）显效

经治疗后，症状缓解，或基本缓解，或有轻度发作者。3 数律者，连续 3 个月经周期未见复发；5 数律者，5 个月经周期未见复发；7 数律者，7 个月经周期未见复发。

（二）有效

经治疗后，症状缓解，或基本缓解，有所波动，或有所发作，但发作程度较轻者。3 数律者，3 个月经周期内有所复发；5 数律者，5 个月经周期内有所复发；7 数律者，7 个月经周期内有所复发者。

（三）无效

治疗后症状无改善。

第二章　带下病

● 第一节　带下过多

一、概述

带下量明显增多，色、质、气味异常，或伴全身、局部症状者，称为"带下过多"。西医妇科疾病如阴道炎、宫颈炎、盆腔炎性疾病等引起的阴道分泌物异常与带下过多临床表现类似者，可参照本病辨证施治。

带下过多的病因很多，主要与湿邪有关，湿有内湿、外湿之别。脏腑功能失调是导致内湿产生的主要原因，常因脾虚、肾虚、肝郁所导致。脾虚聚而成湿，流注下焦；肾阳气虚，命门火衰，气化不足；肝郁气滞，克伐脾胃，导致内湿的产生。外湿是自外而侵，大多在经行、产后趁虚而入，或摄生不慎，感受湿邪，蕴为湿热、热毒。《傅青主女科》中言："带下俱是湿证。"本病的治疗，以除湿为主，治脾宜升燥，治肾宜补涩，治肝宜疏达。

二、诊断与鉴别诊断

（一）诊断

1.有妇产科术后感染史、盆腔炎性疾病史、急慢性宫颈炎病史、各类阴道炎病史、房事不节（洁）史等。

2.临床可见带下量明显增多，色白或黄，或白赤相兼，或无色带下，质清稀或黏稠，或无臭，或腥臭，可伴有外阴、阴道灼热瘙痒、坠胀或疼痛，或伴尿频、尿痛等症状。

3.妇科检查可见各类阴道炎、宫颈炎、盆腔炎性疾病的体征，也可发现肿瘤。

4.实验室检查阴道分泌物清洁度Ⅲ度或以上，或可查到滴虫、假丝酵母菌及其他病原体。急性或亚急性盆腔炎，血常规检验白细胞计数增高。必要时，可行宫颈分泌物病原体培养、病变局部组织活检等。

5.B超检查对盆腔炎性疾病及盆腔肿瘤有意义。

（二）鉴别诊断

1.经间期出血、漏下

带下赤色时应与经间期出血、漏下相鉴别。经间期出血是指月经周期正常，在两次月经周期中间出现的少量周期性出血，一般持续3～5天，能自行停止；漏下是指经血非时而下，淋沥不尽，无正常月经周期。

2.**生殖道癥积和癌病**

带下量多是一种症状，以妇科生殖道炎症最为常见，而生殖道癥积及癌病亦可出现。若生殖道癥积突入阴道时，可见带下量多赤白或色黄淋沥，或伴臭味，通过妇科检查可鉴别；若见大量浆液性或脓性或脓血性恶臭白带时，要警惕输卵管癌、子宫颈癌、子宫内膜癌等生殖道癌病的发生，可通过妇科检查、B超检查、诊断性刮宫、阴道镜、宫腔镜和腹腔镜检查等进行鉴别。

3. 白浊

是泌尿生殖系统的化脓性感染，尿窍流出混浊如脓之物，多随小便流出，可伴有小便淋沥涩痛。尿道口分泌物做淋球菌培养呈阳性，可资鉴别。

三、证治

带下过多的辨证重在量、色、质、气味，并结合全身症状、舌苔、脉象判定。其发生以湿证为主，但多夹有脾虚、肾虚、肝郁、热毒等虚实夹杂。治疗以利湿为主，而"诸湿肿满皆属于脾"，故健脾利湿之法始终贯穿带下过多的各个证型中。局部症状明显者，宜配合外治法，提高疗效。

（一）辨证论治

1. 湿热证

症状：带下量多，色黄或呈脓性，质黏稠，有臭气，外阴瘙痒；胸闷纳呆，口苦而腻，小腹疼痛，小便短赤；舌红，苔黄腻或厚，脉濡数。

治法：清热利湿止带。

方药：①轻剂，四妙丸（《成方便读》）加味。

苍术　黄柏　牛膝　薏苡仁

②重剂，仙方活命饮（《校注妇人良方》）。

归尾　赤芍　乳香　没药　贝母　花粉　陈皮　穿山甲　皂角刺　甘草

加减：若肝经湿热下注，症见带多色黄，或黄绿，质黏或呈泡沫状，有臭气，阴户瘙痒；头痛口苦，烦躁易怒；舌边红，苔黄腻，脉弦滑。方用清肝利湿之重剂龙胆泻肝汤（《医方集解》：栀子、龙胆草、黄芩、柴胡、生地黄、车前子、泽泻、木通、甘草、当归）；若脾虚湿郁化热，症见带下量多，色黄黏稠，味臭者，治宜健脾利湿，清热止带，方用易黄汤（《傅青主女科》：黄柏、山药、芡实、车前子、白果）。

服法：每日1剂，水煎分2次服。

2. 湿浊证

症状：带下量多，色白黄，质黏稠，气味臭秽，伴有阴痒；或胸闷烦躁，身困乏力，纳谷稍差，口腻，尿少；舌苔黄白腻根厚，脉细濡。

治法：燥湿化浊，除湿止带。

方药：升阳除湿汤（《兰室秘藏》）。

苍术　柴胡　羌活　防风　升麻　神曲　麦芽　泽泻　猪苓　陈皮　炙甘草

加减：腹胀满者，加厚朴、枳实以理气消胀；盆腔形成脓肿者，加红藤、皂角刺、白芷消肿排脓。

服法：每日1剂，水煎分2次服，经期停服。

3. 寒湿证

症状：带下量多，时而黄白杂下；小腹隐约坠痛，四肢不温，午后胸脘痞满，食少便溏，面色萎黄，神疲乏力，下肢浮肿；舌淡胖，苔白腻，脉细弱。

治法：健脾化湿，温阳止带。

方药：苓桂术甘汤（《金匮要略》）加人参、薏苡仁。

茯苓　桂枝　白术　炙甘草　人参　薏苡仁

加减：若湿浊甚者，加入制苍术、省头草、广藿香等品；若小腹冷痛加肉桂、小茴香以温经止痛。

服法：每日1剂，水煎分2次服。

4. 湿毒证

症状：带下量多，黄绿如脓，或赤白相间，或五色杂下，质黏腻，或如脓样，臭秽难闻；小腹作痛，腰骶酸痛，口苦咽干，烦热头晕，大便干结或臭秽，小便短赤；舌红，苔黄或黄腻，脉滑数。

治法：清热解毒，除湿止带。

方药①轻剂，四妙丸（《成方便读》）合五味消毒饮（《医宗金鉴》）。

牛膝　苍术　黄柏　薏苡仁　蒲公英　紫花地丁　金银花　野菊花　天葵子

②重剂，蜀羊泉散合扶正药。

蜀羊泉　土茯苓　地榆　紫草　莪术　黄芪　党参　怀牛膝

加减：带多色黄夹有脓血者，加贯众、马齿苋、地榆清热解毒止血；高热兼恶寒者，加大青叶、柴胡解毒退热；便秘者，加大黄泄热通腑。

服法：每日1剂，水煎分2次服，经期停服。

5. 夹脾虚证

症状：带下量多，色白，质稀无臭味，绵绵不断；伴面色萎黄，脘腹易胀，神疲乏力，纳少便溏；舌体胖质淡，边有齿痕，苔薄白或白腻，脉细缓。

治法：健脾益气，升阳除湿。

方药：完带汤（《傅青主女科》）加减。

人参　白术　白芍　山药　苍术　陈皮　柴胡　黑芥穗　车前子　甘草

加减：胃脘作胀，纳食欠佳者，加入炒香谷芽、香橼皮、合欢皮；胸膈满闷者，加郁金、薤白以行气解郁。

服法：每日1剂，水煎分2次服。

6. 夹肾虚证

（1）肾阳虚证

症状：带下量多，色白清冷，质稀薄，淋沥不断；腰酸如折，畏寒肢冷，小腹冷感，小便频数清长，夜间尤甚，大便溏薄；舌质淡润，苔薄白，脉沉迟。

治法：温补肾阳，固涩止带。

方药：内补丸（《女科切要》）。

菟丝子　鹿茸　潼蒺藜　黄芪　肉桂　桑螵蛸　肉苁蓉　制附子　白蒺藜　紫菀

加减：腹痛较甚者，加延胡索、苏木活血化瘀止痛；夹湿者，加薏苡仁、苍术健脾燥湿。

服法：每日1剂，水煎分2次服，入少量盐水。

（2）肾阴虚证

症状：带下量多，色黄或赤白相兼，质黏稠，有气味，阴部灼热或瘙痒；腰膝酸软，头晕耳鸣，烘热汗出，五心烦热，咽干口燥，失眠多梦；舌红，苔少或黄腻，脉细略数。

治法：滋肾益阴，清热利湿。

方药：六味地黄汤（《小儿药证直诀》）加味。

地黄　山药　丹皮　泽泻　山茱萸　茯苓

加减：若咽干、眩晕者，加玄参、牡蛎、夏枯草养阴平肝清热；

若心烦、失眠者，加五味子、柏子仁、夜交藤养心安神。

服法：每日 1 剂，水煎分 2 次服。

7. 夹肝郁证

症状：带下量多，色白或黄，质黏稠，或黏稀不一，无臭气；头晕目眩，胸闷烦躁，胁肋胀痛，抑郁寡欢，情志不畅，喜叹息；舌淡，苔腻，脉弦。

治法：疏肝解郁，健脾止带。

方药：逍遥散（《太平惠民和剂局方》）加黑芥穗、薏苡仁、山药等。

炒当归　白芍　柴胡　茯苓　白术　甘草　生姜　薄荷

加减：若胁胀痛者，加香附、疏肝解郁柔肝；若胸胁乳房胀痛严重者，加郁金以疏肝通络；若肝郁化火犯胃，口干舌燥者，加知母、生地黄以养阴生津。

服法：每日 1 剂，水煎分 2 次服。

8. 夹血瘀证

症状：带下量多，色赤白，或黄白带中有黯黑或血块；小腹隐痛；舌质紫黯或有瘀点，脉弦。

治法：清热利湿，化瘀止带。

方药：乌药汤（《济阴纲目》）合震灵丹（《太平惠民和剂局方》）。

乌药　香附　当归　木香　甘草　禹余粮　紫石英　赤石脂　代赭石　乳香　没药　五灵脂　朱砂

加减：若腹痛甚者，酌加延胡索以理气止痛；若小腹胀痛，加路路通、红藤、忍冬藤活血通络；若小腹冷痛，加炮姜、小茴香温经化瘀。

服法：每日1剂，水煎分2次服。

（二）其他治法

1. 中成药

（1）妇康口服液：每次1支，一日2次。适用于湿热蕴结型带下过多。

（2）康妇炎胶囊：每次3粒，一日2次。适用于湿热下注、湿毒蕴结型带下过多。

（3）参苓白术散：每次6g，一日3次。适用于脾虚型带下过多。

（4）知柏地黄丸：每次8丸，每日3次。适用于阴虚夹湿热型带下过多。

（5）金匮肾气丸：每次1丸，一日2次。适用于肾阳虚型带下过多。

2. 艾灸

主穴选阴陵泉、丰隆、带脉等穴。湿热证，加行间、丘墟；肾阳虚证，加肾俞、关元、命门、太溪；脾虚证，加脾俞、足三里、隐白、太白。

3. 外治法

土荆皮12g，一枝黄花10g，蛇床子15g，花椒10g，明矾10g，苦参15g，冰片6g，煎汤趁热先熏后坐浴。适用于带下过多、湿浊较重者。

四、疗效判定

（一）基本痊愈

临床症状消失，舌、脉正常，连续观察半年未复发，伴随症状经3个月经周期观察基本消失。

（二）有效

临床症状减轻，舌、脉较治疗前好转，连续观察 3 个月，病情基本控制。

（三）无效

治疗后白带检查、妇科检查从未改变，或有所减轻，偶尔又发作者；伴随症状仍在。

● 第二节　带下过少

一、概述

带下量明显减少，甚或全无，以致阴中干涩痒痛，甚至阴部萎缩者，称为"带下过少"。经间排卵期锦丝状带下减少较为多见，在不孕不育中亦为常见。带下过少在古代文献中没有专论，可散见于绝经前后诸证及闭经、不孕、阴痒、阴痛等病证中。

本病的主要病机是冲任失养。阴虚水少、肝肾亏损、心肾失济是导致带下过少的主要原因。肝肾亏损，精亏血少，阴液不充，任带失养，不能滋润阴窍，可发为带下过少；素体脾胃虚弱，化源不足；或大病久病，或产后血晕，阴血损耗；或经产感寒，余血内留，新血不生，均可导致精亏血枯，瘀血内停，阻滞血脉，阴津不得敷布、滋润阴窍，也可发为带下过少。

西医学的严重卵巢炎、希恩综合征、卵巢早衰、手术切除双侧卵巢、盆腔放射治疗、肿瘤化疗及其他药物性损伤等导致雌激素水平低落，可参照本病治疗。

二、诊断与鉴别诊断

（一）诊断

1. 可有卵巢早衰、手术切除双侧卵巢、盆腔放疗、肿瘤化疗、产后大出血等病史。

2. 临床表现为带下过少，甚至全无，阴道干涩、痒痛，甚至阴部萎缩；或伴性欲低下，性交疼痛，烘热汗出，月经错后、稀发、经量偏少，甚至闭经、不孕等。

3. 妇科检查阴道黏膜皱折明显减少或消失，或阴道壁菲薄充血，分泌物极少，宫颈、宫体或有萎缩。

4. 阴道脱落细胞涂片，提示雌激素水平较低。卵巢功能低落者，促卵泡生成素（FSH）、促黄体生成素（LH）升高，而雌二醇（E_2）下降；希恩综合征者，垂体、卵巢激素水平均下降。

（二）鉴别诊断

育龄期女性带下过少，往往是卵巢功能低下的征兆，应进一步检查激素水平以明确诊断。自然绝经后带下减少属于生理现象。

三、证治

带下过少以阴血不足、任带失养为本。治疗重在补益肝肾，滋养阴精，兼以健脾益气，化瘀和络。用药不可肆意攻伐，以免犯虚虚之戒。

（一）辨证论治

1. 阴虚水少证

症状：经后期至经间排卵期带下过少，甚或全无，阴道干燥，或伴阴痒；头晕腰酸，胸闷烦躁，夜不能寐；舌质偏红，苔薄黄或少苔，脉细弦或数。

治法：滋补肝肾，生津养液。

方药：麦味地黄汤（夏桂成经验方）加减。

麦冬　五味子　熟地黄　山药　丹皮　山茱萸　泽泻　茯苓

加减：若伴见倦怠乏力、气短懒言者，乃气阴两虚，酌加党参、黄芪气阴双补；咽干口渴，重用麦冬，加石斛养阴生津；腰膝酸软甚者，加桑寄生、续断补肾养血。

服法：经后期到经间期服，每日1剂，水煎分2次服。

2. 肝肾亏损证

症状：带下量少，甚至全无，阴部干涩灼痛，或伴阴痒，阴部萎缩，性交疼痛；头晕耳鸣，腰膝酸软，烘热汗出，烦热胸闷，夜寐不安，小便黄，大便干结；舌红少苔，脉细数或弦细。

治法：滋补肝肾，养血益精。

方药：归肾丸（《景岳全书》）加减。

熟地黄　山药　山茱萸　菟丝子　茯苓　当归　枸杞子　杜仲

服法：经后期到经间排卵期，每日1剂，水煎分2次服。

加减：皮肤瘙痒者，加蝉蜕、防风、白蒺藜祛风止痒；大便干结者，加生地黄、玄参、何首乌润肠通便；烘热汗出甚者，熟地黄改用生地黄，加龟甲、鳖甲以滋阴清热。

3. 心肾失济证

症状：经间期锦丝状带下量少；烘热出汗，寐差，头昏脑痛，烦躁焦虑，易怒，舌红少苔，脉细数。

治法：补肾宁心，养阴生津。

方药：清心养阴汤（夏桂成经验方）。

朱砂　琥珀　酸枣仁　黄连　当归　川芎　生地黄　香附　神

曲　炙甘草

加减：若虚火内盛，烘热明显者，加地骨皮、玄参以滋阴清热；若汗出尤多，加浮小麦、瘪桃干；若心烦少寐，重用酸枣仁、柏子仁以滋阴安神，交通心肾。

服法：经后期至经间排卵期服，每日 1 剂，水煎分 2 次服。

4. 兼血枯瘀阻证

症状：带下量少，甚至全无，阴中干涩，阴痒；面色无华，头晕眼花，心悸失眠，神疲乏力，或经行腹痛，经色紫黯，夹有血块，肌肤甲错，或下腹有包块；舌质黯，边有瘀点瘀斑，脉细涩。

治法：补血益精，活血化瘀。

方药：滋血汤（《太平惠民和剂局方》）加减。

人参　山药　黄芪　茯苓　川芎　当归　白芍　熟地黄

加减：若伴月经量少，可加丹参、鸡血藤养血活血。

服法：每日 1 剂，水煎分 2 次服。

加减：若小腹疼痛明显者，加五灵脂、延胡索以活血化瘀止痛；大便干结者，加火麻仁、生首乌润肠通便；下腹有包块者，加鸡血藤、三棱、莪术以消癥散结。

5. 兼脾虚证

症状：经后期至经间期带下过少，甚或全无，自觉阴道内干燥或兼阴痒；纳欠神疲，脘腹作胀，矢气频频，大便或溏；舌质淡红，苔薄白腻，脉细弱。

治法：健脾和胃，益气生津。

方药：参苓白术散（《太平惠民和剂局方》）。

党参　茯苓　炒白术　甘草　薏苡仁　扁豆　山药　莲子　砂仁　桔梗

加减：若脾胃虚弱，正气不足者，加黄芪健脾益气；大便溏者，加煨木香、焦神曲以健脾和胃。

服法：经后期至经间排卵期服，每日1剂，水煎分2次服。

6. 兼痰浊证

症状：经后期至经间期带下过少，甚或全无，阴道干燥，或伴阴痒；头痛昏蒙，胸脘满闷，呕恶痰涎；舌体胖大有齿痕，苔白腻，脉滑或弦滑。

治法：滋肾养肝，化湿祛痰。

方药：杞菊地黄汤合防己黄芪汤（《金匮要略》）。

枸杞　菊花　熟地黄　山药　萸肉　丹皮　茯苓　泽泻　防己　甘草　黄芪　白术　生姜

加减：胸脘痞闷食少者，加山楂、神曲、鸡内金消积导滞。

服法：经后期至经间排卵期服，每日1剂，水煎分2次服。

7. 兼肝郁证

症状：经后期至经间期带下过少，甚或全无，阴道干燥，或伴阴痒；头晕目眩，胸闷烦躁，精神抑郁，情志不畅，喜叹息，苔腻，脉弦。

治法：滋补肝肾，疏肝解郁。

方药：杞菊地黄汤合逍遥散（《太平惠民和剂局方》）。

枸杞　菊花　熟地黄　山药　萸肉　丹皮　茯苓　泽泻　当归　白芍　白术　柴胡　生姜　甘草　薄荷

加减：肝郁日久化热者，加栀子清热凉血；脘闷烦躁者，加广郁金、枳壳、陈皮理气健脾。

服法：每日1剂，水煎分2次服。

（二）其他治法

（1）六味地黄丸：每次 3 ～ 6g，一日 3 次。适用于阴虚型带下过少。

（2）大黄䗪虫丸：每次 3g，一日 3 次。适用于血瘀型带下过少。

（3）杞菊地黄丸口服液：每次 10mL，一日 3 次。适用于肝肾阴虚型带下过少。

四、疗效判定

（一）基本痊愈

阴道分泌物之量、色、质、气味均恢复正常，诸症消失。

（二）有效

阴道分泌物之量、色、质、气味及诸症减轻。

（三）无效

带下及诸症均无变化。

● 第三节　盆腔炎性疾病

一、概述

盆腔炎性疾病，简称 PID，指女性上生殖道及其周围组织的一组感染性疾病，主要包括子宫内膜炎、输卵管炎、输卵管卵巢脓肿、盆腔腹膜炎。炎症可局限于一个部位，也可同时累及几个部位，以输卵管炎、输卵管卵巢炎最常见。PID 大多发生在育龄期妇女，初潮前、绝经后或未婚者很少发病，若发生也往往是邻近器官炎症的扩散。严重的 PID 可引起弥漫性腹膜炎、败血症、感染性休克，甚至危及生命。

中医古籍无此病名记载，根据其症状特点，归属于"热入血室""带下病""妇人腹痛""癥瘕""产后发热"等范畴。

二、诊断与鉴别诊断

（一）诊断

1. 多有近期妇产科手术史；或经期产后摄生不慎，或房事不洁史；或慢性生殖器炎症史。

2. 下腹部或全腹部疼痛难忍，高热伴恶寒或寒战，头痛，带下量多或赤白兼杂，甚至如脓血，可伴有腹胀、腹泻、尿频、尿急等症状。

3. 妇科检查阴道可见脓臭分泌物；宫颈举痛或充血，或见脓性分泌物从宫颈口流出；子宫体可增大，压痛明显，附件区压痛明显，甚至触及包块；伴腹膜炎时，下腹部有压痛、反跳痛及腹肌紧张；盆腔脓肿形成位置较低者，则后穹隆饱满，有波动感。

4. 辅助检查：①血常规检查：白细胞总数及中性粒细胞数增高；②血沉：＞20mm/h；③宫颈管分泌物检查：可做病原体检测、培养及药敏试验；④B超检查：可见盆腔积液或包块；⑤后穹隆穿刺：若B超检查显示直肠子宫凹陷积液，穿刺抽出脓液即可确诊，穿刺物涂片检查或细菌培养可明确病原体；⑥腹腔镜检查：输卵管表面明显充血，输卵管管壁水肿，输卵管伞端或浆膜面有脓性渗出物。

（二）鉴别诊断

盆腔炎性疾病应与急性阑尾炎、异位妊娠、卵巢囊肿蒂扭转、子宫内膜异位囊肿破裂等相鉴别。

1.急性阑尾炎

两者均有身热、腹痛、血白细胞升高。PID痛在下腹部，病位较低，常伴月经异常、带下增多；急性阑尾炎痛多局限于右下腹，有麦氏点压痛、反跳痛，可做腰大肌和闭孔内肌试验以资鉴别。

2.异位妊娠

异位妊娠者多有停经、下腹疼痛、阴道不规则流血及血、尿HCG阳性，阴道后穹隆穿刺可吸出不凝血；PID下腹痛常伴发热，血中白细胞明显升高，阴道后穹隆穿刺可抽出脓液或淡黄色积液以资鉴别。

3.卵巢囊肿蒂扭转

常突发下腹痛，逐渐加重，与体位改变有关，可伴有恶心呕吐。多有附件包块病史，B超、妇科检查以资鉴别。

4.子宫内膜异位囊肿破裂

常突发剧烈腹痛，与性生活等腹压增加有关，伴恶心呕吐和肛门坠胀。多有子宫内膜异位囊肿病史，妇科检查、B超、经阴道后穹隆穿刺以资鉴别。

三、证治

（一）辨证论治

根据本病急性发作时具有发热、下腹疼痛、带下异常等，结合全身症状、舌脉综合分析。辨证以热毒、湿毒、湿热证为主。本病以中西医结合治疗为主，西医以抗生素治疗为主，中医药的治疗应以"急则治其标"为原则，治以清热解毒利湿、凉血行气止痛以祛邪泄实。合并癥瘕脓肿者，又当解毒消肿排脓，活血消癥散结。必要时采取手术治疗。

1. 热毒炽盛证

症状：下腹胀痛或灼痛剧烈，高热，或壮热不退，恶寒或寒战，带下量多，色黄或赤白杂下，味臭秽；口苦烦渴，精神不振，或月经量多或崩中下血，大便秘结，小便短赤；舌红，苔黄厚或黄燥，脉滑数或洪数。

治法：清热解毒，凉血消痈。

方药：五味消毒饮（《医宗金鉴》）合大黄牡丹汤（《金匮要略》）。

金银花　野菊花　蒲公英　紫花地丁　紫背天葵　大黄　牡丹皮　桃仁　冬瓜仁　芒硝

加减：带下臭秽者，加椿根皮、黄柏、茵陈清热利湿止带；腹胀满者，加厚朴、枳实以理气消胀；盆腔形成脓肿者，加红藤、皂角刺、白芷消肿排脓。

服法：平时服用，每日 1～2 剂，水煎分 2 次服，按照"7、5、3 奇数律"服药。

2. 湿毒壅盛证

症状：下腹胀痛拒按，或伴腰骶部胀痛难忍，发热恶寒，或高热不退，带下量多，色黄绿如脓，味臭秽；月经量多，经期延长或淋漓不尽，口苦口腻，大便溏泄，小便黄短少；舌红，苔黄腻，脉滑数。

治法：解毒利湿，活血止痛。

方药：银翘红酱解毒汤（《中医妇科临床手册》）。

忍冬藤　连翘　红藤　败酱草　牡丹皮　栀子　赤芍　桃仁　薏苡仁　延胡索　乳香　没药　川楝子

加减：如高热兼恶寒者，加大青叶、柴胡解毒退热；便溏热臭者，加秦皮、黄芩、黄连清热利湿；便秘者，加大黄泄热通腑；带多色黄夹有脓血者，加贯众、马齿苋、地榆清湿解毒止血。

服法：平时服用，每日1～2剂，水煎分2次服，按照"7、5、3奇数律"服药。

3. 湿热蕴结证

症状：下腹胀痛，或伴腰骶部胀痛，发热，热势起伏或寒热往来，带下量多，色黄味臭；或经期延长或淋漓不止，口腻纳呆，小便黄，大便溏或燥结，舌红，苔黄厚，脉滑数。

治法：清热利湿，活血止痛。

方药：仙方活命饮（《校注妇人良方》）去穿山甲、当归、皂角刺，加蒲公英、败酱草、薏苡仁、土茯苓。

金银花　甘草　赤芍　天花粉　贝母　防风　白芷　陈皮　乳香　没药　蒲公英　败酱草　薏苡仁　茯苓

加减：若低热起伏者，加茵陈、柴胡以除湿清热；月经量多或淋漓不止者，加马齿苋、贯众、炒地榆清湿凉血止血；形成癥瘕者，加夏枯草、三棱、莪术等消肿散结、化瘀消癥。

服法：平时服用，每日1～2剂，水煎分2次服，按照"7、5、3奇数律"服药。

（二）外治法

1. 中药保留灌肠

红藤灌肠汤（红藤、丹参、败酱草、蒲公英等）浓煎后保留灌肠或直肠滴注，每晚1次，保留20～30分钟。

2. 外敷法

将外敷消癥散（千年健、追地风、花椒、五加皮、艾叶、透骨草、羌活、独活、血竭、乳香、没药等）装入纱布袋内，蒸热，趁温热外敷下腹部，每日 2 次，每次约半小时。

（三）其他疗法

1. 中成药

（1）金刚藤冲剂：每次 1～2 包，每日 3 次，开水冲服。适用于热毒炽盛证。

（2）妇科千金片：每次 4 粒，每日 3 次，口服。适用于湿热蕴结证、湿毒壅盛证。

（3）苦参凝胶：每次 1 支，每日 1～2 次，阴道给药。适用于湿热蕴结证。

（4）康妇消炎栓：每次 1 粒，每日 1～2 次，直肠纳入。适用于湿热蕴结证、湿毒壅盛证。

2. 针灸

体针：取气海、带脉、中极、阴陵泉、行间。热毒盛者，加大椎、曲池、合谷；湿热下注者，加次髎、白环俞、肝俞、血海、太冲；热毒伤阴者，加太溪、复溜、三阴交、肾俞；气血不足者，加足三里、大赫、三阴交、气穴。方法：实证可用泻法，注意下腹部穴位针刺的深度，同时不可刺入发炎组织，可加用电针。急性者，每日治疗 2 次；慢性者，每日 1 次或隔日 1 次。

四、疗效评定

（一）痊愈

治疗后腹痛消失，或者基本消失。3 数律者，连续 3 个以上月经周期腹痛消失；5 数律者，连续 5 个以上月经周期腹痛消失；7 数律者，连续 7 个以上月经周期腹痛消失。

（二）有效

治疗后腹痛减轻或消失，但稍加劳累后又发作，程度较轻者。

（三）无效

治疗后腹痛未见消失者；或有所减轻，偶尔又发作者。

● 第四节　盆腔炎性疾病后遗症

一、概述

盆腔炎性疾病（简称 PID）后遗症，是 PID 的遗留病变，以往称慢性盆腔炎，多是由于 PID 未能得到及时正确的治疗，迁延日久而来。临床缠绵难愈，以不孕、输卵管妊娠、慢性盆腔痛、炎症反复发作为主要临床表现，严重影响妇女的生殖健康和生活质量。根据发病部位及病理不同，可分为慢性输卵管炎与输卵管积水、输卵管卵巢炎及输卵管卵巢囊肿、慢性盆腔结缔组织炎。

中医古籍无此病名记载，根据其临床表现，归属于"癥瘕""妇人腹痛""带下病""月经不调""不孕症"等范畴。

二、诊断与鉴别诊断

（一）诊断

1. 大多有 PID 发作史，或宫腔、盆腔手术史，或不洁性生活史。

2. 下腹部疼痛或坠胀痛，痛连腰骶，常在劳累、性交后及月经前后加重。可伴有低热起伏，易疲劳，劳则复发，带下增多，月经不调，不孕等。

3. 子宫常后倾后屈，压痛，活动受限或粘连固定；宫体一侧或两侧附件增厚，或触及条索状增粗的输卵管，或触及囊性肿块，压痛；宫骶韧带增粗、变硬、触痛。

4.辅助检查：①实验室检查：白带常规、宫颈分泌物检测、血沉、血常规等可有异常发现；②B超检查：可有一侧或两侧附件液性包块；③子宫输卵管造影检查：输卵管迂曲、阻塞或通而不畅；④腹腔镜检查：盆腔粘连、输卵管积水、伞端闭锁。

（二）鉴别诊断

1.子宫内膜异位症

子宫内膜异位症与PID后遗症相似，但常表现为痛经，进行性加重；而PID后遗症疼痛不仅限于经期，平时亦有腹部疼痛，且可伴有发热，抗感染治疗有效。妇科检查、B超、腹腔镜检查有助于诊断。

2.卵巢肿瘤

PID后遗症相关的输卵管积水或卵巢囊肿，除有盆腔炎病史外，肿块成腊肠形，囊壁较薄，周围有粘连；而卵巢良性肿瘤以圆形或椭圆形较多，多为囊性，表面光滑，活动。卵巢恶性肿瘤在阴道后穹隆触及盆腔内硬结节，肿块多为双侧，实性或半实性，表面凹凸不平，不活动，常伴有腹水，晚期可有恶病质征象可资鉴别。

三、证治

盆腔炎性疾病后遗症主要是湿热毒邪残留于冲任、胞宫，与气血搏结，聚结成瘀。故以血瘀为关键，证候虚实错杂。临证需结合全身症状及舌脉辨别寒热虚实。一般而言，本病以实证或虚实夹杂证多见，纯虚证少见。治疗以活血化瘀、行气止痛为主，配合清热利湿、疏肝行气、散寒除湿、补肾健脾益气等大法治疗。在内治法的基础上，配合中药直肠导入、中药外敷、中药熏蒸、中药离子导入等综合疗法，以提高临床疗效。

（一）辨证论治

1. 心肾阳虚夹瘀证，有轻重之别

（1）轻证：下腹时有疼痛，得温稍舒，失眠多梦，心慌心悸，腰骶酸痛，四肢不温；月经血量较多，色淡紫暗，带下时多；舌质淡，边有齿痕，苔白腻，脉象细弱。

治法：补益心肾，理气化瘀止痛。

方药：茯苓补心汤（《千金要方》）加入丹参、赤芍、延胡索等。

茯苓　肉桂　人参　大枣　蒲公英　甘草　赤小豆　麦冬

加减：若下腹冷痛较甚，加乌药、艾叶温经止痛；大便溏薄者，去当归，加炒白术、山药健脾利湿；带下量多、质稀者，加芡实、金樱子化湿止带。

服法：平时服，每日1剂，水煎分2次服，按"7、5、3奇数律"服药。

（2）重证：小腹疼痛，生活不规律或劳累后发作，腹痛加重，失眠多梦，胸闷心悸，腰骶疼痛；月经量少，色淡紫黯，时有血块；舌质紫淡，可见瘀斑，苔白，脉象细沉。

治法：补益心肾，温阳化瘀止痛。

方药：茯苓补心汤（《千金要方》）合桂枝茯苓丸（《金匮要略》），必要时加入地鳖虫、石打穿。

茯苓　肉桂　人参　大枣　紫石英　甘草　赤小豆　麦冬　桂枝　桃仁　赤药　牡丹皮

加减：若肾阳虚明显者，可选内补丸加减；腹痛较甚者，加延胡索、苏木活血化瘀止痛；夹湿者，加薏苡仁、苍术健脾燥湿。

服法：平时服，每日1剂，水煎分2次服，按"7、5、3奇数律"服药。

2. 阴虚肝郁夹瘀证

症状：下腹作痛或刺痛，痛连胁肋胀痛，烦躁易怒，时而叹气；月经后期或量少，经血黯夹块，带下量少，阴部干涩，或婚久不孕；舌红黯淡，苔少色黄，脉细弦。

治法：益阴解郁，化瘀止痛。

方药：银甲丸（《王渭川妇科经验选》）合杞菊地黄汤。

金银花　连翘　升麻　红藤　蒲公英　生鳖甲　紫花地丁　生蒲黄　椿根皮　大青叶　茵陈　琥珀末　桔梗　枸杞子　菊花　生地黄　山药　山茱萸　丹皮　茯苓　泽泻

加减：若下腹有包块者，加三棱、莪术活血消癥。

服法：平时服，每日1剂，水煎分2次服，按"7、5、3奇数律"服药。

3. 脾虚兼夹证

（1）脾虚肝郁夹瘀证

症状：小腹时常刺痛，劳作或情绪改变时易发，腹痛加重，腹坠胁胀，大便时溏；月经血量时多时少，色淡紫黯，小便清长；舌淡，边齿痕，苔黄，脉象细弦。

治法：健脾疏肝，理气祛瘀止痛。

方药：香砂六君汤、逍遥散、当归芍药散。

党参　白术　茯苓　薏苡仁　砂仁　陈皮　炒当归　赤芍　制香附　广木香　延胡索　柴胡　子芩

加减：若下腹痛较甚，加延胡索以行气止痛。

服法：平时服，每日1剂，水煎分2次服，按"7、5、3奇数律"服药。

（2）脾虚肝郁夹湿证

症状：小腹时常坠痛，气候变化时易发，腹痛加重，腹坠胁胀，脘闷纳呆，口腻不欲饮，大便时溏，周身倦怠，下肢肿胀；月经时多时少，色淡紫黯，舌淡边有齿痕，苔白腻，脉象细濡。

治法：健脾疏肝，化湿通络止痛。

方药：香砂六君子汤、四妙丸、当归芍药散。

党参　白术　茯苓　砂仁　制香附　当归　赤芍　黄柏　薏苡仁　牛膝

加减：若湿邪甚，腹胀痛者，加厚朴、大腹皮行气祛湿；若带下量多、黄稠者，加土茯苓利湿止带。

服法：平时服，每日1剂，水煎分2次服，按"7、5、3奇数律"服药。

（3）偏于脾虚证

症状：小腹疼痛，生活不规律或劳累后发作，下腹坠痛，得温则舒；月经血量较多，色淡紫黯，周身倦怠，四肢浮肿，大便时溏；舌质淡，边有齿痕，苔白腻，脉象细濡。

治法：健脾益气，升提中气，通络止痛。

方药：补中益气汤加减（《脾胃论》）。

党参　黄芪　白术　茯苓　当归　升麻　柴胡　陈皮　甘草

加减：若脾虚便溏者，加薏苡仁健脾燥湿。

服法：平时服，每日1剂，水煎分2次服，按"7、5、3奇数律"服药。

（4）偏于心肝气郁证

症状：小腹时常胀痛，情绪烦躁，腹痛加重，胸胁痞闷，失眠多梦，大便干结，小便色黄；月经时多时少；舌红苔黄，脉象细弦。

治法：疏肝解郁，宁心止痛。

方药：钩藤汤合当归芍药散加减。

钩藤　枣仁　党参　白术　茯苓　薏苡仁　砂仁　陈皮　炒当归　赤芍　制香附　广木香　延胡索　柴胡　子芩

加减：若烦躁易怒、口苦者，加栀子、夏枯草清肝泻火。

服法：平时服，每日1剂，水煎分2次服，按"7、5、3奇数律"服药。

（二）调整月经周期节律法

本病证以腹痛和阴道排液为主，病机主要为"湿、热、瘀"。若迁延日久，可从"寒、湿、瘀"着手，然总属"邪蓄胞中滞络，不通则痛"。治则以清通、温通二法为主要治法。本病急性期当辨病辨证相结合，抓主要矛盾以清热利湿、化瘀通络为法；慢性期加大方中温经祛寒的药物剂量，增强祛寒利湿、温经通络的功效，结合调整月经周期节律法，以提高机体的内在调节功能，不止痛而痛自止，有助于本病的恢复。应该注意周期调整，即行经期的治疗重在调经止痛，经间排卵期以补肾助阳促进排卵活动，提高阳的功能，更好地溶解血瘀，"通则不痛"，这是盆腔炎性疾病后遗症腹痛最重要的，也是治本的方法。但少数如阴虚为主者，或者气阴不足兼夹瘀血、湿浊、湿热或湿毒者，就必须从经后期论治，具体有：①滋阴养血法：滋阴养血的方剂应以归芍地黄汤为主。②血中助阳法：凡具有肾虚偏阳及血虚的特点，同时或夹有水湿、血瘀等病理物质者，常用方为毓麟珠。③活血化瘀法：轻剂量的活血化瘀药，如当归、赤芍、红花、鸡血藤等。一般应重视经间期的论治，用补肾促排卵汤。必须促进"重阴必阳"的转化，必须维持BBT高温相的要求；扶持阳与气，才能消除瘀浊湿热，是以心肾阳虚、脾虚肝郁者均应遵此治疗。阴虚者，须考虑经后期即治，按经后期论治，以滋阴为主，稍佐化瘀、消癥等品。

（三）其他疗法

1. 中成药

（1）花红胶囊：每次 3 粒，每日 3 次，口服。适用于湿热瘀结证。

（2）妇科千金胶囊：每次 2 粒，每日 3 次，口服。适用于湿热瘀结证。

（3）坤复康胶囊：每次 3～4 粒，每日 3 次，口服。适用于气滞血瘀证。

（4）桂枝茯苓胶囊：每次 3 粒，每日 3 次，口服。适用于寒湿瘀滞证。

（5）妇宝颗粒：每次 10g，每日 2 次，用开水冲服。适用于肾虚血瘀证。

（6）丹黄祛瘀片：每次 2～4 片，每日 2～3 次，口服。适用于气虚血瘀证。

2. 艾灸

取穴关元、气海、神阙、中极。每日或隔日 1 次。

3. 其他治法

（1）中药直肠导入：红藤、败酱草、丹参、延胡索、三棱等随证加减。适用于 PID 后遗症的各个证型者。

（2）外敷法：①中药药包热敷：辨证选用中药，热敷于下腹部或腰骶部；②中药穴位敷贴：辨证选用中药，研末或制成丸剂，贴敷于三阴交、气海、神阙、关元等穴位。

（3）中药离子导入：辨证选用中药浓煎后，通过中药离子光电导入仪导入，使药物通过局部皮肤直接渗透和吸收。

（4）物理疗法：选择应用盆腔炎治疗仪、微波治疗仪、超声电导仪、光子治疗仪、短波治疗仪、超短波治疗仪、音频治疗仪、激光治疗仪等。

四、疗效评定

（一）痊愈

治疗后腹痛消失，或者基本消失。3 数律者，连续 3 次以上月经周期腹痛消失或基本消失；5 数律者，连续 5 次以上腹痛消失或基本消失；7 数律者，连续 7 次以上腹痛消失或基本消失。

（二）有效

治疗后腹痛减轻或消失，但稍加劳累后又有所发作，程度较轻者。

（三）无效

治疗后腹痛未见消失者；或有所减轻，偶尔发作者。

第三章　妊娠病

　　妊娠期间，由于生理上发生变化，精神情绪上亦有所不同，因而容易导致一些与妊娠有关的疾病，主要是母子双方的安危问题，故称为妊娠期疾病，前人亦称为"胎前病"。

　　妊娠期的常见疾病有：妊娠恶阻、异位妊娠、胎漏、胎动不安、滑胎、子肿、子晕、子痫、胎水肿满、胎萎不长、子嗽、子淋、妊娠小便不通等。此外，还包括妊娠身痒。

　　妊娠病的原因极为复杂，就中医而言，有外因、内因、子病、母病、遗传因素等，但主要的是母体与胎儿两方面的因素。母体方面，重点在于虚变；胎儿方面，重点在于气火偏旺的实变，俗有"胎前一盆火"之说，即指此而言。

　　妊娠病的治疗原则，大多是治病与安胎并重。如因病而致胎动的宜治病，病去胎即安；因胎不安而致病的，宜先安胎，胎安病自去。《素问·六元正纪大论》曰："妇人重身，毒之何如，有故无殒，亦无殒也。""大积大聚，其可犯也，衰其大半而止，过者死。"提示我们，妊妇如病，凡一切大毒大热、破血泻下药，所谓有病则解病，病减即停用；如有胎死腹中或胎堕难留，甚则空胚者，安之无益，当从速促其流产，以保护母体。此外，还有"胎前宜凉"，是针对子病气火偏旺者而言；母体虚弱、脾肾不足，又当培补脾肾，温固胎元，不可偏执。

妊娠期的胎养、胎禁、胎教很为重要，可参考《夏桂成实用中医妇科学》。妊娠药禁也很重要，附后以供背诵之。

● 第一节　妊娠恶阻

一、概述

妊娠早期出现严重的恶心呕吐，头晕厌食，甚则食入即吐，阻隔饮食者，称为"妊娠恶阻"。《胎产心法》曰："恶阻即恶心而饮食阻隔之义也。"《扁鹊新书》曰："胎逆即恶阻，所谓病儿者是也。"《产经》谓之"子病"，《坤元是保》谓之"病食"，均是妊娠恶阻的异名。

本病的主要机理在于胎气夹肝之气上逆，逆犯于胃，胃失和降，故肝胃不和是为主要的原因。胎气者，即子因也。因为孕后阴血下聚以养胎元，胎气特旺，通过冲肝之气上逆犯胃所致。临床上所见肝胃不和者分轻、中、重三种情况，重者极为顽固，如再加上痰浊阻滞，舌苔出现厚腻，将更加顽固。由于恶心呕吐之严重，必耗津液与正气，可导致气阴两虚。虽然现在有输液措施，气阴两虚者并不多见，但亦有之。脾胃失和较为少见，故为次要证型。西医之"妊娠剧吐"可参照本病治疗。

二、诊断与鉴别诊断

（一）诊断

1.有停经史、早期妊娠反应，多发生在孕期 3 个月内。

2.频繁呕吐，厌食，甚者全身乏力，精神萎靡，全身皮肤和黏膜干燥，眼球凹陷，体重下降。极个别严重者，可出现血压下降、体温升高、黄疸、嗜睡和昏迷。

3.妇科检查发现子宫增大与停经月份相符合。

4.尿妊娠试验阳性，尿酮体阳性。为识别病情轻重，可进一步测定外周血红细胞计数、血细胞比容、血红蛋白、血酮体和血钾、血钠、血氯等电解质。必要时，做尿素氮、肌酐及胆红素测定，记录 24 小时尿量等。

（二）鉴别诊断

1.葡萄胎

所致恶心呕吐较剧，阴道不规则流血，偶有水泡状胎块排出，子宫大多较停经月份大、质软，HCG 水平显著升高，B 超显示宫腔内呈落雪状图象而无妊娠囊及胎心搏动。

2.妊娠合并急性胃肠炎

呕吐前多有饮食不洁史，除恶心呕吐外，常伴有腹痛、腹泻等胃肠道症状，大便检查可见白细胞及脓细胞。

3.孕痈即妊娠期急性阑尾炎

所致恶心呕吐常伴见脐周或中上腹部疼痛，24 小时内腹痛转移到右下腹；查体腹部有压痛、反跳痛，伴肌紧张，体温升高；实验室检查见白细胞增多。

三、证治

本病辨证需分清寒热虚实。呕吐清水清涎，口淡者，多属虚证、寒证；呕吐酸水或苦水，口苦者，多属实证、热证；呕吐痰涎，口淡黏腻者，为痰湿阻滞；而吐出物呈咖啡色黏涎或带血样物者，则属气阴两亏之重证。

治疗上自然以抑肝和胃为要法，常用的是抑肝和胃饮。同时不能忽视外治法的配合治疗，特别是重度的顽固性恶阻。如因剧吐导致酸中毒、电解质平衡失调、肝功能异常时，需住院治疗。此时不仅要配合外治法，而且要注重输液扶助气阴，待其转入妊娠中期，而恶阻自然消除。

若经治疗无好转，或体温达到38℃以上，心率超过每分120次，或出现黄疸时，应考虑终止妊娠。中药治疗以调气和中、降逆止呕为主，并应注意饮食和情志的调节，忌用升散之品。

（一）辨证论治

1.肝胃不和证

（1）轻证

症状：妊娠早期，恶心呕吐，晨间明显；脘胀嗳气，不吐酸水苦水，大便偏干，舌质偏红，苔薄黄腻，脉象弦滑。

治法：抑肝和胃，降逆止呕。

方药：抑肝和胃饮（夏桂成经验方）加减。

苏叶　黄连　广陈皮　竹茹　佛手片　黄芩　生姜

加减：呕吐甚剧者，加制乌梅、芦根、藕节炭、炙枇杷叶。

服法：水煎频服，少量多饮，犹如饮茶，每日1剂。

（2）中证

症状：妊娠早期，恶心呕吐，呕吐频繁，吐出黄苦水或酸水；口苦口干，脘腹胀闷，尿黄量少，大便干结，舌质偏红，苔黄薄腻，脉象弦滑。

治法：抑肝和胃，降逆止吐。

方药：加味抑肝和胃饮（夏桂成经验方）加减。

苏叶　黄连　钩藤　乌梅　白芍　广陈皮　竹茹　佛手片　黄芩　生姜

加减：头昏晕甚者，加入甘菊、石决明（先煎）。

服法：水煎频服，少量多饮，犹如饮茶，每日1剂。

（3）重证

症状：妊娠早期，恶心呕吐，呕吐剧烈，吐出黄苦水或酸水，甚则吐出黄绿胆汁；脘腹胀闷，烦躁口苦，尿黄量少，大便干结，数日不行，舌质偏红，苔黄腻，脉象弦滑。

治法：抑肝和胃，降逆止吐。

方药：清肝降火抑肝和胃饮（夏桂成经验方）合旋覆代赭石汤加减。

苏叶　黄连（猪胆汁拌炒）　制半夏　钩藤　旋覆花　代赭石　竹茹　乌梅　生姜

加减：吐出痰涎颇多者，加入茯苓、川朴花。

服法：水煎频服，少量多饮，犹如饮茶，每日1剂。

（4）夹痰浊证

症状：妊娠早期，恶心呕吐，不能进食，口腻多痰，呕吐痰涎，胸腹胀满，神疲嗜睡，舌质淡，苔白腻而厚，脉滑。

治法：化痰除湿，和胃降逆。

方药：小半夏加茯苓汤（《金匮要略》）加减。

制半夏　广陈皮　黄连　茯苓　生姜　广藿香　炒竹茹　川朴花　炒谷芽　炒麦芽

加减：偏于寒凝者，加淡干姜；偏于火热者，加黄连；夹食积者，加入山楂、炒枳实、制川朴。

服法：水煎频服，少量多饮，犹如饮茶，每日1剂。

（5）夹气阴两虚证

症状：妊娠早期，呕吐不止，呕吐带血样物，不能进食，病程较长；精神萎靡，形体消瘦，眼眶下陷，双目无神，尿少便秘，唇舌干燥，舌红，苔薄黄或光剥，脉细滑数无力。

治法：益气养阴，和胃止呕。

方药：生脉散（《内外伤辨惑论》）合增液汤（《温病条辨》）。

人参　麦冬　五味子　玄参　麦冬　生地黄　黄连　陈皮

加减：口舌干燥，加乌梅、竹茹、芦根；呕吐带血样物者，加藕节、乌贼骨、乌梅炭。

服法：水煎频服，少量多饮，犹如饮茶，每日1剂。

2. 脾胃不和证

症状：妊娠早期，恶心呕吐，其则食入即吐，吐出清水黏痰；脘腹胀闷，不思饮食，头晕体倦，怠惰思睡；舌淡，苔白，脉缓滑无力。

治法：健胃和中，降逆止呕。

方药：香砂六君子汤（《小儿药证直诀》）。

党参　白术　茯苓　甘草　制半夏　广陈皮　广藿香　苏叶　砂仁　生姜　大枣

加减：若脾胃虚寒者，加丁香、白豆蔻；若吐甚伤阴，口干便秘者，去木香、砂仁、茯苓等，加玉竹、麦门冬、石斛、胡麻仁；若唾液异常增多，加益智仁、白豆蔻。

服法：水煎频服，少量多饮，犹如饮茶，每日1剂。

（二）其他治法

1. 中成药

（1）香砂养胃丸：每次9g，一日2次。适用于胃虚型妊娠恶阻。

（2）左金丸：每次1.5g，一日3次。适用于肝热型妊娠恶阻。

（3）生脉饮口服液：每次10mL，一日3次。适用于气阴两虚型妊娠恶阻。

2. 针灸

（1）穴位封闭：用维生素$B_6$100mg于足三里穴位行封闭治疗。

（2）耳穴：用维生素$B_1$0.1mL于肾穴、内分泌、交感穴封闭。

3. 拔火罐

取中脘穴拔火罐，适用于胃虚证。

4. 敷脐

丁香、半夏加生姜汁熬成膏敷脐，适用于各证。

四、疗效判定

（一）痊愈

治疗后呕吐消除，尿酮体阴性，电解质正常；B超检查，提示胎儿发育正常。3数律者，连续3天不吐；5数律者，连续5天不吐；7数律者，连续7天不吐。

（二）有效

治疗后呕吐减轻，偶尔又吐，但轻微；尿酮体阴性，电解质正常。B超检查提示胎儿发育正常。

（三）无效

治疗后呕吐加重，尿酮体持续阳性，电解质紊乱，血肝肾功能异常。B超检查，提示胎儿发育正常。

● 第二节　胎动不安

一、概述

妊娠期间出现腰酸、腹痛、小腹下坠，伴有阴道少量流血者，称为胎动不安。其发病机理主要是冲任气血失调，如房劳久病，饮食劳倦等致肾气不足，脾气虚弱，阴血亏少，湿、热、瘀乘虚与血搏结，导致胎元不固。既有单一的肾虚、气虚、血虚、血热、血瘀、湿热等病机，又有气血虚弱、脾肾阳虚、肾虚血瘀、肾虚湿热等虚实错杂的复合病机，临证中必须动态观察病机的兼夹及其变化。西医学妊娠早期的先兆流产可参照本病证治。

二、诊断与鉴别诊断

（一）诊断

1.有停经史，或有早孕反应，常有人工流产、自然流产及精神创伤史，或素有癥瘕史、孕后不节房事史、过度劳累史、跌仆闪挫史等。

2.主症为腰酸、腹痛、小腹下坠，或伴有阴道少量出血。

3.妇科检查，子宫颈口未开，子宫大小与停经月份相符。

4.尿妊娠试验阳性；血 β –HCG 定量测定 >5ng/mL，提示妊娠；B超检查提示宫内妊娠，可见完整妊娠囊，或有原始心管搏动，或有胎心音或胎动存在，或伴有绒毛膜下出血。

（二）鉴别诊断

胎动不安应与堕胎、小产、胎死不下、激经、异位妊娠、葡萄胎（鬼胎）、崩漏等鉴别（表3-1）。

表 3-1　流产类疾病的鉴别诊断

病证	病史及主症	检查
堕胎、小产	有早期妊娠史，或可见少量阴道出血，子宫颈口已开大，有时尚可见胚胎组织堵塞于宫口	妇查示宫口已扩张；妊娠试验仍呈阳性或阴性；大量失血后，血常规检查可见血红蛋白及红细胞减少；B超检查可见宫腔内妊娠囊下脱，或未见妊娠囊，或蜕膜残留
胎死不下	有早孕史，可伴少量阴道流血，孕中期不见小腹增大，未觉胎动，或已有胎动而后又消失	妇科检查子宫小于妊娠月份，宫口未扩张；妊娠试验阳性或阴性；B超检查无胎心、胎动，或胎动不规则
激经	有停经史，妊娠期阴道少量流血，流血时间相当于月经期时间，有规律，至孕3个月后自行停止	妇科检查子宫增大符合妊娠月份；妊娠试验阳性；B超检查胚胎或胎儿发育无异常
胎动不安	有停经史或早孕反应，仅有腰酸腹痛、小腹坠胀，或伴少量阴道流血者	妇科检查子宫增大符合妊娠月份；妊娠试验阳性；B超检查提示宫内妊娠，可见完整妊娠囊，或有原始心管搏动，或有胎心音，或有胎动存在

病证	病史及主症	检查
异位妊娠	有停经史，或有急腹痛史，阴道流血量少，或呈点滴流血，血色暗褐，或有蜕膜管型排出	妇科检查子宫无明显增大，少腹一侧可触及包块，有压痛或宫颈摇举痛；妊娠试验阳性或弱阳性；B超提示宫内未见妊娠囊，于一侧附件区可见混合性包块，或包块中可见胎心搏动
葡萄胎（鬼胎）	有停经史，多为育龄期，早孕反应较重，阴道流血色暗红伴水泡样物质，或伴阵发性腰痛	妇科检查子宫一般大于孕月；妊娠试验阳性；B超提示宫内未见妊娠囊或胎心搏动，宫内见"落雪状"或"蜂窝状"回声

此外，本病之阴道流血还要与崩漏以及各种原因所致的宫颈出血相鉴别。若经保胎治疗仍流血难止者，应在严格消毒下做妇科检查，查看宫颈有无宫颈息肉或宫颈柱状上皮异位引起的出血。

三、证治

临证时，根据腰酸、腹痛的性质及阴道流血的量、色、质等分清虚、实、寒、热，积极安胎治疗。以补肾固冲为治疗大法，并依不同证型采用固肾、益气、养血、清热、利湿、化瘀等法。若经治疗阴道出血迅速控制，腰酸腹痛症状好转，多能继续妊娠；若发展为胎殒难留，应下胎益母。治疗过程中若有他病，应遵循治病与安胎并举的原则。

（一）辨证论治

1. 脾肾亏虚证

（1）偏于脾虚证

症状：妊娠期间，小腹空坠而痛，或有阴道少量下血、色淡红；腹胀矢气，大便溏泄，日行2～3次，神疲肢倦，胃纳欠佳，头昏腰酸，舌质淡，苔薄白，脉细滑。

治法：健脾益气，补肾安胎。

方药：补中益气汤（《脾胃论》）加杜仲、桑寄生。

党参　黄芪　白术　茯苓　杜仲　桑寄生　砂仁　陈皮　煨木香　炒川断　苏梗

加减：腰酸明显者，加入杜仲（加大剂量）、菟丝子；大便偏多，小腹有冷感者，加入炮姜、六曲；胃脘不舒作胀者，加入佛手片、炒谷芽；出血量多者，加入陈棕炭、阿胶珠。

服法：每日1剂，水煎分2次服。

（2）偏于肾虚证

症状：妊娠期间，阴道少量流血，色淡黯；腰酸腹坠腹痛，或头晕耳鸣，夜尿频多，舌淡苔白，脉沉滑尺弱。

治法：补肾益气，温宫安胎。

方药：寿胎丸（《医学衷中参西录》）加白术、生黄芪。

菟丝子　桑寄生　续断　阿胶　杜仲　怀山药　白术　生黄芪　砂仁　艾叶炭

加减：若形寒肢冷，小腹偏凉者，加入鹿角胶（另炖冲入）、紫石英；若大便溏泄，加入党参、炒白术、巴戟天；出血见多者，加入炮姜、陈棕炭。

服法：每日1剂，水煎分2次服，阿胶另炖冲入。

（3）脾肾各半证

症状：妊娠期间，阴道少量下血，色淡红、质稀薄；腰酸尿频，小腹作坠，神疲肢倦，或有流产史，舌淡苔薄白，脉细滑。

治法：补肾健脾，益气安胎。

方药：补肾育胎丸（罗元恺经验方）。

吉林参　党参　白术　菟丝子　桑寄生　炒川续断　杜仲　阿胶

加减：若阴道流血量多者，加乌贼骨以固冲止血；若气虚明显，小腹下坠，加黄芪、升麻益气升提，固摄胎元。

服法：上方以丸化方，每日1剂，水煎分2次服，阿胶另炖冲。

2. 心肾失济证

症状：妊娠期间，阴道少量流血，色暗红，质稀无血块；或则腰酸，小腹隐痛，夜寐多梦易醒，或辗转难眠，大便偏干，小便频数，舌红少苔，脉细滑。

治法：滋阴补肾，清心安胎。

方药：清心滋肾汤（夏桂成经验方）。

白芍　怀山药　山萸肉　菟丝子　杜仲　桑寄生　太子参　钩藤　莲子心　茯神　阿胶　苎麻根

加减：夜难入寐者，加青龙齿；出血量稍多者，加入地榆炭、白及粉。

服法：每日1剂，水煎分2次服，阿胶另炖冲入。

3. 肝肾亏损证

症状：妊娠期间，阴道少量流血，色暗红，质稀无血块；或腰酸，小腹隐痛，耳鸣心烦，咽干少津，大便偏干艰行，小便或频，舌红少苔，脉细滑。

治法：滋肾养肝，补血安胎。

方药：滋阴养胎汤（夏桂成经验方）。

当归身　白芍　怀山药　山萸肉　熟地黄　炒川断　桑寄生　太子参　阿胶　苎麻根

加减：胃脘不舒，恶心呕吐明显者，加入广陈皮、炒竹茹；出血量稍多者，加入地榆炭、白及粉。

服法：每日1剂，水煎分2次服，阿胶另炖冲入。

4.阴虚火旺证

症状：妊娠期间，阴道出血稍多，色鲜红或深红，质黏稠；烦热口渴，小便短黄，大便秘结；舌红，苔黄而干，脉细滑数。

治法：滋阴清热，固冲安胎。

方药：保阴煎加减（《景岳全书》）。

生地黄　怀山药　山萸肉　炒黄柏　炒黄芩　白芍　苎麻根　炒川断　地榆炭　莲子心

加减：阴道出血增多者，加入女贞子、墨旱莲、炙龟板；心烦失眠明显者，加入黄连、青龙齿；头疼乳胀者，加入钩藤。

服法：每日1剂，水煎分2次服。

5.阳虚宫寒证

症状：素有痛经史，妊娠期间，阴道少量流血，色淡黯；腰酸、腹坠、腹痛，畏寒肢冷，面色㿠白，夜尿清长，大便溏泄，舌淡苔白，脉沉滑尺弱。

治法：补肾助阳，温宫安胎。

方药：温胞饮加减。

巴戟天　覆盆子　党参　炒白术　菟丝子　桑寄生　白术　砂仁　艾叶炭

加减：若形寒肢冷，小腹偏凉者，加入鹿角胶（另炖冲入）；出血见多者，加入黑姜、陈棕炭。

服法：每日1剂，水煎分2次服。

6.兼血瘀证

（1）轻证

症状：孕后不慎跌仆，继而腰酸，下腹刺痛隐隐；阴道流血少，色暗红，夹有小血块；二便正常，舌暗红，或有瘀斑，苔薄，脉弦滑或沉弦。

治法：养血和络，化瘀安胎。

方药：胶艾汤（《金匮要略》）加减。

黑当归　白芍　甘草　阿胶　艾叶炭　广陈皮　炒川断

加减：腰酸明显者，加杜仲、菟丝子；胃脘不适作胀，嗳逆者，加佛手片、炒谷芽；出血量多者，加阿胶珠。

服法：每日1剂，水煎分2次服。

（2）重证

症状：宿有癥积，孕后常有腰酸，下腹刺痛；阴道不时流血，色暗红，夹有血块；或妊娠期不慎跌仆闪挫，或劳力过度，或妊娠期手术创伤，继之腰酸腹痛，胎动下坠或阴道少量流血；大小便正常，舌暗红，或有瘀斑，苔薄，脉弦滑或沉弦。

治法：养血和络，化瘀安胎。

方药：胶艾汤（《金匮要略》）合加味失笑散。

黑当归　白芍　甘草　阿胶　艾叶　五灵脂　炒蒲黄　广陈皮　炒川断

加减：腹胀矢气，胸闷烦躁者，加入佛手片、广木香、苏梗；烦热口渴者，去艾叶，加黄连、钩藤；腰酸神疲者，加入黄芪、党参、桑寄生。

服法：每日1剂，水煎分2次服。

（3）兼夹湿热证

症状：妊娠期间，阴道流血，量或稍多，色红质黏稠；头昏腰酸，神疲乏力，纳欠口腻，腹胀矢气，或有低热起伏，小便黄赤，大便黏，舌质红，苔黄腻，脉滑数或弦数。

治法：清热利湿，健脾理气。

方药：加减固经丸（《医学入门》）合异功散（《小儿药证直诀》）。

炙龟板　白芍　炒黄柏　炒子芩　椿根皮　白术　党参　茯苓　陈皮　苎麻根　炒蒲黄

加减：腹胀矢气，大便偏溏者，本方去龟板、黄柏，加入煨木香、砂仁；腰背酸楚明显者，加入桑寄生、杜仲；胃脘痞胀、恶心泛吐者，加入陈皮、炒竹茹、苏梗。

服法：每日1剂，水煎分2次服。

（二）其他疗法

（1）滋肾育胎丸：每次5g，一日3次。适用于肾阴虚内热型胎动不安。

（2）孕康口服液：每次20mL，一日3次。适用于肾气虚及气血虚弱型胎动不安。

四、疗效判定

（一）痊愈

治疗后阴道流血止，腹痛腰酸除。B超检查提示胎儿发育正常。3数律者，连续3天不出血；5数律者，连续5天不出血；7数律者，连续 7 天不出血。孕 30 天、50 天、70 天、90 天这四个关口时段不漏红。

（二）有效

治疗后阴道流血明显减少，腹痛腰酸轻微。B 超检查提示胎儿发育正常。孕 30 天、50 天、70 天、90 天这四个关口时段偶尔漏红。

（三）无效

治疗后阴道流血增多，腹痛腰酸加重；或在孕 30 天时暗产；或孕 50 天、70 天、90 天这三个关口时段，B 超检查提示胎儿发育停止。

● 第三节 胎 漏

一、概述

妊娠期阴道少量流血，时出时止，或淋漓不断，而无腰酸、腹痛、小腹坠胀者，称为"胎漏"。此外，还指妊娠中晚期的出血。虽然胎漏与胎动不安名称不同，但病因、治则、转归、预后等有所相似。胎漏的发病机理亦为冲任气血失调，如房劳久病、饮食劳倦等致肾气不足，脾气虚弱，阴血亏少，湿、热、瘀趁虚与血搏结，导致胎元不固，既有单一的肾虚、气虚、血虚、血热、血瘀、湿热等病机，又常有气血虚弱、脾肾阳虚、肾虚血瘀、肾虚湿热等虚实错杂的复合病机，临证中必须动态观察病机的兼夹及其变化。西医学妊娠早期的先兆流产和妊娠中晚期的低置胎盘、前置胎盘出血，可参照本病证治。

二、诊断与鉴别诊断

（一）诊断

1. 有停经史，或有早孕反应，常有人工流产、自然流产史及精神创伤史，或素有癥瘕史、孕后不节房事史、过度劳累史、跌仆闪挫史等。

2. 主要症状为妊娠期间出现阴道少量流血，时出时止，或淋漓不断，而无腰酸、腹痛、小腹坠胀等症。

3. 妇科检查子宫颈口未开，子宫大小与停经月份相符。

4. 尿妊娠试验阳性，血 β–HCG 定量测定 >5ng/mL，提示妊娠。

5. B 超检查提示宫内妊娠，可见完整妊娠囊，或有原始心管搏动，或有胎心音，或胎动存在，或伴有绒毛膜下出血；或在妊娠中晚期提示胎盘低置或前置。

（二）鉴别诊断

胎漏应与胎动不安、堕胎、小产、胎死不下、激经、异位妊娠、葡萄胎（鬼胎）、崩漏等鉴别（表 3–2）。

表 3–2　流产类疾病的鉴别诊断

病证	病史及主症	检查
胎漏	有停经史或早孕反应，阴道流血量少	妇科检查子宫增大符合妊娠月份；妊娠试验阳性；B 超检查提示宫内妊娠，可见完整妊娠囊，或有原始心管搏动，或有胎心音，或有胎动存在

病证	病史及主症	检查
堕胎、小产	有早期妊娠史，或可见少量阴道出血，子宫颈口已开大，有时尚可见胚胎组织堵塞于宫口	妇科检查示宫口已扩张；妊娠试验仍呈阳性或阴性；大量失血后，血常规检查可见血红蛋白及红细胞减少；B超检查可见宫腔内妊娠囊下脱，或未见妊娠囊，蜕膜残留
胎死不下	有早孕史，可伴少量阴道流血，孕中期不见小腹增大，未觉胎动，或已觉胎动后胎动又消失	妇科检查子宫小于妊娠月份，宫口未扩张；妊娠试验阳性或阴性；B超检查无胎心、胎动，或胎动不规则
激经	有停经史，妊娠期阴道少量流血，流血时间相当于月经期时间，有规律，至孕3个月后自行停止	妇科检查子宫增大符合妊娠月份；妊娠试验阳性；B超检查胚胎或胎儿发育无异常
胎动不安	有停经史或早孕反应，仅有腰酸腹痛、小腹坠胀，或伴少量阴道流血者	妇科检查子宫增大符合妊娠月份；妊娠试验阳性；B超检查提示宫内妊娠，可见完整妊娠囊，或有原始心管搏动，或有胎心音，或有胎动存在
异位妊娠	有停经史，或有急腹痛史；阴道流血量少，呈点滴流血，血色暗褐；或有蜕膜管型排出	妇科检查子宫无明显增大，少腹一侧可触及包块，有压痛或宫颈摇举痛；妊娠试验阳性或弱阳性；B超提示宫内未见妊娠囊，于一侧附件区可见混合性包块，或包块中可见胎心搏动

病证	病史及主症	检查
葡萄胎（鬼胎）	有停经史，多为育龄期，早孕反应较重，阴道流血，色暗红伴水泡样物，或伴阵发性腰痛	妇科检查子宫一般大于孕月；妊娠试验阳性；B超示提示宫内未见妊娠囊或胎心搏动，宫内见"落雪状"或"蜂窝状"回声

此外，本病之阴道流血还要与崩漏以及各种原因所致的宫颈出血相鉴别；若经保胎治疗仍流血难止者，应在严格消毒下做妇科检查，查看宫颈有无宫颈息肉或宫颈柱状上皮异位引起的出血。

三、证治

临证时，根据阴道流血的量、色、质等分清虚、实、寒、热，积极安胎治疗，以补肾固冲止血为治疗大法，并依不同证型采用固肾、益气、养血、清热、利湿、化瘀等法。若经治疗后阴道出血迅速控制，腰酸腹痛症状好转，多能继续妊娠；若发展为胎殒难留，应下胎益母。治疗过程中若有他病，应遵循治病与安胎并举的原则。

（一）辨证论治

1. 气虚不固证

症状：妊娠期间，阴道少量下血，色淡红、质稀薄；小腹作坠，大便溏薄，无腹痛腰酸，伴心烦寐差，或有流产史，舌淡苔薄白，脉细滑。

治法：补肾健脾，止血安胎。

方药：补中益气汤合钩藤汤加减。

党参　黄芪　炒白术　菟丝子　桑寄生　续断　杜仲　钩

藤　苎麻根　黄芩炭　砂仁　阿胶珠

加减：若阴道流血量多者，加乌贼骨以固冲止血；若气虚明显，小腹下坠，加重黄芪用量益气升提，固摄胎元。

服法：每日 1 剂，水煎分 2 次服。

2. 阴虚血热证

症状：妊娠期间，阴道出血稍多，色鲜红或深红，质黏稠；烦热口渴，小便短黄，大便秘结，无腹痛腰酸，舌红，苔黄而干，脉细滑数。

治法：滋阴清热，固冲安胎。

方药：固经汤（《医学入门》）加减。

龟板　白芍　炒黄芩　生地黄　山萸肉　炒黄柏　炒黄芩　白芍　苎麻根　炒川断

加减：阴道出血增多者，加入地榆炭；心烦失眠明显者，加入莲子心、青龙齿；头疼、乳胀者，加入钩藤。

服法：每日 1 剂，水煎分 2 次服。

3. 血瘀损胎证

症状：孕后常有阴道不时流血，色暗红夹血块；或妊娠期不慎跌仆闪挫，或劳力过度，或宿有癥瘕，二便正常，舌暗红，或有瘀斑，苔薄，脉弦滑或沉弦。

治法：养血和络，化瘀安胎。

方药：胶艾汤（《金匮要略》）合失笑散。

黑当归　白芍　甘草　阿胶　艾叶　炒五灵脂　炒蒲黄　广陈皮　炒川断

加减：腹胀矢气，胸闷烦躁者，加入佛手片、广木香、苏梗；烦热口渴者，去艾叶，加黄连、钩藤；腰酸、神疲者，加入黄芪、党参、桑寄生。

服法：每日 1 剂，水煎分服。

（二）其他治法

1. 叶惠燕胎热汤（经验方）

处方：苎麻根 30g，荷叶蒂 12g，侧柏叶 9g。

服法：每日 1 剂，水煎分服。

适用于血热性胎漏。

2. 饮食调摄

荷叶藕节煎：鲜荷叶一张，藕节炭 15g，水煎频服，适用于血热之胎漏下血。

三、疗效判定

（一）痊愈

治疗后阴道流血止，B 超检查提示胎儿发育正常。3 数律者，连续 3 天不出血；5 数律者，连续 5 天不出血；7 数律者，连续 7 天不出血。孕 30 天、50 天、70 天、90 天这四个关口时段不漏红。

（二）有效

治疗后阴道流血明显减少。B 超检查提示胎儿发育正常。孕 30 天、50 天、70 天、90 天这四个关口时段偶尔漏红。

（三）无效

治疗后阴道流血增多，或在孕 30 天时暗产，或孕 30 天、50 天、70 天、90 天这四个关口时段 B 超检查提示胎儿发育停止。

● 第四节 滑 胎

一、概述

凡堕胎或小产连续发生3次或以上者，称为"滑胎"。本病主要机制是冲任损伤，胎元不固，或胎元不健，不能成形，故屡孕屡堕。首先责之于父母先天禀赋不足，精气亏虚，两精虽能相合，但致胎不成实；或因孕后房事不节伤肾，以致肾气亏虚，冲任不固，系胎无力，而致滑胎；或大病久病伤肾，肾精匮乏，胎失濡养，而致滑胎。其次为素体脾胃虚弱，气血不足；或饮食、劳倦伤脾，气血化源不足；或大病久病，耗气伤血，致气血两虚，冲任失养，故使屡孕屡堕而为滑胎。此外，亦与血瘀有关，母体胞宫原有癥瘕，瘀滞于内，冲任损伤，气血不调，且瘀滞日久伤肾，胎元失养不固，遂致滑胎。西医复发性流产可参照本病辨证论治。

二、诊断与鉴别诊断

（一）诊断

1. 堕胎或小产连续发生3次或3次以上者，且多数发生在同一个妊娠月。应注意其连续性、自然性和应期而下的发病特点。注意是否合并全身性疾病，如高血压、慢性肝肾疾病、血栓性疾病等。

2. 孕前多有腰酸乏力的症状。孕后可无明显症状，或有腰酸腹痛，或阴道有少量流血等胎漏、胎动不安的症状。子宫颈内口松弛的中晚期流产者，多无自觉症状，突然阵发腹痛，胎儿随之排出。

3. 妇科检查，了解有无合并子宫畸形、子宫肌瘤、子宫腺肌病、子宫颈内口松弛，是否有子宫颈手术史或宫颈重度裂伤等病史。

4. 血常规、垂体、卵巢功能、甲状腺功能等激素检查；夫妇双方染色体和血型检查；男方精液检查；免疫功能检查；其他风疹病毒、巨细胞病毒、弓形虫等病原体相关检查有助于诊断。

5. B超检查，观察子宫形态、大小、有无畸形、子宫颈内口的宽度。有较大月份小产史者，应注意是否存在宫颈机能不全。非孕期用8号宫颈扩张器可顺利通过宫颈内口，妊娠期用B超检查子宫颈内口宽＞15mm者，有助于诊断宫颈功能不全。子宫输卵管造影、宫腹腔镜检查，可了解生殖道畸形、子宫肌瘤、子宫腺肌病、宫腔粘连等情况。

（二）鉴别诊断

通过B超等检查，可与葡萄胎、胎死宫内、胎儿畸形及羊水过多等鉴别。

三、证治

本病临证时应"预防为主，防治结合"。孕前应根据相关检查，排除男方因素或女方非药物所能奏效的因素，针对病因辨证论治。以补肾健脾、益气养血、调理冲任为主，预培其损。经不调者，当先调经；若因他病而致滑胎者，当先治他病。再次受孕应距上次殒堕1年左右，以利恢复健康。一旦妊娠或怀疑有孕，应按"胎动不安"治疗。

（一）辨证论治

1. 肾虚脾弱证

症状：屡孕屡堕，甚或应期而堕；精神萎靡，头晕耳鸣，腰酸膝软，小便频数，目眶黯黑，或面色晦暗，大便溏薄，神疲倦怠，舌质淡胖，边有齿痕，苔白，脉沉细弱。

治法：补肾健脾，益气固冲。

方药：补肾固冲丸（《中医学新编》）合牛鼻保胎丸。

菟丝子　续断　巴戟天　杜仲　当归　熟地黄　枸杞子　鹿角霜　阿胶　党参　白术　大枣　砂仁　黄牛鼻

加减：若偏于阳虚，兼见畏寒肢凉，小便清长，大便溏薄，舌质淡，苔薄，脉沉迟或弱，治宜温补肾阳、固冲安胎，方可用肾气丸加菟丝子、杜仲、白术；若偏于阴虚，兼见心烦少寐，便结溲黄，形体消瘦，舌质红，苔薄黄，脉细滑而数者，治宜养血清热固冲，方用保阴煎加菟丝子、桑寄生、杜仲。

服法：每日1剂，用新鲜牛鼻子一枚煮汤煎药，分2次服。

2. 气血虚弱证

症状：屡孕屡堕；头晕眼花，神倦乏力，心悸气短，面色苍白，舌质淡，苔薄，脉细弱。

治法：益气养血固冲。

方药：泰山磐石散（《景岳全书》）。

人参　黄芪　白术　炙甘草　当归　续断　川芎　白芍　熟地黄　黄芩　砂仁　糯米

加减：兼脾胃薄弱，症见腹胀便溏者，去当归、熟地黄，加入苏梗、煨木香、焦建曲、炒谷芽、茯苓。

服法：每日1剂，水煎分2次服。

3. 阴虚气弱证

症状：屡孕屡堕；手足心热，口渴心烦，神倦乏力，尿少便溏，舌红苔少，边有齿痕，脉细弱。

治法：益气养阴固冲。

方药：加味生脉饮（《内外伤辨惑论》）合二甲复脉汤（《温病条

辨》)。

党参　黄芪　麦冬　干地黄　阿胶　白芍　五味子

加减：若胸闷烦躁、乳房胀痛，加钩藤、山栀；心烦失眠，情绪紧张，加酸枣仁、黄连、青龙齿。

服法：每日1剂，用生鳖甲一只煮汤煎药，分2次服。

4. 兼血瘀证

症状：素有癥瘕之疾，屡孕屡堕；时有少腹隐痛或胀痛，肌肤无华，舌质紫黯或有瘀斑，苔薄，脉细弦或涩。

治法：活血化瘀，益肾固冲。

方药：胶艾汤（《金匮要略》）加减。

阿胶　黑当归　白芍　熟地黄　炒川断　艾叶炭　甘草　丹参　五灵脂

加减：小腹作痛明显者，加木香、延胡索；腹痛有漏红者，去川芎、赤芍，加炒蒲黄（包煎）、茜草炭、血竭；神疲乏力，腹胀大便欠实者，去当归、熟地，加炒白术、焦山楂、黄芪、党参、煨木香。

服法：每日1剂，水煎分2次服。

5. 兼湿热证

症状：屡孕屡堕，腰酸腹痛，带下色黄质黏稠；头昏乏力，胸闷口腻，腹胀矢气，小便黄赤，大便黏，舌质红，苔黄腻，脉滑数或弦数。

治法：清热利湿，理气固冲。

方药：银甲丸（《王渭川妇科经验选》）合异功散（《小儿药证直诀》）。

金银花　连翘　红藤　茵陈　炒黄柏　椿根皮　白术　太子参　茯苓　陈皮

加减：腹胀矢气，大便偏溏者，去太子参，加入党参、煨木香、砂仁；腰背酸楚明显者，加入桑寄生、杜仲；胃脘痞胀，恶心泛吐者，加入陈皮、炒竹茹、苏梗。

服法：每日 1 剂，水煎分 2 次服。

6. 兼郁火证

症状：屡孕屡堕；腰酸腹痛，乳胀胁痛，少腹胀满疼痛，抑郁或烦躁，口苦咽干，舌质红，苔薄黄，脉弦数。

治法：疏肝解郁，清热固冲。

方药：补肾固冲丸（《中医学新编》）、丹栀逍遥散（《内科摘要》）。

菟丝子　续断　杜仲　当归　白芍　白术　炒丹皮　栀子　柴胡

加减：腹胀便溏、矢气频频者，去当归，加煨木香、焦建曲。

服法：每日 1 剂，水煎分 2 次服。

对于宫颈功能不全者，可在孕后 100 天行宫颈内口环扎术，配合补肾健脾、益气固冲法治疗。

（二）其他治法

1. 中成药

牛鼻保胎丸：每次 6g，每日 2～3 次，适用于脾肾亏虚之滑胎。

2. 饮食调摄

紫河车粉：每日 10g，分 3 次服，适用于肾虚滑胎。

四、疗效判定

（一）痊愈

治疗后胎孕成实。B 超检查提示胎儿发育正常。

（二）有效

治疗后胎孕成实。B超检查提示胎儿发育正常。孕30天、50天、70天、90天这四个关口时段偶尔漏红，腹痛腰酸轻微，或早产。

（三）无效

治疗仍屡孕屡堕。或在孕30天时暗产，或孕50天、70天、90天以及孕3个月、5个月、7个月、9个月这些关口时段的B超检查提示胎儿发育停止而陨堕。

● 第五节 堕胎、小产

一、概述

凡妊娠12周内，胚胎自然殒堕者，为"堕胎"；妊娠12～28周内，胎儿已成形而自然殒堕者，为"小产"，亦称"半产"。也有怀孕一月不知其已受孕而殒堕者，称为"暗产"。堕胎、小产多由胎漏、胎动不安发展而来，也有直接发生堕胎、小产者，均以自然殒堕、势有难留为特点；更由于两者病因、治则、转归、预后等基本相同，故一并论述。

本病发病机理主要是冲任损伤，胎元受损或胎结不实，而致胚胎、胎儿自然殒堕，离宫而下。堕胎、小产与他病可因果转化，堕胎、小产既可成为一个独立的疾病，又可成为他病（胎漏、胎动不安）发展的结局，还可成为他病（滑胎）的原因。其病因与胎漏、胎动不安基本相同。多因先天禀赋虚弱，肾气不盛，成胎不实；或孕后房事不节，耗伤肾气，肾虚胎元不固；或久病大病损伤气血，或饮食劳倦损伤脾胃，气血乏源，以致气血两虚，冲任不固，无以载胎养胎；或感受时疫邪毒或热病温疟，热扰冲任血海，损伤胎元；或孕后不慎，跌仆闪挫，致使气血紊乱，胞宫不稳，或瘀滞胞宫，直接逼迫胎元而出，发生堕胎、小产。西医学的早期流产、晚期流产，可参照本病辨证治疗。

二、诊断与鉴别诊断

（一）诊断

1.有早期妊娠史，或曾有胎漏、胎动不安病史，或有妊娠期热病史、外伤史等。

2.妊娠28周内，或先出现阴道流血，继而小腹疼痛；或先小腹疼痛，继而阴道流血，且出血量及腹痛逐渐加重；或有羊水溢出，胎儿自然陨堕者。发生在妊娠12周内，诊为堕胎；发生在妊娠12～28周内，诊为小产。

3.妇科检查阴道流血量多，宫口已开大，或见胚胎组织堵塞于宫口。此外，尚可见羊水流出，或胎膜囊膨出于宫口。

4.尿妊娠试验呈阳性或阴性；大量失血后，血常规检查可见血红蛋白及红细胞减少；B超可见宫内妊娠囊下脱，或未见妊娠囊，或蜕膜残留，可明确诊断。

（二）鉴别诊断

堕胎、小产应与胎动不安、胎漏、异位妊娠等相鉴别。参见胎漏、胎动不安节。此外，本病还应与内、外科疾病所致的出血、腹痛相鉴别。

三、证治

若胚胎或胎儿尚未排出，小腹坠胀疼痛者，多为血瘀证；若胚胎或胎儿已基本排出，尚有部分组织残留于子宫，阴道流血不止，面色苍白，心悸气短者，多为气虚血瘀证。治疗原则以下胎益母为主。临证中一经确诊，应尽快终止妊娠，速去其胎，并于严密观察中辨证用药下胎。若胎堕不全，或暴下不止，面色苍白，甚则晕厥，为气随血脱之危候，应及时补液、输血、抗休克，并采用清宫术、钳刮术清除宫腔残留组织。可配合用独参汤（《增订十药神书》）或加味参附汤（《校注妇人良方》）益气固脱，回阳救逆。

（一）辨证论治

1. 胎堕难留证

症状：多由胎漏、胎动不安发展而来。阴道流血增多，色红有块，小腹坠胀疼痛加剧，会阴迫胀下坠，或有羊水溢出；舌质正常或紫黯，舌边尖有瘀点，苔薄，脉滑或涩。

治法：祛瘀下胎。

方药：脱花煎（《景岳全书》）加益母草。

当归　川芎　红花　肉桂　川牛膝　车前子　益母草

加减：若腹痛阵作，血多有块者，加炒蒲黄、五灵脂以助祛瘀下胎、止痛止血之效。

服法：每日1剂，水煎分2次服。

2. 胎堕不全证

症状：胎殒之后，尚有部分组织残留于子宫，阴道流血不止，腹痛阵阵，甚至出血如崩；伴心悸气短，面色苍白，头晕目眩，舌淡紫，苔白，脉沉细无力。

治法：益气祛瘀。

方药：脱花煎加人参、益母草、炒蒲黄。

当归　川芎　红花　肉桂　川牛膝　车前子　人参　益母草

炒蒲黄

　　加减：若阴道出血量多，加鹿衔草、马齿苋；神疲乏力，加生黄芪。

　　服法：每日 1 剂，水煎分 2 次服。

（二）其他治疗

1. 中成药

　　益母草冲剂：每次 6g，一日 3 次。适用于胎堕不全证。

2. 针灸

　　取穴合谷、中极、关元、三阴交等。适用于血瘀阻滞堕胎或小产者。

四、疗效判定

（一）痊愈

　　治疗后胚胎或胎儿完全排出体外，腹痛除，阴道出血止，血压平稳，尿妊娠试验阴性，B 超检查提示宫腔内无妊娠物残留。

（二）有效

　　治疗后胚胎或胎儿大部分排出体外，腹痛除，阴道出血不明显，血压平稳，尿妊娠试验弱阳性，B 超检查提示宫腔内极少量妊娠物残留。

（三）无效

　　治疗后胚胎或胎儿未能排出体外，腹痛不除，阴道出血明显增多，血压下降，尿妊娠试验阳性，B 超检查提示宫腔内可见胚胎组织或胎儿组织。

● 第六节　葡萄胎

一、概述

　　妊娠数月，腹部异常增大，隐隐作痛，阴道反复流血，或下水泡状物者，称为"葡萄胎"。其发病机制主要是精血虽凝而终不成形，腹部胀大，瘀伤胞脉则流血，发为本病。盖因素体虚弱，孕后血随气结而不散，胞中壅瘀；或七情郁结，孕后冲任不畅，瘀血结聚胞中；或孕妇久居湿地，或贪凉饮冷，寒湿之邪客于冲任胞宫；或孕妇恣食厚味，湿聚成痰，郁结胞中，痰浊凝滞不散，精血虽凝而终不成形，遂为葡萄胎。

二、诊断与鉴别诊断

　　（一）诊断

　　1. 有停经史、早孕反应史、孕后不规则阴道流血史。

　　2. 孕早中期出现阴道不规则流血，有时大量流血，偶可在血中发现水泡状物；出血前常有隐隐的阵发性腹痛；腹大异常；约半数患者早期出现严重呕吐，持续时间长，少数患者在孕 24 周前出现高血压、蛋白尿和水肿。

　　3. 妇科检查见多数患者子宫大于停经月份、质软，有时可触及一侧或双侧卵巢呈囊性增大。

　　4.B 超检查见"落雪状"图像，而无妊娠囊、胎心搏动或胎体；β-HCG 测定值明显高于相应孕周的正常值，且持续不降；多普勒胎心测定未听到胎心，可闻及子宫血管杂音。

（二）鉴别诊断

1. 胎漏、胎动不安

有停经史或早孕反应，阴道流血量少，或伴轻微腹痛；妇科检查示子宫增大符合正常妊娠月份，妊娠试验阳性，血 β-HCG 在孕期正常范围，B 超见正常妊娠图像。

2. 子满

多见于妊娠中晚期，无阴道流血，腹大异常，腹部胀满，胸胁满闷；妇科检查示宫体大于正常妊娠月份，腹皮绷紧发亮，血 β-HCG 在孕期正常范围，B 超测量羊水最大暗区垂直深度 ≥ 8cm。

3. 双胎

有停经史，无腹痛、阴道流血；妇科检查示宫体大于相应孕周的正常单胎妊娠，血 β-HCG 略高于孕期正常范围，B 超见双胎妊娠图像。

三、证治

葡萄胎以孕期阴道流血、腹大异常为特征，治疗以下胎祛瘀益母为主，佐以调补气血。葡萄胎一经确诊，应及时清宫，术后可予中药益气养血祛瘀以善其后。若为恶证或有恶性倾向，可采用化疗等治疗手段。

（一）辨证论治

1. 气血虚弱证

症状：孕期阴道不规则流血，量多，色淡，质稀；腹大异常，无胎动、胎心音；时有腹部隐痛，神疲乏力，头晕眼花，心悸失眠，面色苍白，舌质淡，苔薄，脉细弱。

治法：益气养血，活血下胎。

方药：救母丹（《傅青主女科》）加枳壳、川牛膝。

人参　当归　川芎　益母草　赤石脂　荆芥穗　枳壳　川牛膝

加减：若气血虚甚者，酌加黄芪补气；小腹冷痛者，酌加吴茱萸、乌药、艾叶暖宫行气下胎。

服法：每日1剂，水煎分2次服。

2. 气滞血瘀证

症状：孕期阴道不规则流血，量或多或少，血色紫黯有块；腹大异常，无胎动、胎心音；时有腹部胀痛，拒按，胸胁胀满，烦躁易怒，舌质紫黯或有瘀点，脉涩或沉弦。

治法：理气活血，祛瘀下胎。

方药：荡鬼汤（《傅青主女科》）。

枳壳　厚朴　桃仁　红花　牡丹皮　川牛膝　雷丸　大黄　人参　当归

加减：若阴道出血多，加益母草、炒蒲黄。

服法：每日1剂，水煎分2次服。

3. 寒湿瘀滞证

症状：孕期阴道不规则流血，量少色紫黯有块；腹大异常，无胎动、胎心音；小腹冷痛，形寒肢冷，舌质淡，苔白腻，脉沉紧。

治法：散寒除湿，逐水化瘀下胎。

方药：芫花散（《妇科玉尺》）。

芫花　吴茱萸　川乌　巴戟天　秦艽　白僵蚕　柴胡

加减：若痛剧、手足不温者，加附子、艾叶。

服法：每日1剂，水煎分2次服。

4. 痰浊凝滞证

症状：孕期阴道不规则流血，量少色黯；腹大异常，无胎动、胎心音；形体肥胖，胸胁满闷，呕恶痰多，舌质淡，苔腻，脉滑。

治法：化痰除湿，行气下胎。

方药：平胃散（《太平惠民和剂局方》）加芒硝、枳壳。

苍术　厚朴　陈皮　甘草　生姜　大枣　芒硝　枳壳

加减：若胸脘满闷，痰涎甚多者，加制半夏、茯苓。

服法：每日 1 剂，水煎分 2 次服。

（二）其他治法

大黄䗪虫丸：每次 5g，每日 2 次。适用于气滞血瘀型葡萄胎。

四、疗效判定

（一）痊愈

治疗后葡萄胎完全排出体外，阴道出血止，B 超检查提示宫腔内无葡萄胎组织残留，尿妊娠试验阴性。

（二）有效

治疗后葡萄胎大部分排出体外，阴道出血明显减少，B 超检查提示宫腔内极少量葡萄胎组织残留，尿妊娠试验弱阳性。

（三）无效

治疗后胚胎或胎儿未能排出体外，阴道出血明显增多，甚至有异味；尿妊娠试验强阳性，B 超检查提示宫腔内见葡萄胎组织。

● 第七节 胎死不下

一、概述

胎死胞中，历时过久，不能自行产出者，称为"胎死不下"。关于死胎的记载，最早见于《后汉书·华佗传》，记述了华佗凭脉诊断死胎，且以针药并用下死胎的医案；张景岳则明确指出"若胎已死，当速去其胎，以救其母"的治则。

本病病机不外虚实两端，虚者盖因素体虚弱；或饮食劳倦伤脾，化源不足，气血虚弱，冲任空虚，胎失气载血养，胎死胞中，气血虚弱无力运胎外出。实者孕期跌仆外伤，或寒凝血滞，或感染邪毒，热结血瘀，或湿浊内停，湿浊瘀阻，损及冲任，胎失所养，以致胎死胞中；复因瘀血内阻，产道不利，碍胎排出，故胎死不下。西医学死胎及稽留流产可参照本病辨证治疗。

二、诊断与鉴别诊断

（一）诊断

1. 有早期妊娠史，或胎漏、胎动不安病史。

2. 妊娠早期可无症状，或早孕反应、乳胀等感觉消失；中晚期自觉胎动消失，子宫不再增大。若胎儿死亡时间较长，可出现口中恶臭、腰酸腹坠、阴道流血、脉涩等症。

3. 腹部检查，妊娠中晚期腹围减小，宫底下降，胎动、胎心音消失。

4. 妇科检查，子宫颈口闭合，子宫小于妊娠月份；若妊娠中晚期胎死不久，子宫大小可与妊娠月份相符。

5. B超检查可见妊娠囊不规则、无胎心、胎动。妊娠中晚期胎死日久，可见胎头塌陷、胎盘肿胀。必要时进行凝血功能检查。

（二）鉴别诊断

本病应在详细询问病史的基础上，借助妇科检查和临床辅助检查，进行全面分析，明确诊断。早期应与胎漏鉴别，中晚期应与胎萎不长相鉴别。

1.胎漏

可有停经史或早孕反应，阴道出血量少；妇科检查，子宫增大符合妊娠月份；尿妊娠试验阳性；B超检查提示宫内妊娠，可见完整妊娠囊，或有胎心、胎动存在。

2.胎萎不长

以胎儿依然存活，而生长迟缓为主要特征。B超检查，可见胎心、胎动，双顶径小于妊娠月份。

三、证治

死胎一经确诊，急当下胎，但须根据母体体质强弱而治。一般阴道出血，量少，色淡红，质稀薄，伴气短无力或少腹下坠或隐痛者，多属气血虚弱；下腹刺痛，色暗红为血瘀，必须审慎用药，不宜概行峻攻猛伐，伤及孕妇正气。临床上多采用手术治疗如清宫术、钳刮术及引产术，必要时输血补液，同时结合中药治疗益气养血，活血祛瘀，促进瘀血排出。此外，胎死过久易发生凝血机制障碍，应做凝血功能检查，如凝血功能异常者，应在纠正后再进行手术。

（一）辨证论治

1.气血虚弱证

症状：胎死不下，小腹隐痛，或有冷感，或阴道流淡红色血水；头晕眼花，心悸气短，精神倦怠，面色苍白，舌淡，苔白，脉细弱。

治法：益气养血，活血下胎。

方药：救母丹（《傅青主女科》）。

人参　当归　川芎　益母草　赤石脂　荆芥穗

加减：若气血虚甚者，酌加黄芪补气；小腹冷痛者，酌加吴茱萸、乌药、艾叶暖宫行气下胎。

服法：每日1剂，水煎分2次服。

2.瘀血阻滞证

症状：胎死不下，小腹或刺痛或胀痛，或阴道流血，紫黯有块；面色青黯，口气恶臭，舌紫黯，舌苔厚腻，脉沉涩。

治法：活血祛瘀，燥湿行气。

方药：脱花煎合平胃散（《和剂局方》）加芒硝。

当归　川芎　红花　肉桂　川牛膝　车前子　苍术　厚朴　陈皮　甘草　生姜　大枣

加减：若腹痛阵作，阴道下血量多者，加炒蒲黄、五灵脂以祛瘀下胎，止痛止血。

服法：每日1剂，水煎分2次服。

（二）其他治法

桂枝茯苓胶囊：每次3粒，每日3次，适用于瘀血阻滞型胎死不下。

四、疗效判定

（一）痊愈

治疗后胚胎或胎儿完全排出体外，腹痛除，阴道出血止，血压平稳，尿妊娠试验阴性，B超检查提示宫腔内无妊娠物残留。

（二）有效

治疗后胚胎或胎儿大部分排出体外，腹痛除，阴道出血不明显，血压平稳，尿妊娠试验弱阳性，B超检查提示宫腔内极少量妊娠物残留。

（三）无效

治疗后胚胎或胎儿未能排出体外，腹痛不除，阴道出血明显增多，血压下降，尿妊娠试验阳性，B超检查提示宫腔内仍见胚胎组织或胎儿组织。

● 第八节　胎萎不长

一、概述

妊娠腹形小于相应妊娠月份，胎儿存活而生长迟缓者，称为"胎萎不长"。本病的特点是妊娠中晚期后，腹形明显小于妊娠月份，B超提示胎儿存活而生长缓慢；严重时，可致胎死腹中或过期不产。主要机制是父母禀赋虚弱；或孕后将养失宜，如久患宿疾；或孕后恶阻较重，气血化源不足；或胎漏下血，日久耗伤气血；或禀赋脾肾不足，或孕后房事不节，损伤肾气；或劳倦伤脾，致精血化源不足；或孕后过服辛辣食物及辛热暖宫药物；或感受热邪，以致邪热灼伤阴血。此外，母体胞宫原有癥瘕，瘀滞于内等导致胞脏虚损，胎养不足，而生长迟缓。西医学的胎儿生长受限可参照本病辨证治疗。

二、诊断与鉴别诊断

（一）诊断

1. 可伴有胎漏、胎动不安史，或有妊娠剧吐、妊娠期高血压、慢性肝肾疾病、心脏病、贫血或营养不良的病史，或孕期有高热、接触放射线史，或有烟酒、吸毒、偏食等不良嗜好等。

2. 妊娠中晚期的腹形明显小于相应妊娠月份。

3. 产科检查，宫底高度、腹围与孕期不符，明显小于妊娠月份，宫高、腹围连续 3 周测量均在第 10 百分位数以下，或胎儿发育指数小于 –3。

4.B 超测量头围与腹围比值（HC/AC）小于正常同孕周平均值的第 10 百分数，胎儿双顶径增长缓慢、羊水过少、胎盘老化，或孕晚期每周测量体重增长不足 0.5kg。彩色多普勒超声检查，脐动脉舒张期末波缺失或倒置提示有胎萎不长可能。

（二）鉴别诊断

1. 胎死不下

两者都有宫体小于妊娠月份的临床特点，但胎死不下可有胎动不安病史，或反复阴道出血，主要表现为妊娠中、晚期，孕妇自觉胎动停止，B 超检查无胎动、胎心；胎萎不长的胎儿虽小于停经月份，但有胎动、胎心。B 超可协助诊断。

2. 羊水过少

两者均可表现腹围及宫高小于正常月份，但羊水过少的 B 超检查示胎儿肢体发育正常，羊水暗区在 3cm 以下，与胎萎不长的肢体发育偏小不同。

三、证治

本病治疗重在养精血，益胎元；补脾胃，滋化源。若发现畸胎、死胎情况时，应下胎益母。

（一）辨证论治

1. 气血虚弱证

症状：妊娠腹形小于妊娠月份，胎儿存活；身体羸弱，头晕心悸，少气懒言，面色萎黄或苍白，舌质淡，苔少，脉细滑弱。

治法：补气养血，滋营胎儿。

方药：八珍汤加减。

当归　白芍　熟地黄　川芎　党参　白术　茯苓　黄芪　枸杞子　阿胶　炙甘草

加减：夜寐甚差者，加夜交藤、炒枣仁；腹胀、大便偏溏者，去当归、熟地黄，加砂仁（后下）、煨木香、炒香谷芽；胎漏下血者，去川芎，加苎麻根、陈棕炭、艾叶炭。

服法：每日 1 剂，水煎分 2 次服，阿胶另炖冲服。

2. 脾肾亏虚证

症状：妊娠腹形小于妊娠月份，胎儿存活；头晕耳鸣，腰膝酸软，纳少便溏，或形寒畏冷，手足不温，倦怠无力，舌质淡，苔白，脉沉迟。

治法：健脾温肾，发育胎儿。

方药：温土毓麟汤（《傅青主女科》）加减。

巴戟天　覆盆子　炒白术　党参　山药　神曲　补骨脂　炒川

断　杜仲

加减：小腹冷痛颇著，大便泄泻次数增多者，加制附片、炮姜；心烦失眠者，加钩藤、炒枣仁；小便偏少者，加茯苓、泽泻。

服法：每日1剂，水煎分2次服。

3.血热证

症状：妊娠腹形小于妊娠月份，胎儿存活；口干喜饮，心烦不安，或颧赤唇红，手足心热，便结溺黄，舌质红，苔黄，脉滑数或细数。

治法：滋阴清热，养血育胎。

方药：保阴煎（《景岳全书》）加减。

生地黄　怀山药　山萸肉　炒黄柏　炒黄芩　白芍　苎麻根　炒川断

加减：若心烦不安，夜寐不安者，加黄连、青龙齿；头痛乳胀，加钩藤、山栀。

服法：每日1剂，水煎分2次服。

4.血瘀证

症状：妊娠腹形小于妊娠月份，胎儿存活，时有下腹隐痛或坠痛；肌肤无华，舌质黯红或有瘀斑，脉弦滑或沉弦。

治法：祛瘀消癥，固冲育胎。

方药：桂枝茯苓丸合寿胎丸。

桂枝　芍药　桃仁　丹皮　茯苓　菟丝子　桑寄生　续断　阿胶

加减：若腹胀矢气，胸闷烦躁者，加佛手片、广木香、苏梗；腰酸、神疲者，加党参、黄芪、桑寄生。

服法：每日1剂，水煎分2次服，阿胶另炖冲服。

（二）其他治法

滋肾育胎丸：每次 5g，每日 3 次，适用于肾虚和脾肾两虚之胎萎不长。

四、疗效判定

（一）痊愈

治疗后胎儿继续顺利正常发育生长，妊娠腹形与妊娠月份符合。

（二）有效

治疗后胎儿继续发育生长，但略迟缓，妊娠腹形仍小于妊娠月份。

（三）无效

治疗后胎儿发育生长仍迟缓，甚至胎死腹中，妊娠腹形仍明显小于妊娠月份，或新生儿出生后预后不良。

● 第九节　异位妊娠

一、概述

异位妊娠是指受精卵在子宫体腔以外着床发育，俗称"宫外孕"，但两者含义又有不同。宫外孕，是指子宫以外的妊娠，如输卵管妊娠、卵巢妊娠、腹腔妊娠、阔韧带妊娠等；异位妊娠是指受精卵在子宫正常体腔以外的妊娠，除上述妊娠部位外，还包括宫颈妊娠、子宫残角妊娠、子宫疤痕妊娠等，较宫外孕的含义更广。临床以输卵管妊娠最为常见，约占异位妊娠的95%以上，输卵管妊娠破裂或流产是妇科临床上最常见的急腹症之一，可造成急性腹腔内出血，发病急，病情重，处理不当可危及生命。

异位妊娠的主要病机是冲任不畅，少腹血瘀。若少腹宿有瘀滞，冲任不畅，运送孕卵受阻，不能到达子宫体腔，或先天肾气不足，后天脾气虚弱，运送孕卵无力，不能按时到达子宫体腔时，此阶段病机是胎元阻络，系异位妊娠未破损期的早期表现；若胎元停于子宫外，继而自殒，与余血互结而成瘀，但未破损，此阶段病机为胎瘀阻滞，属异位妊娠未破损期的晚期；若胎元停于子宫外后渐长，致脉络破损，血液离经妄行，血亏气脱而致厥脱，此阶段病机为气血亏脱，属异位妊娠已破损期；若胎元停于子宫外，继而自殒，阴血外溢但量较少，气随血泄，离经之血积聚少腹，此阶段病理为正虚血瘀，亦属异位妊娠已破损期；若胎元停于子宫外，自殒日久，离经之血与胎物互结成瘀，久积少腹成癥，此阶段病理改变为瘀结成癥，属于异位妊娠已破损期的晚期。

二、诊断与鉴别诊断

（一）诊断

1.临床表现

（1）多有停经史，既往可有盆腔炎性疾病、不孕症、异位妊娠等病史。

（2）下腹痛：早期可有一侧下腹隐痛；输卵管妊娠流产或破裂时，突感一侧下腹疼痛或撕裂样剧痛，持续或反复发作，常伴有恶心呕吐、肛门坠胀和排便感。

（3）阴道流血：阴道有不规则流血、量少，亦有阴道流血量较多者，可同时排出蜕膜样组织。

（4）晕厥与休克：由腹腔内急性出血和剧烈腹痛引起，初始或轻者出现晕厥，严重者出现低血容量性休克，休克程度与腹腔内出血的速度及血量成正比，但与阴道流血量无明显关系。

2. 检查

（1）全身检查：异位妊娠破裂或流产，腹腔内出血较多时，出现面色苍白，脉数而细弱，血压下降等；下腹部有明显压痛及反跳痛，以患侧为甚，但腹肌紧张不明显，叩诊移动性浊音阳性。

（2）妇科检查：异位妊娠未破损期有宫颈举摆痛；子宫略增大，小于孕月，质稍软；一侧附件区可有轻度压痛，或可扪及质软有压痛的包块。若异位妊娠破损内出血较多时，阴道后穹隆饱满，宫颈举摆痛明显，子宫有漂浮感；另一侧附件区或子宫后方可触及质软肿块，边界不清，触痛明显。陈旧性异位妊娠时，可在子宫直肠窝处触到半实质性压痛包块，边界不清楚。

（3）辅助检查：① β–HCG 测定：常低于同期的正常宫内妊娠水平，动态监测其上升幅度也常小于同期的正常宫内妊娠的升幅。②B超检查：宫内未见妊娠囊，一侧附件区出现低回声或混合性回声包块，包块内或可见原始心管搏动。异位妊娠破裂或流产时可见盆、腹腔积液。③诊断性刮宫：刮出的宫内组织物病理检查未见绒毛等妊娠组织。④阴道后穹隆穿刺或腹腔穿刺：腹腔内出血较多时，可经阴道后穹隆或腹腔穿刺抽出黯红色不凝血。⑤腹腔镜检查或剖腹探查：可见异位妊娠灶局部肿胀增粗，表面紫蓝色；或异位妊娠灶破口处活动性出血；有血块附着，或腹腔内或可找到妊娠组织物。

（二）鉴别诊断

1. 未破损期输卵管妊娠与胎动不安鉴别

两者均可有停经史，出现阴道不规则流血及下腹痛，β–HCG

阳性。常需根据动态测定 β-HCG、B 超检查等进行鉴别。

2. 已破损期输卵管妊娠的鉴别诊断（表 3-3）

表 3-3　已破损期输卵管妊娠的鉴别诊断

	输卵管妊娠	流产	急性输卵管炎	急性阑尾炎	卵巢囊肿蒂扭转	黄体破裂
停经	多有	有	无	无	无	多无
下腹痛	突然撕裂样剧痛，自下腹一侧开始向全腹扩散	下腹中央阵发性疼痛	下腹持续性疼痛	持续性疼痛，从上腹部转移至右下腹	下腹一侧突发性疼痛	下腹一侧突发性疼痛
阴道流血	量少色暗，可有蜕膜样组织或管型排出	先量少后增多，有小血块或绒毛排出	多无	无	无	或无，或有如月经量
休克	多有	无	无	无	无	无或有轻度休克
体温	正常或稍高	正常	升高	升高	稍高	稍高
盆腔检查	宫颈摇举痛明显，患侧可触及不规则包块	宫口稍开，子宫增大变软	宫颈摇举痛明显，或可触及肿块	无肿块触及，直肠指检右侧高位压痛	宫颈举痛，卵巢肿块边缘清晰，蒂部触痛明显	无肿块触及，一侧附件压痛
白细胞	正常或稍高	正常	增高	增高	稍高	正常或稍高
血红蛋白	下降	正常	正常	正常	正常	下降

	输卵管妊娠	流产	急性输卵管炎	急性阑尾炎	卵巢囊肿蒂扭转	黄体破裂
后穹隆穿刺	可抽出不凝血液	阴性	可抽出渗出液或脓液	阴性	阴性	可抽出不凝血液
妊娠试验	多为阳性	阳性	阴性	阴性	阴性	阴性
超声显象	一侧附件低回声区，宫内无妊娠囊	宫内多有妊娠囊	两侧附件低回声区	子宫附件区无异常回声	一侧附件低回声区，边缘清晰，有条索状蒂	一侧附件低回声区

三、证治

异位妊娠的主要证候是少腹血瘀之实证或虚实夹杂证，治疗始终以化瘀为主。临证时可根据腹痛程度、有无晕厥及休克等临床症状、血压表现、B超检查等辨别异位妊娠有无破损，参考血β-HCG的升降判断异位胎元之存殒，而分为未破损期和已破损期。未破损期可辨为胎元阻络证、胎瘀阻滞证，已破损期可辨为气血亏脱证、正虚血瘀证、瘀结成癥。治疗应随着病程发展，动态观察，根据病情变化及时采取恰当的中医或中西医结合或手术治疗等措施。中医治疗只适用于异位妊娠的某些阶段，有其明确的适应证，并要在有输液、输血及手术准备的条件下进行。

异位妊娠破裂或流产致腹腔内急性出血，属危、急、重症，其典型症状表现为突发下腹剧痛，伴肛门坠胀感，面色苍白，四肢厥冷或冷汗淋漓，血压下降或不稳定，有时烦躁不安，甚或晕厥，脉微欲绝或细数无力，并有相应的腹部及妇科检查体征，须立即进行抢救。

（1）一般处理：患者平卧，观察患者血压、脉搏、呼吸、体温、神志，急查血常规、血型、交叉配血等，做好自体血回输准备。

（2）开放静脉补液通路：立即给予吸氧、输液。若出现失血性休克应开放两条静脉通路，迅速补充血容量。

（3）益气固脱：可用50%的葡萄糖注射液40mL加参附注射液10mL静脉注射，或用5%葡萄糖注射液500mL加参附注射液20mL静脉滴注。

（4）手术治疗：如血压下降、腹腔内出血较多者，应立即手术治疗。

（一）辨证论治

1.未破损期

（1）胎元阻络证

症状：停经，或有不规则阴道流血，或伴下腹隐痛；B超检查一侧附件区或有包块，β–HCG阳性，但未发生破裂或流产；舌质暗，苔薄，脉弦滑。

治法：化瘀消癥杀胚。

方药：消癥杀胚汤（夏桂成经验方）。

丹参　赤芍　桃仁　蜈蚣　地龙　石打穿　炒莪术　炙乳香　炙乳没

加减：若大便溏薄，加茯苓、炒白术；若阴道出血较多，加鹿衔草、马鞭草。

服法：每日1剂，水煎分2次服。

必要时，配合西药甲氨蝶呤肌肉注射杀胚。

（2）胎瘀阻滞证

症状：停经，可有小腹坠胀不适；B超检查或有一侧附件区局限性包块，β-HCG 曾经阳性现转为阴性；舌质暗苔薄，脉弦细涩。

治法：化瘀消癥。

方药：宫外孕Ⅱ号方（原山西中医学院第一附属医院经验方）。

丹参 赤芍 桃仁 三棱 莪术

加减：若兼神疲乏力，心悸气短者，加黄芪、党参以益气；兼见腹胀者，加枳壳、川楝子以理气行滞。

服法：每日1剂，水煎分2次服。

2. 已破损期

（1）气血亏脱证

症状：停经，不规则阴道流血，突发下腹剧痛；β-HCG 阳性，B超提示有盆、腹腔积液，后穹隆穿刺或腹腔穿刺抽出不凝血；面色苍白，冷汗淋漓，四肢厥冷，烦躁不安，甚或昏厥，血压明显下降；舌淡，苔白，脉细微。

治法：益气止血固脱。

方药：圣愈汤（《兰室秘藏》）加黄芪、党参。

生地黄　熟地黄　人参　当归身　黄芪

加减：若腹痛剧烈，加全蝎、蜈蚣；若腰酸、肛门坠胀，加川断、杜仲、广木香。

服法：每日1剂，水煎分2次服。

此证为腹腔内出血所致，首应及时手术止血治疗。术后再辅以益气养血、活血化瘀治疗。

（2）正虚血瘀证

症状：输卵管妊娠发生破损不久，腹痛拒按，不规则阴道流血；β-HCG 阳性，B超检查盆腔一侧有混合性包块；头晕神疲，但生命体征平稳；舌质暗，苔薄，脉细弦。

治法：益气养血，化瘀杀胚。

方药：宫外孕Ⅰ号方加党参、黄芪、何首乌、熟地黄、蜈蚣（去头足）、紫草、天花粉

丹参　赤芍　桃仁　党参　黄芪　何首乌　熟地黄　蜈蚣（去头足）　紫草　天花粉

加减：若气短乏力，神疲纳呆，加党参、黄芪；腹胀甚者，加枳壳、川楝子以理气行滞。

服法：每日1剂，水煎分2次服。

（3）瘀结成癥证

症状：输卵管妊娠发生破损已久，腹痛减轻或消失，小腹坠胀不适，β-HCG曾经阳性现转为阴性，检查盆腔一侧有局限的混合性包块；舌质暗，苔薄，脉弦细涩。

治法：活血化瘀消癥。

方药：宫外孕Ⅱ号方加乳香、没药。

丹参　赤芍　桃仁　三棱　莪术　乳香　没药

加减：兼气短乏力、神疲纳呆，加黄芪、党参、神曲以益气扶正，健脾助运；若腹胀甚者，加枳壳、川楝子以理气行滞。

服法：每日1剂，水煎分2次服。

（二）其他治法

1. 中成药

（1）血府逐瘀颗粒：每次1包，一日3次。适用于气滞血瘀型异位妊娠。

（2）散结镇痛胶囊：每次4粒，一日3次。适用于痰瘀互结兼气滞型异位妊娠。

（3）丹参注射液：将其20mL加入5%葡萄糖注射液500mL中

静滴，一日1次。适用于血瘀型异位妊娠。

2. 外治法

（1）中药外敷：以侧柏叶、大黄、黄柏、薄荷、泽兰等研末，加适量蜂蜜调敷患侧下腹部，活血化瘀消癥，促进包块吸收。每天1次。

（2）中药保留灌肠：以毛冬青、败酱草、忍冬藤、大黄等煎液保留灌肠，促进包块吸收。每天1次，每次100mL。适用于胎瘀阻滞证和瘀结成癥证。

四、疗效判定

（一）痊愈

治疗后腹痛除，阴道出血止，血压平稳，β-HCG下降至阴性，B超检查提示异位妊娠病灶消失。

（二）有效

治疗后腹痛不明显，阴道出血量明显减少，血压平稳，β-HCG下降明显，未到阴性水平，B超检查提示异位妊娠病灶明显缩小。

（三）无效

治疗后腹痛加重，伴肛门坠胀，阴道出血量不减少，血压下降，β-HCG上升明显，B超检查提示异位妊娠病灶增大，盆腔内积液增多。

● 第十节　子　满

一、概述

妊娠5～6个月后出现腹大异常，胸膈胀满，甚或喘不得卧，称为"子满"。本病主要发生机制是水湿无制，水渍胞中，有脾气虚弱和气滞湿阻而致。脾气虚弱者多由于素体脾虚，孕后饮食失调，血气下聚冲任养胎，脾气益虚，水湿无制，湿渗胞中；气滞湿阻者因素体抑郁，孕后胎儿渐大，阻塞气机，气机不畅，气滞湿阻，蓄积于胞中以致胎水肿满。本病常与胎儿畸形、多胎妊娠、巨大胎儿、孕妇合并症（如妊娠合并高血压病、糖尿病、贫血等）等因素有关。西医学的羊水过多可参照本病辨证治疗，如由胎儿畸形引起，应终止妊娠。

二、诊断与鉴别诊断

（一）诊断

1. 有糖尿病、病毒感染史，或有胎儿畸胎、双胎史，或无明显诱因。

2. 腹大异常，胸膈胀满，腹部胀痛，甚或喘不得卧，发生紫绀，甚或下肢、外阴浮肿及静脉曲张。

3. 产科检查，腹形显著大于正常妊娠月份，皮肤张力大，有液体震颤感，胎位不清，胎心音遥远或听不清。

4. 羊水生化检查，羊水甲胎蛋白（AFP）平均值超过同期正常妊娠平均值3个标准差以上，有助于诊断胎儿畸形；羊水中胎儿血型检查，可预测胎儿有无溶血性疾病；PCR技术检测胎儿是否感染病毒。

5. B超检查羊水过多的标准有：羊水最大暗区垂直深度（AFV）≥8cm，可诊断为羊水过多，其中8～11cm为轻度羊水过多，12～15cm为中度羊水过多，>15cm为重度羊水过多。羊水指数（AFI）≥25cm，诊断为羊水过多，其中25～35cm为轻度羊水过多，36～45cm为中度羊水过多，>45cm为重度羊水过多。B超对诊断无脑儿、脑积水、脊柱裂等胎儿畸形和多胎妊娠有重要意义。

（二）鉴别诊断

临床一般根据病史、产科临床检查、B超等检查结果，与多胎妊娠、巨大胎儿、葡萄胎等做出鉴别诊断。

三、证治

临证时，应注意肢体和腹皮肿胀特征，如皮薄光亮，按之有凹陷，一般为脾虚；皮色不变，按之压痕不显，一般为气滞。子满的治疗以利水除湿为主，佐以益气行气，应消水而不伤胎。本病以本虚标实证居多，治宜标本兼顾。若胎水肿满伴有胎儿畸形者，应及时终止妊娠，下胎益母。

（一）辨证论治

1. 脾气虚弱证

症状：孕期胎水过多，腹大异常，腹皮发亮，下肢及阴部水肿，甚或全身浮肿；食少腹胀，神疲肢软，面色淡黄，舌淡，苔白，脉沉缓。

治法：健脾渗湿，养血安胎。

方药：全生白术散（《胎产秘书》）。

人参　白术　茯苓皮　甘草　当归　川芎　紫苏　陈皮　生姜

加减：若畏寒肢冷者，酌加黄芪、桂枝以温阳化气行水；腰痛者，酌加杜仲、续断、菟丝子固肾安胎。

服法：每日1剂，水煎分2次服。

2. 气滞湿阻证

症状：孕期羊水过多，腹大异常，胸膈胀满，甚则喘不得卧，肢体肿胀，按之压痕不显，苔薄腻或白滑，脉弦滑。

治法：理气行滞，利水除湿。

方药：茯苓导水汤（《医宗金鉴》）去槟榔。

茯苓　槟榔　猪苓　砂仁　广木香　陈皮　泽泻　白术　木瓜　大腹皮　桑白皮　紫苏叶

加减：腹胀甚者，加枳壳；喘甚不得卧者，加桑白皮；下肢肿甚者，加防己。

服法：每日1剂，水煎分2次服。

（二）其他治法

（1）五皮丸：每次9g，一日2次。适用气滞湿阻型子满。

（2）五苓散：每次4～6g，一日2次。适用脾虚型子满。

四、疗效判定

（一）痊愈

治疗后羊水明显减少，妊娠腹形与正常妊娠月份符合，胎儿继续顺利正常发育生长。

（二）有效

治疗后羊水减少，但妊娠腹形仍小于正常妊娠月份。胎儿继续发育生长，但略迟缓。

（三）无效

治疗后羊水不减少，妊娠腹形仍明显小于妊娠月份，胎儿发育生长迟缓，甚至胎死腹中，或新生儿出生后预后不良。

● 第十一节 子 肿

一、概述

妊娠中晚期，孕妇肢体面目发生肿胀者，称为"子肿"，亦称"妊娠肿胀"。如果妊娠七八月后，仅脚部浮肿，休息后自消，且无其他不适者，为妊娠晚期常见现象，可不必治疗。西医学的妊娠期高血压疾病或妊娠合并贫血而出现水肿，可参照本病辨证治疗。

子肿的主要病机为脾虚、肾虚或气滞，导致水湿痰聚发为子肿。本病主要以脏腑虚损、阴血不足为本，湿痰为标。或素体脾气素弱，运化失职，水湿停滞，溢于四肢，泛溢肌肤，发为本病；或责之素体肾虚，孕后阴血下聚养胎，有碍肾阳敷布，则水湿泛溢四肢、肌肤而为子肿；邪实者多因于气滞，素体抑郁，气机不畅，孕后胎体渐长，阻碍气机，气滞湿郁，泛溢肌肤，遂致子肿。

二、诊断与鉴别诊断

（一）诊断

1. 有慢性肾炎、高血压、糖尿病、心脏病、贫血、营养不良等病史，或有高龄初孕、多胎妊娠、羊水过多史。

2. 妊娠20周后出现水肿，多由踝部开始，渐延至小腿、大腿、外阴部、腹壁，甚至全身水肿，或有腹水。若无明显水肿，但每周体重增加异常也是临床表现之一。

3. 根据水肿部位，确定水肿的严重程度。水肿局限于膝以下为（+），水肿延及大腿为（++），外阴腹壁水肿为（+++），全身水肿或伴有腹水为（++++）。

4. 注意体重、血压、尿蛋白、血红蛋白含量、肝肾功能等检测，及时发现子肿的原因。若尿蛋白 ≥ 0.3g/24h，或随机尿蛋白 ≥ 3.0g/L，或尿蛋白定性 ≥（+）为蛋白尿。若每周体重增加 ≥ 0.9 kg，或每四周体重增加 ≥ 2.7kg 是子肿前期的信号。

（二）鉴别诊断

妊娠高血压病引起的水肿应与妊娠合并慢性肾炎、妊娠合并心脏病、营养不良性水肿相鉴别（表 3-4）。

表 3-4　子肿的鉴别诊断

病证	病史及主证	检查
妊娠合并慢性肾炎	孕前有肾炎史，孕 20 周前发病，水肿始于眼睑	尿常规检查除蛋白阳性外，可见红细胞或管型
妊娠合并心脏病	孕前有心脏病史，孕后出现心悸、气短、踝部浮肿、心动过速等	心脏及心功能检查可助鉴别
营养不良性水肿	由于营养不良，导致低蛋白血症而引起水肿，常伴有消瘦、乏力、贫血、多尿等症状	血浆蛋白总量及白蛋白浓度测定有助鉴别诊断

三、证治

本病由脾肾两虚，运化无权，水湿内停，或气机阻滞，津液不布而发。临证时需辨明肾虚、脾虚、气滞之别。病在脾者，以四肢面目浮肿为主；病在肾者，面浮肢肿，下肢尤甚；气病者，皮厚而色不变，随按随起。治疗以利水化湿为主，脾虚者健脾利水，肾虚者温肾利水，气滞者理气化湿，并根据"治病与安胎并举"的原则，随证加入养血安胎之品。

（一）辨证论治

1. 脾虚证

症状：妊娠中晚期，面浮肢肿，小腿肿明显，皮薄按之凹陷；腹胀纳差，舌胖苔薄白，脉沉缓。

治法：健脾利水，消肿安胎。

方药：五皮饮（《证治准绳》）加减合木香六君汤。

陈皮　大腹皮　生姜皮　桑白皮　茯苓皮　广木香　白术　党参

加减：若肿势明显，加猪苓、泽泻、防己；大便溏薄者，加炒白术。

服法：每日1剂，水煎分2次服。

2. 脾虚湿盛证

症状：妊娠中晚期，面浮肢肿，甚则遍身俱肿，皮薄光亮，按之凹陷；脘腹胀满，气短懒言，口中淡腻，食欲不振，小便短少，大便溏薄，舌体胖嫩、边有齿痕，苔白润，脉沉缓。

治法：健脾除湿，行水消肿。

方药：防己黄芪汤（《金匮要略》）。

黄芪　防己　白术　甘草　生姜　大枣

加减：若肿势明显，加猪苓、泽泻；肿甚并伴胸闷而喘者，加杏仁、厚朴；食少、便溏严重者，加山药、薏苡仁、扁豆、芡实；气短懒言、神疲乏力重者，加党参。

服法：每日1剂，水煎分2次服。

3. 脾虚肝旺证

症状：妊娠中晚期，面浮肢肿逐渐加重，头昏头重状若眩冒，胸闷心烦，呃逆泛恶，神疲肢软，纳少嗜卧，舌淡胖有齿痕，脉弦滑而缓。

治法：健脾利水，息风静阳。

方药：半夏白术天麻汤（《医学心悟》）。

半夏　白术　天麻　钩藤　白芍　白蒺藜　茯苓

加减：蛋白尿明显者，加猪苓、土茯苓、白茅根；血压甚高者，加珍珠母、生牡蛎（先煎）。

服法：每日1剂，水煎分2次服。

4. 肾阳虚证

症状：妊娠中晚期，面浮肢肿，下肢尤甚，按之没指；头晕耳鸣，腰酸无力，下肢逆冷，心悸气短，小便不利，面色晦黯，舌淡，苔白润，脉沉迟。

治法：补肾温阳，化气行水。

方药：真武汤（《伤寒论》）。

制附片　白术　白芍　茯苓　生姜

加减：若腰痛甚者，加杜仲、续断、桑寄生。

服法：每日1剂，水煎分2次服。

5. 气滞证

症状：妊娠数月，肢体肿胀，始肿两足，渐及于腿，皮色不变，压痕不显；头晕胀痛，胸胁胀满，饮食减少，苔滑或腻，脉弦或滑。

治法：理气行滞，化湿消肿。

方药：天仙藤散（《妇人大全良方》）。

天仙藤　香附　陈皮　甘草　乌药　生姜　木瓜　紫苏叶

加减：若兼肝郁明显，加柴胡、佛手。

服法：每日 1 剂，水煎分 2 次服。

6. 血虚证

症状：妊娠数月，肢体肿胀，始肿两足，渐及于腿；面萎无华，头晕眼花，心悸怔仲，不思饮食，舌淡苔少，脉细滑弱。

治法：益气养血，消肿安胎。

方药：千金鲤鱼汤（《千金要方》）。

白术　生姜　茯苓　陈皮　白芍　当归

加减：若兼胃胀明显，加佛手。

服法：每日 1 剂，鲤鱼一尾去鳞及内脏，中药用干净纱布包裹与鲤鱼同煮 1 小时，去药包，分次饭前空腹吃鱼饮汤。

（二）其他治法

1. 中成药

（1）五苓散：每次 1 袋，一日 3 次。适用于脾虚型子肿。

（2）济生肾气丸：大蜜丸每次 1 丸，一日 3 次。适用于肾阳虚型子肿。

2. 针灸

取穴涌泉、腰阳关、公孙、关元，适用于肾虚型子肿；取穴水分、水泉、商丘、血海，适用于脾虚型子肿；取穴三阴交、肾俞、水泉、孔最，适用于气滞型子肿。

3. 调摄

（1）重视孕期保健，做好产前检查。

（2）注意水肿、体重的变化，定期测量血压，检查尿蛋白。

（3）应摄入足够的蛋白质、维生素等营养物质，低盐饮食。

（4）注意休息，睡觉以左侧卧位为佳。

四、疗效判定

（一）痊愈

治疗后孕妇肢体、面目肿胀消失，胎儿继续顺利正常发育生长。

（二）有效

治疗后孕妇肢体、面目肿胀明显减轻，胎儿继续发育生长。

（三）无效

治疗后孕妇肢体、面目肿胀进一步加重，甚至必须尽快终止妊娠。

● 第十二节 子 晕

一、概述

子晕，又称"妊娠眩晕"。本病特点是常发生在妊娠中晚期，以眩晕为主症，并伴心烦、急躁等症。轻者，除血压升高外无明显自觉症状；重者，头晕目眩伴血压升高、面浮肢肿等。西医学的妊娠期高血压疾病等引起的眩晕，可参照本病辨证治疗。

二、诊断与鉴别诊断

（一）诊断

1.本病主要发生在妊娠中、晚期，初产妇多见，可有营养不良、贫血、双胎、羊水过多及葡萄胎等病史。

2.症状有头目眩晕，视物昏花，甚至失明，常兼浮肿、小便短少等。若头晕眼花，头痛剧烈，往往是子痫的前期症状，应引起重视。

3.产科检查，中晚期妊娠腹形，可伴不同程度水肿，或血压升高，收缩压≥ 140 mmHg 和（或）舒张压≥ 90mmHg。

4.血常规、尿常规、肝肾功能、心电图、B 型超声等检查，了解母体与胎儿状况。对可疑子痫前期孕妇应测 24 小时尿蛋白定量（见子肿）。病情需要时，应酌情增加眼底检查、凝血功能系列、电解质及影像学等检查。

（二）鉴别诊断

本病应与妊娠贫血相鉴别：妊娠贫血在妊娠中晚期出现头晕、乏力、心悸、气短，甚至出现下肢、面目浮肿，但不伴有高血压、蛋白尿，血常规等检查可资鉴别。

三、证治

子晕以眩晕为特征，属本虚标实之证，辨证时应根据眩晕的特点辨别阴虚肝旺，肝肾阴虚，或脾虚肝旺。阴虚肝旺、肝肾阴虚者以头晕目眩为主；脾虚肝旺者头晕而重，伴肢肿，胸闷泛呕。此外，还应注意检测水肿、蛋白尿、高血压异常程度，估计病情轻重。妊娠眩晕进一步发展常致子痫。治疗以平肝潜阳为主，或佐以滋阴潜降，或健脾利湿等法。

（一）辨证论治

1.阴虚肝旺证

症状：妊娠中晚期，头目眩晕，视物模糊，心中烦闷，颧赤唇红，口燥咽干，手足心热，甚或猝然昏倒，舌红，苔少，脉弦细数。

治法：滋阴补肾，息风静阳。

方药：杞菊地黄丸（《医级》）加龟板、牡蛎、石决明。

熟地黄　山茱萸　山药　泽泻　茯苓　丹皮　枸杞子　菊花　龟板　牡蛎　石决明

加减：若热象明显者，加知母、黄柏；口苦、心烦重者，加黄芩、竹茹；眩晕昏仆者，加钩藤、天麻。

服法：每日1剂，水煎分2次服。

2. 脾虚肝旺证

症状：妊娠中晚期，头晕眼花，头胀而重，面浮肢肿，胸闷欲呕，胸胁胀满，纳差便溏，苔白腻，脉弦滑。

治法：健脾利湿，平肝潜阳。

方药：半夏白术天麻汤（《医学心悟》）合钩藤汤加减。

半夏　白术　天麻　茯苓　橘红　甘草　大枣　白蒺藜　钩藤　石决明　莲子心　白芍

加减：血压甚高者，加珍珠母、生牡蛎（先煎）。

服法：每日1剂，水煎分2次服。

（二）其他治法

1. 中成药

（1）杞菊地黄丸：每次4.5g，一日2次。适用于肝肾阴虚型子晕。

（2）天麻片：每次5～6片，一日3次。适用于脾虚肝旺型子晕。

2. 针刺

取降压沟、风池、曲池、足三里、太冲穴。

四、疗效判定

（一）痊愈

治疗后孕妇眩晕消失，血压恢复正常，胎儿继续顺利正常发育生长。

（二）有效

治疗后孕妇眩晕明显减轻，血压下降但未恢复正常，胎儿继续发育生长。

（三）无效

治疗后孕妇眩晕进一步加重，血压不降反升，甚至必须尽快终止妊娠。

● 第十三节　子　痫

一、概述

本病多数在重症妊娠眩晕的基础上发作，也可不经此阶段而突发痫证。最常发生在妊娠晚期及临产前，称为"产前子痫"；部分发生在分娩过程中，即"产时子痫"；产后一般发生在24小时内，但较少见。西医学的妊娠高血压病可参照本病辨证论治。

二、诊断与鉴别诊断

（一）诊断

1. 妊娠中晚期有高血压、水肿或蛋白尿史。

2. 妊娠晚期，或临产时及新产后，突然眩晕倒仆，昏不知人，两目上视，牙关紧闭，四肢抽搐，腰背反张，须臾醒，醒又复发，甚或昏迷不醒。

3. 血压检查，子痫发作前血压可明显升高，≥ 160/110mmHg，蛋白尿 ≥ 5g/24h，或有血小板减少、血清转氨酶升高、凝血障碍等。

（二）鉴别诊断

本病应与妊娠合并癫痫发作相鉴别：

癫痫患者既往有发作史，一般无高血压、水肿、蛋白尿等症状和体征，发作时突然出现意识丧失，抽搐开始即出现全身肌肉持续性收缩。

子痫患者有高血压、水肿、蛋白尿；抽搐前有先兆，抽搐时初为面部等局部肌肉，而后波及全身，伴面部青紫，呼吸暂停 1 ～ 2 分钟。

三、证治

子痫为产科危急重症，临证时要特别注意昏迷与抽搐发作程度和频率，辨别肝风内动证和痰火上扰证。一般昏迷深、发作频的病情较重。急症处理的原则有：①控制抽搐，纠正缺氧和酸中毒，控制血压，抽搐控制后终止妊娠；② 25% 硫酸镁 20mL 加入 25% 葡萄糖液 20mL 中静脉推注（＞ 5 分钟），继之以 2 ～ 3g/h 静脉滴注，应用镇静剂；③ 20% 甘露醇 250mL 快速静脉滴注，降低颅内压；④血压高时，给予降压药；⑤间断面罩吸氧，根据二氧化碳结合力及尿素氮值给予适量 4% 碳酸氢钠，纠正酸中毒；⑥抽搐控制 2 小时后，可考虑终止妊娠。

中医治疗原则以平肝息风、安神定痉、豁痰开窍为主。西医主要是控制抽搐，纠正缺氧和酸中毒，控制血压，防治并发症，密切监测母胎状况，适时终止妊娠。

（一）辨证论治

1.肝风内动证

症状：妊娠晚期，或临产时及新产后，头痛眩晕，突然昏仆不知人，两目上吊，牙关紧闭，四肢抽搐，腰背反张，时作时止，或良久不省；手足心热，颧赤息粗，舌红或绛，苔无或花剥，脉弦细而数或弦劲有力。

治法：养阴清热，平肝息风。

方药：羚角钩藤汤（《重订通俗伤寒论》）。

羚羊角　桑叶　川贝母　生地黄　钩藤（后下）　菊花　茯神　白芍药　生甘草　鲜竹茹

加减：若大便秘结，加生大黄、柏子仁；浮肿明显者，加冬瓜皮、车前子；头痛甚者，加夏枯草、全蝎粉、僵蚕粉；目糊羞明者，加黄连、生龙齿。

服法：每日1剂，水煎分2次服。

2.痰火上扰证

症状：妊娠晚期，或临产时及新产后，头痛胸闷，突然昏仆不知人，两目上吊，牙关紧闭，口流涎沫，面浮肢肿，息粗痰鸣，四肢抽搐，腰背反张，时作时止，舌红，苔黄腻，脉弦滑而数。

治法：清热开窍，豁痰息风。

方药：半夏白术天麻汤（《医学心悟》）送服安宫牛黄丸（《温病条辨》）。

半夏　白术　天麻　茯苓　炙甘草　橘红　生姜　大枣　牛

黄　郁金　水牛角　黄连　黄芩　山栀　朱砂　雄黄　冰片　麝
香　珍珠　金箔衣

加减：血压甚高者，加珍珠母、生牡蛎（先煎）。

服法：每日 1 剂，水煎分 2 次服。

3. 虚风证型

症状：一般发生在产褥期，头晕目眩，心慌眼黑，视物不明，腰腿痛软，大便干涩，脉细弦，舌质红。

治法：养阴息风。

方药：杞菊地黄汤。

枸杞子　菊花　生地黄　熟地黄　山药　山萸肉　丹皮　茯
苓　泽泻

加减：大便秘结者，加生大黄（后下）、柏子仁；浮肿明显者，加天仙藤、冬瓜皮、车前子（包煎）；头痛甚者，加夏枯草、全蝎粉、僵蚕粉；目糊羞明者，加黄连、生龙齿。

服法：每日 1 剂，水煎分下午、晚上 2 次服。

（二）其他治法

1. 中成药

（1）安宫牛黄丸：每次 1 丸，一日 1 次。适用于痰火上扰型子痫。

（2）牛黄清心丸：每次 1 丸，一日 1 次。适用于痰火上扰型子痫。若喉中痰鸣，可用竹沥水送下。

2. 针刺

取人中、涌泉穴，行重刺激，继而针刺足三里、三阴交、血海、合谷、曲池、中脘，予中等刺激，留针 20 分钟。

四、疗效判定

（一）痊愈

治疗后孕妇四肢抽搐停止，血压恢复正常，胎儿继续顺利正常发育生长至分娩。

（二）有效

治疗后孕妇四肢抽搐明显减少，血压下降但未恢复正常，胎儿继续发育生长至分娩或提前分娩。

（三）无效

治疗后孕妇四肢抽搐频繁，血压不降反升，甚至神志不清，必须尽快终止妊娠。

● 第十四节　子　嗽

一、概述

妊娠期间，咳嗽不已，称为"子嗽"，亦称"子咳""妊娠咳嗽"。本病的发生、发展与妊娠期母体内环境的特殊改变有关。若妊娠咳嗽剧烈或久咳不已，可损伤胎气，严重者致堕胎、小产。本病的特点：早晚发作明显，且咽痒阵咳。本病病位主要在肺，关系到脾。主要病机为孕后阴血下聚养胎，虚火内生，灼伤肺津，肺失濡润；孕后饮食伤脾，水湿内停，聚湿生痰，上犯于肺；或素有痰湿，孕后阳气偏亢，火邪刑金等导致肺失宣降而致咳嗽。西医学妊娠期合并慢性支气管炎、肺炎可参照本病辨证治疗。

二、诊断与鉴别诊断

（一）诊断

1. 孕前有慢性咳嗽史，或孕后有贪凉饮冷史。

2. 妊娠期间，咳嗽不已，甚或胸闷气促，不得平卧等。

3. 查血常规、痰培养及胸部摄片，有助于本病的诊断及鉴别诊断。

但放射线可能对胎儿造成伤害，故应权衡利弊施行。

（二）鉴别诊断

抱儿痨：抱儿痨孕前多有痨病史。临床表现久咳不愈，形体消瘦，潮热盗汗，痰中带血。可行结核菌素试验加以鉴别，必要时行胸部摄片辅助诊断。

三、证治

临证时抓住咳嗽的特征，一般以阴虚火旺夹痰为主证型，火旺指胎火旺也。子嗽四大特点：①咳嗽较久，一般至少一月余；②早晚尤其是入夜咳剧；③咽喉痒；④咳嗽剧烈时不得平卧。若干咳无痰，或少痰，多兼阴虚肺燥；咳嗽痰多，痰色白，多兼脾虚痰饮；咳嗽不已，咳痰不爽，痰液黄稠则多兼痰火犯肺。治疗以清热泻火润肺、化痰止咳为主，重在治肺，兼顾治脾。因本病发生在妊娠期间，须遵循治病与安胎并举的原则，治咳兼顾胎元，必要时加用安胎之药，慎用降气、豁痰、滑利之品。

（一）辨证论治

1.阴虚火旺夹痰证

症状：妊娠期间，咳嗽日久，入夜咳剧，咽喉刺痒，咳嗽剧烈时不得平卧；尿少便干，舌红苔薄腻。

治法：清热化痰，止咳安胎。

方药：子嗽散（夏桂成经验方）。

蜜炙马兜铃　炙桑白皮　青蛤壳　苦杏仁　炙百部　炒黄芩　炒黄柏　北沙参　川贝母　炙知母

加减：若痰火甚、咳逆不得卧者，加知母；若痰中带血，加仙鹤草、蒲黄炭；若纳食不香、脘痞不舒，加陈皮、炒谷麦芽。

服法：每日1剂，水煎分2次服。以下午、晚上服用为宜。

2.阴虚肺燥证

症状：妊娠期间，咳嗽不已，干咳无痰或少痰，甚或痰中带血；口燥咽干，手足心热，舌红，苔少，脉细滑数。

治法：养阴润肺，止咳安胎。

方药：百合固金汤（《医方集解》）加减。

百合　熟地黄　生地黄　麦门冬　玄参　当归　白芍　贝母　桔梗　生甘草

加减：若咳嗽中带血严重者，加侧柏叶、仙鹤草、旱莲草；若颧红潮热，手足心热甚者，加地骨皮、白薇、十大功劳叶；若大便干结者，加肉苁蓉、胡麻仁。

服法：每日1剂，水煎分2次服。

3.脾虚痰饮证

症状：妊娠期间，咳嗽痰多，胸闷气促，甚则喘不得卧；神疲纳呆，舌质淡胖，苔白腻，脉濡滑。

治法：健脾除湿，化痰止咳。

方药：六君子汤（《校注妇人良方》）。

党参　白术　茯苓　甘草　半夏　陈皮　生姜　大枣

加减：若胸闷痰多甚者，加陈皮、紫菀、苏梗、枇杷叶。

服法：每日1剂，水煎分2次服。

（二）其他治法

1. 经验方（陈中宁克咳方）

处方：桑叶　荷叶　杏仁　沙参　川贝粉　焦栀子　矮茶风　甘草

服法：水煎分服，每日1剂。

主治：适用于痰火子嗽，咳嗽无痰者。

2. 饮食调摄

玉竹粥：玉竹15～20g(鲜者30～80g)，粳米100g，冰糖少许，日分2次服，5～7日为一疗程，适用于阴虚肺燥自嗽。

四、疗效判定

（一）痊愈

治疗后咳嗽除，胎儿继续正常发育生长。

（二）有效

治疗后咳嗽减轻，易反复发作，胎儿继续发育生长。

（三）无效

治疗后咳嗽加重，甚至阴道见红。

● 第十五节　妊娠小便淋痛

一、概述

妊娠期间，尿频、尿急、淋漓涩痛者，称为"妊娠小便淋痛"，亦称"子淋"。本病主要的发病机制是膀胱郁热，气化失司。其热有虚实之分，虚者因孕后阴血下注冲任养胎，素体阴虚者阴血愈亏，阴虚火旺，灼伤津液，则小便淋漓涩痛；实证由心火偏亢、湿热下注所致，盖因素体阳盛，或嗜食辛辣，或感受热邪，致热蕴于内，引动心火，移热小肠，传入膀胱，热灼津液，则小便淋漓涩痛；或孕期摄生不慎，感受湿热之邪，湿热蕴结，下注膀胱，发为小便淋漓涩痛。西医学的妊娠合并尿道炎、膀胱炎、肾盂肾炎等泌尿系统感染的疾病可参照本病辨证治疗。

二、诊断与鉴别诊断

（一）诊断

1. 孕前可有尿频、尿急、淋漓涩痛的病史，或不洁性生活史。

2. 妊娠期间出现尿频、尿急、淋漓涩痛，甚则点滴而下、小腹坠胀疼痛等症，甚或腰痛。

3. 尿常规检查见红细胞、白细胞，或少量蛋白。

（二）鉴别诊断

1. 妊娠小便不通

妊娠小便不通以妊娠期间小腹拘急、尿液潴留为特征，无灼热疼痛。尿常规基本正常，B超显示有尿液潴留。

2. 妊娠遗尿

妊娠期间尿失禁而自行排出为主，无尿急尿痛。尿常规检查基本正常。

三、证治

妊娠小便淋痛的病程长短可作为辨别虚实的依据。虚热者小便淋沥不爽，量少色淡黄；实热者小便艰涩刺痛，尿短赤。治疗以清润为主，不宜过于通利，以免损伤胎元。必须予以通利者，应佐以固肾安胎之品。

（一）辨证论治

1. 阴虚津亏证

症状：妊娠期间小便频数，淋漓涩痛，量少色黄；午后潮热，手足心热，大便干结，颧赤唇红，舌红，苔少或无苔，脉细数。

治法：滋阴清热，润燥通淋。

方药：知柏地黄丸（《医宗金鉴》）。

知母　黄柏　牡丹皮　熟地黄　山茱萸　怀山药　泽泻　茯苓

加减：若潮热显著者，加麦门冬、五味子、地骨皮；尿中带血者，加女贞子、旱莲草、小蓟。

服法：每日 1 剂，水煎分 2 次服。

2. 心火偏亢证

症状：妊娠期间，小便频数，艰涩刺痛，尿短赤；面赤心烦，渴喜冷饮，甚则口舌生疮，舌红，苔薄黄，脉滑数。

治法：清心泻火，润燥通淋。

方药：导赤散（《小儿药证直诀》）加麦冬、玄参。

生地黄　甘草梢　木通　淡竹叶　麦冬　玄参　灯芯草

加减：小便热痛甚者，加黄芩、栀子；尿中带血者，加炒地榆、大蓟、小蓟。

服法：每日 1 剂，水煎分 2 次服。

3. 湿热下注证

症状：妊娠期间，小便频数，尿色黄赤，艰涩不利，灼热刺痛；口苦咽干，渴喜冷饮，胸闷食少，带下黄稠量多，舌红，苔黄腻，脉滑濡数。

治法：清热利湿，润燥通淋。

方药：加味五淋散（《医宗金鉴》）。

黑栀子　赤茯苓　当归　白芍　黄芩　甘草梢　生地黄　泽泻　车前子　木通　滑石

加减：若热盛毒甚者，加金银花、野菊花、蒲公英、紫花地丁；尿中带血者，加大蓟、小蓟、侧柏叶、炒地榆。

服法：每日1剂，水煎分2次服。

（二）其他治法

芭根旱莲煎

处方：芭蕉根　旱莲草

服法：水煎分服，每日1剂。

主治：适用于阴虚子淋，尿中带血。

四、疗效判定

（一）痊愈

治疗后尿频、尿急、淋漓涩痛除，胎儿继续正常发育生长。

（二）有效

治疗后尿频、尿急、淋漓涩痛明显减轻，易反复发作，胎儿继续发育生长。

（三）无效

治疗后尿频、尿急、淋漓涩痛依旧，不缓解，甚至肉眼血尿，腰酸，发热，甚则需要终止妊娠。

● 第十六节　妊娠小便不通

一、概述

妊娠期间，小便不通，甚至小腹胀急疼痛，心烦不得卧，称为"妊娠小便不通"，又称"转胞"或"胞转"，以妊娠晚期 7～8 个月时较为多见。妊娠小便不通的病因病机主要是肾虚或气虚无力举胎，压迫膀胱，致膀胱不利，水道不通，溺不得出，属本虚标实证，临床有肾虚、气虚之分。西医学的妊娠合并尿潴留可参照本病辨证治疗。

二、诊断与鉴别诊断

（一）诊断

1. 了解有无多胎妊娠、糖尿病、巨大胎儿等情况。

2. 多发生在妊娠晚期，以小便不通、小腹胀满疼痛为主症。

3. 尿液常规检查基本正常。

4. B 超检查显示有尿液潴留，可协助诊断。

（二）鉴别诊断

妊娠小便不通应与妊娠小便淋痛鉴别。妊娠小便淋痛以小便淋沥涩痛为主，尿常规检查见红细胞、白细胞及少量蛋白；妊娠小便不通以妊娠期间小腹拘急、尿液潴留为特征，无灼热疼痛，尿常规基本正常，B 超显示有尿液潴留。

三、证治

本病以小便不通为主，伴腰膝酸软、畏寒肢冷者，多属肾虚；伴神疲倦怠、头重眩晕者，多属气虚。治疗本着"急则治其标，缓则治其本"的原则，以补气升提助膀胱气化为主，不可妄用通利之品，以免影响胚胎。

（一）辨证论治

1. 肾虚证

症状：妊娠期间，小便不通，或频数量少；小腹胀满而痛，坐卧不安，腰膝酸软，舌淡，苔薄润，脉沉细无力。

治法：补肾益气，化气行水。

方药：肾气丸（《金匮要略》）去丹皮，加巴戟天、菟丝子。

干地黄　山药　山茱萸　泽泻　茯苓　桂枝　巴戟天　菟丝子　制附片

加减：腰膝酸软甚者，加寄生、续断。

服法：每日 1 剂，水煎分 2 次服。

2. 气虚证

症状：妊娠期间，小便不通，或频数量少；小腹胀急疼痛，坐卧不安，面色㿠白，神疲倦怠，头重眩晕，舌淡，苔薄白，脉虚缓。

治法：补中益气，导溺举胎。

方药：益气导溺汤（《中医妇科治疗学》）。

黄芪　党参　白术　扁豆　茯苓　桂枝　升麻　桔梗　通草　乌药

加减：气虚甚者，加大黄芪用量、山药；夹有湿热者，加入滋肾丸，即知母、黄柏、肉桂。

服法：每日 1 剂，水煎分 2 次服。

（二）其他治法

（1）金匮肾气丸：每次 9g，一日 2 次。适用于肾阳虚型妊娠小便不通。

（2）补中益气丸：每次 6g，一日 3 次。适用于气虚型妊娠小便不通。

四、疗效判定

（一）痊愈

治疗后排尿顺畅，胎儿继续正常发育生长。

（二）有效

治疗后排尿明显顺畅，时有反复，胎儿继续发育生长。

（三）无效

治疗后排尿仍不利，需人工导尿，甚者出现尿频、尿急、淋漓涩痛，不缓解，或有肉眼血尿，腰酸，发热，甚则终止妊娠。

● 第十七节　妊娠身痒

一、概述

妊娠中、晚期，出现四肢瘙痒，甚或全身瘙痒，入夜尤甚，或目珠、皮肤、小溲色黄者，称之为"妊娠身痒"。本病是妊娠期特发的、多见的肝脏功能紊乱疾病，虽预后良好，但对胎儿有不良影响，可致胎儿宫内生长限制、胎死宫内、早产等，使围产儿患病率和死亡率增高，近年来已被列为高危妊娠而日益受到重视。此病的发生原因在于肝经郁火与湿热，孕后阴血下聚以养胎，肝失血养，郁久化火，胆热液泄，流入营血，引动心火，心肝之郁火夹胆液入络，外达肌表，致身痒不已或黄疸；或素体湿浊偏盛，孕后过服辛温之剂，湿热内生，肝火兼胎火夹湿热入络，壅遏肌肤，发为身痒或黄疸。妊娠身痒往往出现较早，且持续时间较长，治疗不及时或病情进一步发展，继而出现黄疸。本病相当于现代医学的妊娠期肝内胆汁淤积综合征（ICP）

二、诊断与鉴别诊断

（一）诊断

1.80% 患者在妊娠 30 周开始出现瘙痒，也有在妊娠 25～29 周出现，个别甚至更早。瘙痒一般呈持续性，入夜尤甚，分娩后可立即消失，或在产后数小时或数日内消失。

2. 瘙痒发生数日或数周内，约半数患者出现轻度黄疸，尿色变深。分娩后 1～2 周黄疸消失。

3. 严重瘙痒者可引起失眠、神疲乏力、纳谷不香。

4. 血清胆汁酸检查较正常值可增加百余倍，是早期诊断本病的敏感指标；转氨酶呈轻、中度升高。

（二）鉴别诊断

本病需与妊娠合并病毒性肝炎、药物性黄疸、妊高征、妊娠急性脂肪肝、妊娠合并胆道感染、妊娠期 TORCH 感染等疾病相鉴别。

三、证治

本病临床上以皮肤瘙痒和胆汁淤积为特征，临证时需分清偏于郁火或偏于湿热。偏于郁火者当需清肝为君，臣以利湿；而偏于湿热者，则需清热利湿并举。治疗目的是缓解瘙痒症状、恢复正常肝功能、降低血胆酸浓度和改善妊娠结局。中医药治疗此病可缓解瘙痒症状、恢复肝功能、降低血胆酸水平。妊娠晚期加强监护，防止胎儿突然死亡。

（一）辨证论治

1.偏于郁火证

症状：妊娠晚期，始则四肢瘙痒，继则周身皆痒，入夜尤甚；心烦易怒，胸闷胁胀，小溲黄赤，大便干结，舌质红，苔薄黄，脉弦滑。

治法：清肝利湿。

方药：丹栀逍遥散加减。

茵陈　炒山栀　炒丹皮　当归　白芍　白术　茯苓　炒柴胡　地肤子

加减：瘙痒颇剧，心烦寐差，加入黄连、莲子心、丹参；纳谷不香，大便不实，加煨木香、砂仁、炒谷芽；胸闷脘痞，目肤皆黄，加入白鲜皮、冬葵子、泽泻、车前草、茵陈加量。

服法：每日1剂，水煎分2次服。

2.偏于湿热证

症状：妊娠中、晚期，四肢瘙痒，甚或周身皆痒；继则目肤皆黄，胸闷心烦，纳谷欠香，神疲思睡，溺黄热涩，大便先干后溏，舌红苔黄根腻，脉来濡细。

治法：清热利湿，祛风止痒。

方药：茵陈五苓散（《金匮要略》）加减。

茵陈　钩藤　猪苓　茯苓　白术　泽泻　炒荆芥　地肤子　白鲜皮　白蒺藜　炒丹皮　炒谷芽

加减：若身痒明显者，加防风、藿香、佩兰。

服法：每日 1 剂，水煎分 2 次服

（二）其他治法

经验方（保肝解毒汤）

处方：杜仲 黄芩 枸杞子 白术 蒲公英 一枝黄花 马鞭草 鱼腥草 土茯苓 生大黄 茵陈 豨莶草 徐长卿 白鲜皮 甘草

服法：每日 1 剂，水煎 2 次，分早、晚 2 次饮服。

主治：适用于湿热型妊娠期肝内胆汁淤积症。

四、疗效判定

（一）痊愈

治疗后孕妇身痒消失，血清胆汁酸恢复正常，胎儿继续顺利正常发育生长至足月分娩。

（二）有效

治疗后孕妇身痒明显减轻，但时有反复，血清胆汁酸接近正常，时有增高，胎儿继续生长至足月分娩。

（三）无效

治疗后孕妇身痒进一步加重，血清胆汁酸持续上升，出现胎儿宫内窘迫，提早结束分娩。

第四章　产后病

女性产育主要包括分娩、产褥和哺乳，临产、新产、产后是产育的 3 个关键时间节点。一般而言，产后 6 ～ 8 周内称为产褥期。其中，产后 1 周内为"新产后"，产后 1 月为"小满月"，产后百日为"大满月"。因而，产妇在产褥期内发生的与分娩和产褥有关的疾病，即称为"产后病"。

产褥期是妊娠期的后续阶段，由于分娩时的体力消耗和产创出血，产妇的全身脏腑、胞宫、气血有不同程度损耗，俗有"产后百节空虚"之说。产后多虚、多瘀、多寒是产褥期的三大生理特征。虚者，由于分娩时产妇努责、产创出血导致亡血伤津，元气虚损，因而阴精暴亏，虚火上浮，甚至阴虚火旺，其证以新产后尤为凸显；瘀者，产时精神紧张，气机郁滞，或手术创伤，产后残留瘀浊，又称败血或为恶露，若排出不畅，胞宫、胞络为瘀血浊液所阻，新血又不得归经，气血不通，不通则痛，变生产后痛症等，所谓"败血妄行，遗害无穷"。寒者，虚寒也。产创出血或努责过剧，复因劳倦伤气，失血伤津，初起多见阴虚阳浮，腠理不实，阳不敛阴，阴津外泄，久则气虚阳弱，故出现虚寒病变，俗有"产后一块冰"之说。

因此，产后呈现的是一种易虚、易瘀、易寒的复杂状态。概而言之，因产创劳倦，气血暴亏，阴血骤虚，阳气易浮，卫外不固，加之胞宫内余血浊液待排，诸邪乘虚而入，若饮食、调摄稍有不慎，就易引发多种产后疾病。常见的产后病有产后郁证、产后腹痛、产后发热、产后恶露不绝、产后自汗盗汗、产后身痛、产后缺乳以及产后乳汁自出等。

产后除了多虚、多瘀、多寒的生理特点外，历代医家在对产后病的认识上，还有"三急""三病""三冲""三审"之说。分而言之：三急者，即呕吐、盗汗、泄泻，三者并见其命必危。三病者，即病痉、郁冒、大便难，《金匮要略》有言"新产妇人有三病，一者病痉，二者病郁冒，三者大便难，均为亡血伤津、阴虚所致"。三冲者，败血上冲，冲心、冲肺、冲胃。大抵冲心者十难救一，冲肺者十全一二，冲胃者五死五生，是古人对严重瘀浊证的预后判断。三审者，审腹痛、大便、乳汁，是前人强调诊断产后疾病的方法。即先审少腹痛与不痛，以别恶露之有无；次审大便之通与不通，以验津液之盛衰；再审乳汁行与不行及饮食多少，以察胃气之强弱。通过三审，结合产妇体质、病证特点、舌脉变化等进行综合分析，有助于对疾病做出客观的诊断与辨析。

针对产后病的治疗，历代医家主张有"逐瘀"与"补虚"之别。金元四大家之张子和与朱丹溪揭开了产后从虚从实治疗争论的序幕。张子和有言"产后慎不可作诸虚不足治之"，而朱丹溪则以"产后无得令虚，大补气血为先，虽有杂证，以末治之"。我们认为，产后病的治疗既要基于产后多虚多瘀的生理特点，亦要详察虚中之实，实中之虚，明确寒中有热、热中有寒、上热下寒等复杂的产后阴阳虚实状态，诚如《医宗金鉴》所言："古云胎前无不足，产后无有余，此其常也。然胎前虽多有余之证，亦当详察其亦有不足之时；产后虽多不足之病，亦当详审其复挟有余之证也。"

● 第一节　产后郁证

一、概述

产后郁证，也叫"产后抑郁"，是以产妇在分娩后出现的情绪低落、精神抑郁为主要症状的病证，是产褥期精神综合征中最常见的一种类型。本病一般在产后1周开始出现症状，产后4～6周逐渐明显，平均持续6～8周，甚则长达数年。分娩后12个月是妇女一生中发生精神疾病的高危时期，若不及时治疗，产妇可伤害胎儿或家人，或出现自杀倾向，应当予以重视，并及早治疗。

本节所论述的产后郁证，相当于西医学之产褥期抑郁症（PPD），其主要的原因为产后多虚多瘀，失血耗气，阴血亏虚，血不养心，心神失养；或素性忧郁，产后气血亏虚，肝木失养，肝失藏血，血不舍魂；或过度忧虑，损伤心脾；或产后元气本亏，再因劳倦，气虚无力运血，败血滞留成瘀而发为本病。《万氏女科》云："心主血，血去太多，心神恍惚，睡卧不安，言语失度。"产后抑郁发病与心脾肝密切相关。我们认为，心脾两虚、肝气郁结是产后郁证中的主要证型，同时可能有夹血瘀、夹郁火。而本病的治疗辨虚实及在气在血，以调和气血，安神定志为治疗大法，同时配合心理治疗。

二、诊断与鉴别诊断

（一）诊断

1. 产时或产后失血过多，产后忧愁思虑，过度劳倦，或素性抑郁，有难产史、精神病史。

2. 主要症状为情绪低落，精神抑郁，悲观厌世，昼轻夜重，悲伤落泪难以自主，食欲减退，疲劳乏力，失眠多梦，严重者不能照顾婴儿，不认亲属，甚则发为狂躁、癫狂。一般产后 1 周内开始出现症状，产后 4～6 周加重。

3. 妇科检查多无明显异常变化。

4. 血常规正常或血红蛋白低于正常水平。

（二）鉴别诊断

1. 产后神经衰弱

主要表现为失眠、多梦、记忆力下降及乏力等，经充分休息，可较快恢复。

2. 产后胃肠神经功能紊乱

精神紧张后多有腹泻，可伴乏力、出汗等症状，但无其他精神活动异常。

3. 产后抑郁综合征

产褥早期最常见的精神障碍性疾病，主要表现为不明原因的阵发性哭泣和不同程度的抑郁状态，以产后 3 日内发病最多，又称"三日闷"，起病急，病程短，病情轻。

4. 产后抑郁性精神病

属精神病学范畴，有精神分裂症状，如迫害妄想、幻听、躁狂和抑郁等。

三、证治

本病根据产后多虚多瘀及气血变化的特点，结合全身症状及舌脉，辨明虚实及在气在血，分而治之。产后精神不振，忧郁焦虑，悲伤欲哭，不能自制，心神不安，失眠多梦，气短懒言，舌淡，脉细者，多属虚；产后精神郁闷，忧郁寡欢，默默不语，失眠多梦，神志恍惚，狂言妄语，舌黯有瘀斑，苔薄，脉弦或涩，多属实。治疗上重在养血安神，疏肝理气。兼有痰火则泻火涤痰，兼有血瘀则活血化瘀。同时要注意细心观察情志变化，以防病情加重。

（一）辨证论治

1.心脾两虚证

症状：产后精神不振，焦虑抑郁，沉默寡言，情绪低落，悲伤欲哭，不能自止，心神不宁，失眠多梦，健忘心悸；恶露量多，神疲乏力，面色苍白或萎黄，舌淡，苔薄白，脉细弱。

治法：健脾养心，滋液安神。

方药：归脾汤（《重订严氏济生方》）合甘麦大枣汤（《金匮要略》）。

人参　木香　黄芪　甘草　陈皮　升麻　柴胡　白术　茯神　龙眼肉　酸枣仁　当归　远志　小麦　大枣

加减：若夜寐心烦，加钩藤、莲子心、炒枣仁清心安神；若情绪抑郁不舒，加合欢皮、娑罗子、绿萼梅等疏肝解郁。

服法：每日1剂，水煎分2次服。

2.肝气郁结证

症状：产后精神郁闷，或心烦易怒，心神不安，夜不入寐，或恶梦纷纭，惊恐易醒；恶露量或多或少，色紫黯，有血块；胸胁乳房胀痛，善太息，舌淡红，苔薄，脉弦或弦细。

治法：疏肝解郁，健脾安神。

方药：逍遥散（《太平惠民和剂局方》）。

炒当归　赤白芍　白术　茯苓　炒柴胡　广郁金　石菖蒲　合欢皮　广陈皮　炙甘草

加减：若郁久不解则化火，出现肝郁化火证候，治宜疏肝解郁泻火，常用丹皮、栀子等。

服法：每日1剂，水煎分2次服。

3.夹痰火证

症状：起病急，狂躁易怒，哭笑无常，甚至打人毁物，登高而歌，弃衣而走，喉中痰鸣；恶露量多，色红，质稠；面红目赤，大便秘结，舌红绛，苔黄腻，脉滑数。

治法：泻火涤痰，镇静安神。

方药：黄连温胆汤（《六因条辨》）。

黄连　竹沥半夏　炒竹茹　炒枳实　化橘红　茯苓　钩藤　生姜　甘草

加减：若肝郁化火，见心烦易怒，狂躁不安，加丹皮、山栀子，或用龙胆泻肝汤。

服法：每日1剂，水煎分2次服。

4.夹瘀血证

症状：产后抑郁寡欢，默默不语，神志恍惚，失眠多梦；或神志错乱，狂言妄语，如见鬼神，喜怒无常，哭笑不休，不识亲疏；恶露不下，或下而不畅，色紫黯，有血块，小腹疼痛，拒按，面色晦黯；舌质紫黯，有瘀斑，苔白，脉弦或涩。

治法：活血化瘀，醒脑安神。

方药：癫狂梦醒汤（《医林改错》）加龙骨、牡蛎、酸枣仁

桃仁　柴胡　香附　木通　赤芍　半夏　青皮　陈皮　大腹皮　桑白皮　苏子　甘草

加减：酌加菖蒲、远志宣窍安神；大便秘结者，加生大黄、礞石；痰多者，加胆星、贝母、橘红清热涤痰。

服法：每日 1 剂，水煎分 2 次服。

（二）其他治法

1. 中成药

（1）天王补心丹：每次 1 丸，一日 2 次。适用于心脾两虚型产后郁证。

（2）逍遥丸：每次 6g，一日 2 次。适用于肝气郁结型产后郁证。

2. 针灸

（1）体针：取穴肝俞、肾俞、关元、气海、三阴交等穴，用补法并加艾灸，适用于心脾两虚证。取穴肝俞、心俞、内关、神门、三阴交等穴，用泻法，适用于肝气郁结证。

（2）耳针：常取穴脑点、脑干、神门、卵巢、内分泌、皮质下，每日揉按 3 次。

四、疗效判定

于治疗前及治疗 1 周、2 周、4 周、6 周末采用汉密尔顿抑郁量表（HAMD）评定抑郁程度。其 17 项版本内容包括有罪感、入睡困难、自杀、抑郁情绪、迟滞、激越、躯体性焦虑等，采用 0～4 分的 5 级评分法。0 分为无症状，1 分为轻度，2 分为重度，3 分为重，4 分为极重。评分越高，表明抑郁情绪越严重。24 分能有严重抑郁，17 分可能是轻或中度抑郁，7 分没有抑郁。以 HAMD 减分率 [（治

疗前评分－治疗后评分）/治疗前评分×100] 为疗效评定指标。

（一）基本痊愈

抑郁症状完全消失，HAMD 评分减少 ≥ 90%。

（二）显效

抑郁症状基本消失，HAMD 评分减少 60% ～ 89%。

（三）有效

抑郁症状有所改善，HAMD 评分减少 30% ～ 59%。

（四）无效

抑郁症状无显著变化，HAMD 评分减少 ≤ 29%。

● 第二节　产后腹痛

一、概述

产妇在产褥期间，发生与分娩或产褥有关的小腹疼痛，称为"产后腹痛"。若由瘀血引起的，称为"儿枕痛"。本病多发生在新产后，且以经产妇多见。

《景岳全书·妇人规》提出："产后腹痛，最当辨察虚实。血有留瘀而痛者，实痛也；无血而痛者，虚痛也。大都痛而胀，或上冲胸胁，或拒按手不可近者，皆实痛也，宜行之、散之。若无胀满，或喜揉按，或喜热熨，或得食稍缓者，皆属虚痛，不可妄用推逐等剂。"清代傅山对产后腹痛的辨证从血虚、血瘀立论，提出"补血逐瘀之法"，创散结定痛汤、肠宁汤、加减生化汤治之。

产后腹痛的主要病机是气血运行不畅，分为血虚导致的不荣则痛和血瘀导致的不通而痛。产前素体本虚，气血不足；或复因产时失血过多，冲任、胞宫失于濡养，不荣则痛。产后气虚，运血无力，血行不畅；或产后起居不慎，风寒之邪趁虚而入，血为寒凝；或产后抑郁恼怒，肝郁气滞，瘀血阻滞冲任、胞宫，不通则痛。

西医学的产后子宫收缩痛，或人工流产后的腹痛均可参照本病辨证治疗。

二、诊断与鉴别诊断

（一）诊断

1. 本病好发于经产妇，可有难产、胎膜早破、产后感寒，或情志不畅等病史。

2. 产妇分娩 1 周以上小腹疼痛仍不消失，或虽不足 1 周，但小腹阵发性疼痛加剧，常伴有恶露异常。

3. 产科腹部检查时，注意子宫复旧情况。腹痛发作时，下腹部可触及子宫呈球状硬块，或按之痛甚；产褥感染时，有腹肌紧张及反跳痛。

4. 血象常规检查，可呈轻度贫血。

5. 盆腔 B 超检查，可了解子宫复旧情况。

（二）鉴别诊断

1. 伤食腹痛

有饮食不节史。疼痛部位多在胃脘部，常伴胃脘满闷、嗳腐吞酸、大便溏滞不爽。恶露可无改变。

2. 产褥感染

小腹疼痛拒按，伴有高热寒战；恶露时多时少，色紫黯如败酱，气臭秽。血常规可见白细胞增高，分泌物培养、妇科检查、盆腔 B 超可资鉴别。

3.产后下痢

起病急，有不洁进食史。疼痛部位在脐周，腹部绞痛，伴有发热，下痢脓血，里急后重。大便常规可见多量红细胞、白细胞。

4.产后淋证

以尿频、尿急、尿痛为主症，伴有小腹疼痛，尿常规可见红、白细胞。

三、证治

本病主要以腹痛的性质和恶露的量、色、质，并结合兼证、舌脉来辨其虚实。若小腹隐痛，喜温喜按，恶露量少，色淡质稀者，多属血虚证；小腹胀痛或刺痛，拒按，恶露不畅，色紫黯有块者，多属血瘀证。治疗重在调畅气血，虚者补而调之，瘀者行而通之。应依据产后"多虚多瘀"的的特点，补虚勿过于滋腻，以免涩滞气血；逐瘀勿过于攻伐，以免损伤正气。若经检查，确有胎盘、胎衣残留者，当以手术清除宫内残留物。

（一）辨证论治

1.血瘀证

症状：产后小腹刺痛或冷痛，拒按，恶露量少，涩滞不畅，色紫黯有块；面色青白，四肢不温，或胸胁胀痛；舌质紫黯，脉沉紧或弦涩。

治法：活血理气，化瘀止痛。

方药：生化汤（《景岳全书》引会稽钱氏世传方）。

当归　川芎　桃仁　甘草　炮姜　桃仁

加减：若瘀久化热，伴恶露臭秽，口干咽燥，加紫草、马齿苋、蒲公英清热化瘀。

服法：每日 1 剂，水煎分 2 次服。

加减：若小腹冷痛、绞痛甚者，加肉桂、小茴香、吴茱萸以温经散寒止痛；若恶露紫黯、血块多者，加五灵脂、炒蒲黄以增化瘀止痛之力；若小腹胀甚，心烦易怒者，加香附、川楝子以疏肝理气，行滞止痛。

2. 偏血虚证

症状：产后小腹隐隐作痛，喜温喜按；恶露量少，色淡质稀；头晕目眩，心悸怔忡，大便干燥，舌质淡，苔薄白，脉细无力。

治法：补气养血，缓急止痛。

方药：肠宁汤（《傅青主女科》）。

当归　熟地黄　人参　阿胶　山药　续断　肉桂　麦门冬　甘草

加减：若血虚阴亏者，症见午后热甚、两颧红赤、口渴喜饮、小便短黄、大便秘结、舌嫩红、脉细数，治宜滋阴养血清热，方用加减一阴煎（《景岳全书》）加白薇。若血虚津亏，便秘较重者，去肉桂，加肉苁蓉、火麻仁、玄参以滋液润肠通便；若腹痛下坠者，加黄芪、白术以益气升提。

服法：每日 1 剂，水煎分 2 次服。

3. 偏气虚证

症状：产后小腹疼痛，喜温喜按，恶露量少，色淡质稀；气短懒言，神疲乏力，或头晕目眩，自汗，舌质淡嫩，脉虚。

治法：补中益气，理气止痛。

方药：补中益气汤（《脾胃论》）。

人参　甘草　白术　当归　陈皮　黄芪　升麻　柴胡

加减：伴小腹空坠者，加党参、黄芪补气摄血。

服法：每日 1 剂，水煎分 2 次服。

（二）**其他治法**

1. **中成药**

（1）复方阿胶浆：每次 20mL，一日 3 次。适用于血虚型产后腹痛。

（2）益母草膏：每次 1 匙，一日 3 次。适用于血瘀型产后腹痛。

（3）补中益气丸：每次 6g，一日 3 次。适用于气虚型产后腹痛。

2. **针灸**

取穴关元、气海、三阴交、合谷。血虚加足三里，用补法；血瘀加归来、血海，用泻法。

3. **外治法**

以陈艾叶焙干蒸热敷脐腹，凉则换之。适用于产后虚寒性腹痛。

四、疗效判定

（一）**基本痊愈**

3 天内症状完全消失，疗程内无复发。

（二）**有效**

治疗后症状减轻。

（三）**无效**

治疗后症状无改善。

● 第三节　产后发热

一、概述

在产褥期内，出现发热持续不退，或突然高热寒战，并伴有其他症状者，称为"产后发热"。若产后 1～2 天，由于阴血骤虚，营卫失调，轻微发热而不兼其他症状者，属生理性发热，多能自行缓解；或产后 3～4 天内，泌乳期间有低热，俗称"蒸乳"，亦不属病理范围。若突然高热，或持续高热不退，均属产后发热。妇人伤寒，邪盛正未衰，正邪相争，致热入血室而发热。

本病是在产后多虚多瘀的基础上，或感染邪毒，入里化热；或外邪袭表，营卫不和；或阴血骤虚，阳气外散；或败血停滞，营卫不通而发病。常见的病因有感染邪毒、外感、血虚、血瘀。

西医学的产褥感染，归属于本病的感染邪毒证，是产褥期的危急重症，至今仍是产妇死亡的主要原因之一。而本病的外感发热证，涵盖了西医学的产褥中暑，救治不当可危及生命，应予高度重视。

二、诊断与鉴别诊断

（一）诊断

1. 患者多有孕晚期房事不节，或有接生时消毒不严、早破水、产程过长、失血过多、产道损伤及胎盘、胎膜残留等病史；或素体虚弱，或素有贫血、营养不良以及妊娠期高血压疾病等病史；或产时、产后不慎感受风寒；或有素性抑郁，或产后情志不畅史。

2. 产褥期的发热是最主要的症状，尤以新产后多见。可表现为持续发热或突然寒战高热，或发热恶寒，或寒热时作，或低热缠绵等。若产后 24 小时后至 10 天内出现两次体温 ≥ 38℃，多提示有产褥感染。除发热之外，还常伴有恶露异常和小腹疼痛。

3. 产科检查见产褥感染。

4. 血常规检查，白细胞总数及中性粒细胞比例升高；宫腔分泌物的培养或血培养，可确定产褥感染的病原菌，并做药敏试验。

5. 盆腔 B 超检查见盆腔有液性暗区，提示有炎症或脓肿。彩色多普勒、CT、核磁共振等检测，能对感染形成的包块、脓肿及静脉血栓做出定位和定性。

（二）鉴别诊断

1. 产后淋证

临床表现有尿频、尿急、尿痛，或伴小腹疼痛等症，尿常规检查可见红、白细胞。

2. 产后乳痈

临床表现为乳房局部红肿热痛，或有硬块，甚至破溃化脓，可触及腋下肿大压痛的淋巴结。

3. 产后痢疾

临床表现为大便次数增多，里急后重，脓血便，可有腹痛、肛门灼热等。大便常规检查可见红细胞、白细胞或脓细胞。

4. 产后中暑

产时正值炎热酷暑夏季，发病急，身热多汗，可突然头晕胸闷，甚至昏迷不省人事，其发病有严格的季节性。

5. 蒸乳发热

发生于产后 3 ～ 4 天，乳房胀硬，乳汁未下，或下亦甚少，间有低热，俗称"蒸乳"。当乳汁通畅后，其热自除，属生理现象，不作病论。

三、证治

产后发热，证有虚实，辨证主要根据发热的特点，参照恶露的量、色、质、味及腹痛的性质，以及兼证、舌脉等。若高热寒战，恶露臭秽，小腹疼痛拒按，心烦口渴，舌红，苔黄，脉数有力者，多为感染邪毒证；若恶寒发热，身痛流涕，苔薄白，脉浮者，为外感发热证；若产后失血过多，低热不退，恶露量少，色淡质稀，腹痛绵绵，舌淡，苔薄白，脉细数者，多为血虚证；若寒热时作，恶露量少，色紫黯有血块，小腹疼痛拒按，舌紫黯，脉弦涩者，多属血瘀证。

治疗以调气血、和营卫为主。治疗时，应考虑到产后"多虚多瘀"的特点，补虚不忘除瘀，祛瘀须防伤正。

（一）辨证论治

1. 感染邪毒证

（1）初期邪热火毒证

症状：产后恶寒高热，腰酸神疲；恶露或多或少，色紫黯如败酱，臭秽；小腹痛拒按，心烦口渴，尿少色黄，大便燥结；舌红，苔黄腻，脉数有力。

治法：清热解毒。

方药：银翘散（《温病条辨》）。

金银花　连翘　苦桔梗　薄荷　竹叶　荆芥穗　牛蒡子　淡豆豉　生甘草　芦根

加减：若邪在半表半里，症见寒热往来、口苦咽干、胸胁痞满、默默不欲食、舌苔白润、脉弦，治宜和解少阳，方用小柴胡汤加减

（《伤寒论》方：柴胡、黄芩、人参、甘草、半夏、生姜、大枣）。

服法：每日1剂，水煎分2次服。

（2）中期

①热毒入营证

症状：高热持续不退，斑疹隐隐；恶露量或多或少，色暗红，有臭秽；小腹疼痛，大便秘结，小便黄少，舌质红绛，苔黄燥，脉细弦而数。

治法：清营凉血。

方药：清营汤加减（《温病条辨》）。

水牛角　生地黄　玄参　竹叶　麦冬　丹参　黄连　银花　连翘

加减：若高热不退，加蒲公英、败酱草、紫花地丁以增清热解毒之功。

服法：每日2剂，水煎分2次服。

②逆传心包证

症状：高热持续不退，神昏谵语；恶露或多或少，色紫红有臭秽；小腹疼痛，面色苍白，四肢厥冷，舌质紫绛，脉细数。

治法：凉营托毒。

方药：犀角地黄汤加减（《外台秘要》）。

犀角　生地黄　芍药　牡丹皮

加减：持续高热，神昏谵语，甚则昏迷者，面色苍白，四肢厥冷，脉微欲绝，热深厥深。治宜凉血解毒，清心开窍。可以清营汤送服安宫牛黄丸或紫雪散。

服法：每日2剂，水煎分2次服。

（3）末期脓瘀证

症状：低热起伏，或高热稽留不退；恶露下少，色紫黯有血块；

小腹疼痛拒按，可触及盆腔包块；烦躁口渴，大便艰行，小便黄少，舌质紫黯有瘀点，苔黄腻，脉细数。

治法：清热化脓。

方药：大黄牡丹汤（《金匮要略》）加减。

大黄　丹皮　桃仁　冬瓜仁　芒硝

加减：盆腔形成脓肿者，加红藤、皂角刺、白芷消肿排脓。

服法：每日 1～2 剂，水煎分 2 次服。

2. 外感证

症状：产后恶寒发热，头痛无汗，肢体酸痛，鼻塞流涕，咳嗽，舌苔薄白，脉浮紧。

治法：养血疏风。

方药：荆穗四物汤（《医宗金鉴》）。

荆芥　地黄　当归　川芎　白芍

加减：若新产后感受风热证，症见发热、头痛自汗、口感咽痛、咳嗽痰黄、舌红、苔薄黄、脉浮数，治宜辛凉解表、疏风清热，方用银翘散（《温病条辨》：金银花、连翘、竹叶、荆芥穗、牛蒡子、薄荷、桔梗、淡豆豉、甘草、芦根）。若产时正值炎热酷暑季节，症见身热多汗、口渴心烦、体倦少气、舌红、少津、脉虚数，治宜清暑益气、养阴生津，方用清暑益气汤（《温热经纬》：西洋参、石斛、麦冬、黄连、竹叶、荷梗、知母、甘草、粳米、西瓜翠衣）。

服法：每日 1 剂，水煎分 2 次服。

3. 血虚证

症状：产后低热不退，动则自汗出；恶露量少，色淡质稀；小腹绵绵作痛，头晕眼花，心悸失眠，舌淡红，脉细弱。

治法：补血益气。

方药：八珍汤（《正体类药》）加减。

熟地黄　当归　川芎　芍药　人参　白术　茯苓　甘草

加减：若兼口干咽燥，舌红，脉弦数者，酌加麦冬、黄柏以清热滋阴。

服法：每日1剂，水煎分2次服。

4. 血瘀证

症状：产后寒热时作，恶露不下或下亦甚少，色紫黯有块；小腹疼痛拒按，块下痛减，口干不欲饮，舌质紫黯或有瘀点，脉弦数或涩。

治法：活血化瘀。

方药：生化汤（《傅青主女科》）加减。

当归　川芎　桃仁　甘草　干姜

加减：若下腹有包块者，加三棱、莪术活血消癥；若烦躁易怒、口苦者，加栀子、夏枯草疏肝清热。

服法：每日1剂，水煎分2次服。

（二）其他疗法

1. 中成药

（1）六神丸：每次10～15粒，一日3次。适用于邪热火毒型产后发热初期。

（2）牛黄清心丸：每次1丸，一日2次。适用于邪热火毒型产后发热中期。

2. 针灸

（1）体针：取关元、中极、阴陵泉、曲池、合谷、用泻法，每日1～2次，留针30分钟。

（2）耳针：取子宫、卵巢、外生殖器、神门，可埋针。

3. 外治法

中药灌肠：适用于邪毒感染证。处方：丹参30g，鸡血藤30g，桃仁、红花、三棱、莪术各20g，五灵脂15g，蒲黄15g，红藤、金银花、败酱草各25g。用法：浓煎至100mL，保留灌肠，每日1次。

四、疗效判定

（一）基本痊愈

临床症状消失，体温正常，实验室检查恢复正常。

（二）有效

临床症状减轻，体温下降，实验室检查好转。

（三）无效

临床症状无显著变化，甚至病情恶化。

● 第四节　产后恶露不绝

一、概述

产后血性恶露持续15天以上者，称为"产后恶露不绝"，又称"产后恶露不止""恶露不尽"。若剖腹产者，亦有所延长。恶露指胎儿、胎盘娩出后，胞宫中遗留的余血浊液，随胞宫缩复而逐渐排出250～300mL。正常的恶露有血腥味，但无臭味，约3周干净。恶露类型：①红色恶露：量多，色鲜红，含有大量血液（又名血性恶露），有小血块及坏死的蜕膜组织；②浆性恶露：色淡红，含多量浆液、少量血液，但有较多的坏死蜕膜组织，宫颈黏液，宫腔渗出液，且有细菌；③白色恶露：黏稠，色泽较白，含大量白细胞、坏死组织蜕膜、表皮细胞及细菌等。若产后子宫复旧不全或宫腔内残留胎盘、胎膜或合并感染时，恶露的时间会延长。

本节所论述的产后恶露不绝，相当于西医学的产褥晚期出血。《诸病源候论》列"产后恶露不尽候"，归纳其病机为"风冷搏于血""虚损""内有瘀血"。其主要病因：①气虚：素体虚弱，正气不足，或孕期调摄不慎，或产时气随血耗，或产后过劳而损脾，中气虚陷，冲任不固，则恶露久下不止。②血热：素体阴虚，产时失血伤津，营阴更亏而虚火妄动。实热者或素体阳盛，产后过热过补；或因情志不畅，五志化火；或产时操作不洁，感染邪毒，致热扰冲任，迫血妄行，而恶露不止。③血瘀：多因产时产后胞宫，胞脉空虚，寒邪趁虚而入，寒凝血瘀；或七情内伤，气滞血瘀；素有癥瘕，冲任瘀阻，新血不得归经，而恶露不止。

其发病与肝、脾、肾关系较密切。根据产后多虚多瘀的生理特点，凡出血者不外气虚证、血热证、血瘀证。但产后恶露不绝者，虚实易兼夹，而出血时间长者又可继发湿热证。治疗应遵循虚者补之、瘀者攻之、热者清之的原则分别施治，随证加用相应的止血药，同时注意补虚勿碍邪，祛邪勿伤正。

二、诊断与鉴别诊断

（一）诊断

1. 素体虚弱，或气虚或阴虚，或素有癥瘕；产时感受寒邪或有操作不洁史，或产后情志不遂；多产、滞产及流产病史；有胎盘胎膜残留、宫内感染、子宫复旧不全史。

2. 产后或人工终止妊娠后，血性恶露持续 10 天以上，并可伴有量、色、质、气味的异常，或伴有腹痛；出血多时，可合并贫血，重者可致虚脱血晕。

3.妇科检查子宫复旧不良者，子宫较同期正常产褥子宫大而软，或有压痛，宫口松弛，有时可见血块或组织物堵塞于宫口。同时应注意有无软产道损伤。

4.血常规、凝血功能检测等，以了解感染及贫血情况，排除凝血机制障碍。血HCG、尿HCG、血人胎盘生乳素（HPL）检测，有助于诊断胎盘残留、胎盘部位滋养细胞肿瘤。

5.B超检查，可了解宫腔内是否有残留组织，有无子宫黏膜下肌瘤及子宫切口愈合情况。

6.诊断性刮宫所刮出物送病理检查，以确诊有无胎盘、胎膜残留，以及胎盘部位滋养细胞肿瘤。

（二）鉴别诊断

1.子宫肌瘤

妊娠后肌瘤明显增大，分娩时可使子宫收缩乏力导致产程延长、产后出血。可通过盆腔B超辅助诊断。

2.绒毛膜癌

多继发于足月产2～3个月后，表现为不规则的阴道出血，常伴贫血、水肿，有时可见咳血等转移症状。妇科检查子宫均匀增大或不规则增大，或见阴道紫蓝色结节。血HCG、HPL升高。盆腔B超、诊断性刮宫有助于确诊。

3.产后外伤出血

产褥期性交或外伤史。妇科检查可见阴道或宫颈有裂伤。

4.凝血功能障碍

有血小板减少症、再生障碍性贫血、白血病、重症肝炎等病史，多数在妊娠前即存在。可通过血液检查明确诊断。

三、证治

从恶露的量、色、质、气味和全身症状来辨别寒、热、虚、实。如恶露量多，色淡，质清稀，无臭气者，多为气虚；若量多，色红或红绛，质黏稠而臭秽者，多为血热；若恶露时多时少，色紫黯有块者，多为血瘀。治疗应遵循"虚者补之、瘀者攻之、热者清之"的原则分别施治，随证加用相应的止血药，同时注意产后多虚多瘀的特点，补虚勿碍邪，祛邪勿伤正。根据临床观察，其主要证型为气虚夹瘀证、阴虚血热证、湿热夹瘀证及单纯实瘀证。

（一）辨证论治

1.血瘀证

症状：产后恶露过期不尽，量时多时少，淋沥涩滞，色紫黯有块；小腹疼痛拒按，块下痛减，舌紫黯，边尖有瘀斑瘀点，脉沉弦涩。

治法：活血化瘀，理血归经。

方药：生化汤（《傅青主女科》）加益母草。

当归　川芎　桃仁　炮姜　炙甘草

加减：若下腹痛较甚，加延胡索、香附以行气止痛。

服法：每日1剂，水煎分2次服。

2.气虚证

症状：产后恶露逾期不止，量多，色淡，质稀，无臭气；面色㿠白，气短懒言，小腹空坠，舌淡，苔薄白，脉缓弱。

治法：益气摄血，和瘀固冲。

方药：补中益气汤（《脾胃论》）加益母草、血余炭等。

人参　黄芪　白术　当归　陈皮　升麻　柴胡　炙甘草

加减：若腹泻者，重用白术。

服法：每日 1 剂，水煎分 2 次服。

3. 阴虚血热证

症状：产后恶露逾期不止，量较多，色红或深红，质稠，或色如败酱，有臭气；面色潮红，口燥咽干，或有腹痛、便秘，或兼五心烦热，舌红，苔燥或少苔，脉滑数或细数。

治法：养阴清热，凉血止血。

方药：

（1）两地汤（《傅青主女科》）合二至丸（《医方集解》）加减，用于虚热证。

生地黄　地骨皮　玄参　白芍　阿胶　麦冬　女贞子　墨旱莲　龟板

（2）保阴煎（《景岳全书》）加减，用于实热证。

生地黄　熟地黄　黄芩　黄柏　白芍　山药　续断　甘草

加减：若恶露量多色红者，加地榆炭、仙鹤草凉血止血；若热灼血瘀，血有块者，加茜草根祛瘀止血。

服法：每日 1 剂，水煎分 2 次服。

4. 湿热夹瘀证

症状：产后恶露逾期不止，量或多或少，色鲜红夹瘀；小腹刺痛，口黏而苦，纳谷不香，舌质红，苔黄腻，脉涩或结代。

治法：清热祛湿，固冲止血。

方药：四妙丸（《成方便读》）合加味失笑散（《医宗金鉴》）。

苍术　薏苡仁　牛膝　黄柏　肉桂　干地黄　炒白芍　当归　炙甘草　乌药　蒲黄　五灵脂

加减：若湿邪甚，湿盛者，加薏苡仁、萆薢以利湿；腹胀痛者，加茯苓、厚朴、大腹皮行气祛湿；带下多、黄稠如脓者，加黄柏、车前子、椿根皮清热利湿止带；便溏者，加白术、薏苡仁健脾燥湿。

服法：每日1剂，水煎分2次服。

（二）其他治法

1. 中成药

（1）慈航丸：每次1丸，一日2次。适用于血瘀型产后恶露不尽。

（2）安宫止血颗粒：每次1袋，一日3次。适用于湿热夹瘀型产后恶露不尽。

（3）产妇安胶囊：每次3粒，一日2次。适用于血瘀型产后恶露不尽。

2. 针灸

（1）体针：针刺中极、石门、地机、血海、次髎、气海、关元、足三里、三阴交、子宫、百会等，实证用泻法，虚证用补法。

（2）耳针：内生殖器、皮质下、交感、内分泌。毫针中强度刺激，留针15～20分钟，每日1次。亦可耳穴王不留行籽压丸。

（3）艾灸：脾俞穴、神阙穴、气海穴、足三里穴、血海穴、三阴交穴。

四、疗效判定

（一）基本痊愈

主症（恶露不绝）消失，伴随症状（腹痛乏力、腰酸等）消失，舌脉如常。

（二）有效

主症减轻，伴随症状减轻或消失。

（三）无效

主症及伴随症状均不减轻。

● 第五节　产后身痛

一、概述

女性在产褥期间，肢体关节酸楚疼痛、麻木重着者，称"产后身痛"，又称"产后关节痛""产后痹证"，或"产后痛风"。本节所论述的产后身痛，相当于西医学因风湿、类风湿引起的产褥期关节疼痛。

《医宗金鉴·妇科心法要诀》概括本病的病因主要有血虚、外感与血瘀。素体血虚，产时失血过多，四肢百骸空虚，筋脉关节失于濡养而致肢体麻木，甚或疼痛；产后百节空虚，卫表不固，风寒湿邪乘虚而入，客于经络、肌肉、关节，经脉痹阻作痛；产后多虚多瘀，若余血未净，瘀血滞留经络、筋骨之间，气血运行不畅，致身痛；女子腰肾，胞脉所系，若素体肾虚，复因产伤动肾气，胞脉失养，则腰身疼痛。因此，我们认为血虚是产后身痛中的主要证型，同时可能有夹外感风寒湿邪、夹血瘀、夹肾虚者，还有一种肝郁营卫失和证亦较为多见。所以本病的治疗，以调理气血为主。产后遍身疼痛，多血虚，宜滋养，或有风寒湿三气杂至之痹，则养血为主，稍加宣络，不可峻投风药。

二、诊断与鉴别诊断

（一）诊断

1. 产时和产后出血过多，或产褥期出汗过多，或产褥期感受风寒，或产后过早接触寒凉水湿，或居处潮湿寒冷，或有痹证史。

2. 产褥期出现肢体关节酸楚疼痛或麻木重着，甚至屈伸不利；或痛处游走不定，或关节刺痛或腰腿疼痛。可伴有面色不华、神疲乏力，或恶露量少色黯不利、小腹疼痛拒按、恶风怕凉等。

3. 可有痛处关节活动受限，或关节肿胀按之疼痛。日久不愈者，可见关节变形，肌肉萎缩等。

4. 红细胞沉降率、抗溶血性链球菌"O"及类风湿因子均正常。若有必要，可进一步查血钙、摄片等。

（二）鉴别诊断

应与内科痹证鉴别。本病发生于产褥期，而痹证发生于任何时期。若产后身痛延续到产褥期以后仍未愈时，则属痹证范畴。

三、证治

辨证重在辨其疼痛的性质。若以肢体关节酸楚麻木为主，多属血虚；若疼痛按之加重，痛有定处多属血瘀；疼痛走窜不定者多属风，冷痛而喜热者多属寒；重着而痛者多属湿。治疗以调理气血为主，若兼有风寒湿邪，也应养血为主，稍加通络。

（一）辨证论治

1. 血虚证

症状：产褥期中遍身疼痛，关节酸楚，肢体麻木；面色萎黄，头晕心悸，气短乏力，舌淡红，苔薄白，脉细弱。

治法：补血益气，活血通络。

方药：黄芪桂枝五物汤（《金匮要略》）加味。

黄芪　桂枝　芍药　生姜　大枣　秦艽　当归　鸡血藤

加减：若面色苍白，重用黄芪，加鸡血藤以益气生血；加枸杞、山茱萸、丹参、香附以滋养肝肾，填精益血。

服法：每日1剂，水煎分2次服。

2. 风寒湿证

症状：产褥期中遍身疼痛，或肢体关节屈伸不利，或痛处游走不定，或疼痛剧烈，宛如针刺，或肢体关节肿胀、麻木、重着；恶风怕冷，舌质淡红，苔白或白腻，脉细弦或浮紧。

治法：养血祛风，散寒除湿。

方药：独活寄生汤（《备急千金要方》）加减。

独活　桑寄生　秦艽　防风　细辛　白芍　川芎　地黄　杜仲　牛膝　茯苓　桂枝　当归　人参　甘草

加减：若关节疼痛恶风，游走不定者，加羌活祛风通络；若关节重着麻木明显者，酌加苍术、木瓜以除湿；若关节疼痛，活动不利者，加青风藤、伸筋草、络石藤以宣络止痛。

服法：每日1剂，水煎分2次服。

3. 肝郁营卫失和证

症状：产褥期中遍身疼痛，胸胁疼痛，情志抑郁，发热恶风寒，腹满痛，下利，食不下，舌淡苔白，脉弦涩。

治法：疏肝解郁，调和营卫。

方药：解郁和营汤加减

百合　知母　白芍　酸枣仁　玄参

加减：若腹胀，食不下，加鸡内金、炒麦芽、川楝子疏肝理气、和胃消食；少腹胀痛者加延胡索、台乌药。

服法：每日1剂，水煎分2次服。

4. 血瘀证

症状：产后遍身疼痛，或四肢关节刺痛，屈伸不利，按之痛甚；或伴小腹疼痛拒按，恶露色黯红，下而不畅，舌质紫黯，脉弦涩。

治法：养血活血，通络止痛。

方药：身痛逐瘀汤（《医林改错》）。

秦艽　川芎　红花　桃仁　甘草　羌活　没药　当归　灵脂　香附　牛膝　地龙

服法：每日1剂，水煎分2次服。

加减：若小腹疼痛，加路路通、鸡血藤活血通络；小腹冷痛者，加肉桂、小茴香以温经止痛；神疲乏力者，加党参、白术、黄芪健脾益气。

5. 肾虚证

症状：产后腰背疼痛，腿脚无力，或足跟痛；头晕耳鸣，夜尿多；舌淡红，苔薄白，脉沉细。

治法：补肾通络，温经止痛。

方药：养荣壮肾汤（《叶氏女科证治》）加秦艽、熟地黄。

桑寄生　川续断　杜仲　独活　当归　防风　肉桂　生姜　川芎　秦艽　熟地黄

加减：如小腹凉，夜尿多，手足不温，加巴戟天、仙灵脾温补肾阳；五心烦热，颧红，加女贞子、白芍、龟甲等滋补阴血。

服法：每日1剂，水煎分2次服。

（二）其他疗法

1.中成药

黄芪注射液：每次 4mL，一日 2 次。适用于血虚型产后身痛。

2.针灸

（1）体针：全身痛者，取合谷、太冲、曲池、足三里、三阴交；上肢痛者，取曲池、合谷、外关、足三里、三阴交；下肢痛者，取环跳、阳陵泉、足三里、三阴交、太冲。虚证用补法，寒证用温针或加艾灸。

（2）耳针：取耳神门、子宫、交感等相应部位耳穴，每次 5～6 个耳穴，单侧，左右交替。

（3）艾灸：取关元、肾俞、大椎，艾条温和灸，每次 5 分钟，每日 1 次。隔姜灸法：温通血脉，散寒除湿促进气血运行。

四、疗效判定

（一）基本痊愈

症状和相应体征完全消失，能很好地参加工作和劳动。

（二）有效

症状好转及稳定，但时有复发。

（三）无效

治疗前后症状、体征均无明显变化。

● 第六节　产后乳汁异常——缺乳

一、概述

产后哺乳期内，产妇乳汁甚少或全无，不够喂养婴儿者，称为"缺乳"，又称"乳汁不足""乳汁不行"。多发生在产后 2～3 天至半个月内，也可发生在整个哺乳期。以是否满足婴儿需要为标准衡量乳汁的量。

《妇人大全良方》言："妇人乳汁不行，皆由气血虚弱、经络不调所致。"缺乳的主要原因：①化源不足。乳汁为血所化生，来源于中焦脾胃，素体气血亏虚，生化乏源；亦或脾胃虚弱，复因产时失血，气血更亏而乳汁甚少。②瘀滞不行。产后情志不遂，则肝郁气滞，乳脉不通；或痰气阻滞乳络，或"肥人气虚"无力行乳，遂致缺乳。其中肝、胃两经与乳头、乳房关系较密切。根据产后多虚多瘀的生理特点，缺乳大致可分为四个证型，即气血虚弱证、阴虚血少证、肝郁气滞证和痰浊阻滞证，前二者属虚证，后二者属实证。本病的治疗以调理气血，通络下乳为原则，明辨虚实，虚者补而通之，实者化而通之。

二、诊断与鉴别诊断

（一）诊断

1. 素体虚弱，产时、产后失血过多，或脾胃虚弱，或素性抑郁，或产后情志不遂等。

2. 哺乳期乳汁甚少，不足以喂养婴儿，或乳汁全无。

3. 了解乳汁分泌情况，检查乳房大小、软弱或胀硬，有无红肿、压痛，乳腺组织情况，同时注意有无乳头凹陷或皲裂。

（二）鉴别诊断

1. 乳痈

初起有乳房局部红、肿、热、痛，产妇体温增高，恶寒发热，一般单侧发病，与本病可鉴别。

2. 乳腺发育不良

乳头内陷导致缺乳者，非药物所能及；或产妇精神紧张，劳逸失常，营养状况或哺乳方法不当，婴儿未能按时吮吸等，均可影响乳汁分泌。

三、证治

本病主要根据产妇的乳汁分泌及乳房情况，结合情绪、面色、舌脉进行辨证。一般来说，乳汁清稀，乳房柔软，属虚；若乳汁浓稠，乳房胀硬疼痛，属实。以气血虚弱，阴虚血少为本，气郁、痰浊为标。临床多为虚实夹杂，以虚为主，常夹气郁痰阻者。治疗以调理气血，通络下乳为主。气血虚弱者补养气血，注意有无阴虚、阳虚而兼顾补阴、补阳；肝郁气滞者应疏肝解郁，痰浊阻滞者应健脾化痰。

（一）辨证论治

1. 气血虚弱证

症状：产后乳少，甚或全无，乳汁清稀，乳房柔软无胀感；面色无华，倦怠乏力，神疲食少；舌质淡，苔薄白，脉细弱。

治法：补气养血，佐以通乳。

方药：通乳丹（《傅青主女科》）加味。

人参　黄芪　当归　麦冬　木通　桔梗　七孔猪蹄

加减：若头晕、心悸者，加阿胶、白芍、何首乌养血安神。

服法：以猪蹄煎汤后，入上药，每日 1 剂，水煎分 2 次服。

2. 阴虚血少证

症状：乳汁很少，甚或全无，乳房无胀痛感；头晕腰酸，烦热口渴，夜寐甚差，形体消瘦，舌质偏红，少苔，脉细弦带数。

治法：滋阴养血，佐以通乳。

方药：归芍地黄汤（《症因脉治》）。

当归　白芍　熟地黄　山药　山萸肉　丹皮　茯苓　泽泻

加减：若胁肋隐痛，两目干涩者，加女贞子、旱莲草柔肝养阴；面色萎黄，头晕眼花者，加龟甲、紫河车填精养血；五心烦热，午后潮热者，加地骨皮、牡丹皮、知母滋阴清热。

服法：每日 1 剂，水煎分 2 次服。

3. 肝郁气滞证

症状：产后乳少，甚或全无，乳汁色黄浓稠，乳房胀硬、疼痛；胸胁胀满，情志抑郁，食欲不振，舌黯，苔薄黄，脉弦或弦数。

治法：疏肝解郁，通络下乳。

方药：下乳涌泉散（《清太医院配方》）。

当归　赤芍　白芍　川芎　生地黄　柴胡　青皮　天花粉　漏芦　通草　桔梗　白芷　穿山甲粉　王不留行　甘草

加减：若乳房胀痛甚者，酌加橘络、丝瓜络、香附以增理气通络、行气止痛之效。

服法：每日 1 剂，水煎分 2 次服。

4. 痰浊阻滞证

症状：乳汁甚少或无乳可下，乳房丰满柔软，乳汁不稠；形体肥胖，胸闷痰多，纳差欠佳，大便溏薄，舌胖，苔白腻，脉沉细而滑。

治法：健脾化痰，疏肝通乳。

方药：苍附导痰汤（《叶氏女科》）合漏芦散（《太平惠民和剂局方》）。

苍术　香附　陈皮　天南星　枳壳　半夏　川芎　滑石　白茯苓　神曲　漏芦　蛇蜕　瓜蒌

加减：若痰郁化火，心烦口苦，舌苔黄腻，脉弦滑者，加黄芩、竹茹以清热涤痰。

服法：每日 1 剂，水煎分 2 次服。

（二）其他治法

1. 中成药

（1）补血生乳颗粒：每次 4g，一日 2 次。适用于气血虚弱型产后乳汁异常。

（2）下乳涌泉散：每次 1 袋，一日 2 次。适用于肝郁气滞型产后乳汁异常。

2. 针灸

体针：主穴膻中、乳根，配穴少泽、天宗、合谷。

3. 推拿

取俯卧位，用单掌或双掌推揉胸、腹、背腰、骶部数分钟，点按脾俞、胃俞、膈俞各 1～2 分钟；再取仰卧位，用单掌或多指顺任脉路线摩擦胸腹部数分钟，用拇指按摩乳根、膻中、中脘、关元各 1 分钟，点按足三里 2 分钟。

4. 外治法

局部用橘皮煎水外敷乳房，或用热水、葱汤熏洗乳房，以宣通气血。

四、疗效判定

（一）基本痊愈

乳汁分泌正常，能完全满足婴儿需要，其他症状消失。

（二）有效

乳汁分泌增多，能满足婴儿需要量的 2/3，其他症状明显改善。

（三）无效

治疗前后乳汁分泌无明显变化，症状无明显改善。

● 第七节　产后乳汁异常——乳汁自出

一、概述

哺乳期内，产妇乳汁不经婴儿吸吮而自然流出者，称"乳汁自出"，亦称"漏乳"。若产妇身体壮实，气血充盛，乳房胀满而溢；或已到哺乳时间，未行哺乳而乳汁自流者，则为生理现象，不作病论。本病的发生不外乎虚实两端，虚者气血虚弱，阳明胃气不固，《经效产宝》云："产后乳汁自出，盖是身虚所致。"实者肝郁化热，疏泄失常，迫乳外溢。乳房属足阳明胃经，乳头属足厥阴肝经，本病的发生与胃、肝密切相关。我们认为，虚者为气血虚弱证，实者为肝经郁热证。此外，还有阴虚郁热证。治疗时以敛乳为主，虚者补而敛之，热者清而敛之，郁者疏敛合用之。

二、诊断与鉴别诊断

（一）诊断

1. 素体脾胃虚弱，劳倦过度，或素性抑郁，或贫血，或有其他慢性疾病史。

2. 产妇在哺乳期中，乳汁不经婴儿吸吮或挤压而自然溢出。

3. 双侧乳头或一侧乳头乳汁点滴而下，乳汁清稀或浓稠，渗湿衣衫。乳头未见皲裂，乳房柔软或胀满，无包块，红肿。

（二）鉴别诊断

1. 乳泣

为妊娠期间乳汁自然溢出，发生在产前而非产后。

2. 闭经－溢乳综合征

产后停止哺乳后，仍长时间溢乳，同时伴有闭经；或非妊娠、非产后，以溢乳与闭经同时出现为特征者，与垂体功能异常有关。

3. 乳癌

乳房溢出为血性液，乳房有块者，应警惕乳癌的发生。

三、证治

根据乳汁的性质、乳房有无胀痛辨虚实。乳汁清稀，乳房柔软者，为气血虚弱证；乳汁浓稠，乳房胀满而痛者，多属肝经郁热。本病发生以气虚为主，治当补气为主，养血为辅。虚者，宜补气摄乳；实者，宜清热敛乳。

（一）辨证论治

1. 气血虚弱证

症状：产后乳汁自出，量少，质清稀，乳房柔软不胀；面色少华，神疲乏力，纳谷不香，舌质淡，苔薄白，脉细弱。

治法：补气养血，佐以固摄。

方药：八珍汤（《正体类要》）去川芎，加黄芪、五味子、芡实。

人参　茯苓　白术　炙甘草　熟地黄　当归　白芍　黄芪　五味子　芡实

加减：若食少便溏者，加炒白术、茯苓、炒扁豆健脾渗湿。

服法：每日 1 剂，水煎分 2 次服。

2. 肝经郁热证

症状：产后乳汁自出，量多，质稠，乳房胀痛；胸胁胀满，情志抑郁或烦躁易怒，头晕，口苦咽干，便秘尿黄，舌质红，苔薄黄，脉弦数。

治法：疏肝解郁，清热固涩。

方药：丹栀逍遥散（《内科摘要》）。

当归　芍药　茯苓　白术　柴胡　丹皮　山栀　甘草

加减：乳房胀硬疼痛，局部有热感，触之有块者，加蒲公英、夏枯草、赤芍、路路通以清热散结通络。

服法：每日 1 剂，水煎分 2 次服。

（二）其他治法

1. 中成药

（1）补中益气丸：每次 9g，每日 2～3 次，口服。适用于气虚失摄证。

（2）十全大补丸：每次 6g，每日 2 次，口服。适用于气虚失摄证。

（2）加味逍遥丸：每次 9g，每日 2 次，口服。适用于肝经郁热证。

2.针灸

取膻中、气海、少泽、乳根、膈俞、行间固摄止乳。加足三里、脾俞、胃俞、肺俞、心俞补脾益气固摄止乳，针用补法加灸，适用于气血两虚证；加太冲、中都、期门、肝俞、肩井、足临泣以疏肝解郁止乳，针灸并用，针用泻法，适用于肝经郁热证。

3.耳针

取穴选内分泌、肝、胸区。

四、疗效判定

（一）基本痊愈

乳汁不再自溢，全身状态佳，乳房检查正常。

（二）有效

乳汁溢出减少，全身症状好转。

（三）无效

乳汁持续溢出甚或增多，全身症状恶化，乳房胀痛。

附：回乳

若产妇不欲哺乳，或产妇体质虚弱，或因病不宜授乳，或已到断乳之时，可予回乳。常用方法如下：

1.炒麦芽 60～120g，水煎代茶饮。

2.免怀散（《济阴纲目》）：红花、赤芍、当归尾、川牛膝水煎服，连服3剂。

3.朴硝外敷：朴硝120g装入布袋内。排空乳汁后，敷于乳部（暴露乳头），扎紧，待湿后更换。

4.针刺疗法：取足临泣、光明、悬钟等穴位，两侧交替，每日1次，7日为一疗程。

● 第八节　产后大便难

一、概述

产妇饮食正常而大便秘结艰涩，数日一次，或排便时干涩疼痛，难以排出者，称"产后大便难"，又称"产后便秘""产后大便不通""产后大便秘涩"。本病为"新产后三病"之一。

本病主要病机为血虚津亏，肠燥失润，或气虚传导无力。本病多因产后分娩失血，营血俱虚，津液亏耗，不能濡润肠道；或阴虚火旺，内灼津液，肠道失于滋润，传导不利；或素体气虚，又因产时耗气，大肠无力传送所致。西医学产后便秘可参照本病辨证论治。

二、诊断与鉴别诊断

（一）诊断

1. 滞产或难产，分娩时出血、出汗偏多，或素体血虚、气虚、阴虚、大便困难。

2. 产后数日，饮食如故，但大便不行，或排便艰涩困难，或大便不坚，努责难出。

3. 腹软，无压痛，肛门局部无异常，或可触及肠型。

（二）鉴别诊断

应与其他原因所致的便秘、肠道梗阻相鉴别。内科、外科疾病所致者，多伴腹痛、呕吐、纳差或发热等，与本病单纯之大便艰涩不畅有别。

三、证治

产后大便数日不行，兼见面色萎黄，心悸失眠者，为血虚津亏证；伴颧红咽干，五心烦热者，多为阴虚火旺证；伴气短懒言，神疲乏力者，属气虚失运证。针对产后体虚津亏的特点，治疗以养血润肠为主，不宜妄行苦寒通下，徒伤中气。

（一）辨证论治

1. 血虚津亏证

症状：产后大便秘结，艰涩难解，但无腹胀、腹痛；饮食正常，可伴心悸失眠，面色不华，皮肤不润，舌淡，脉细涩。

治法：养血滋阴，润肠通便。

方药：四物汤（《太平惠民和剂局方》）加味。

熟地黄　当归　川芎　白芍　全瓜蒌　生首乌　肉苁蓉

加减：若血虚津亏便秘较重者，加肉苁蓉、火麻仁润肠滋液通便，或重用白术、生何首乌以益气润肠通便；若精神倦怠，气短乏力者，酌加白术、黄芪以益气。

服法：每日1剂，水煎分2次服。

2. 阴虚火旺证

症状：产后大便干结，数日大便不解；伴颧红咽干，五心烦热，舌红，少苔或苔薄黄，脉细数。

治法：滋阴清热，润肠通便。

方药：两地汤（《傅青主女科》）加火麻仁、柏子仁等。

生地黄　地骨皮　玄参　麦冬　芍药　阿胶　火麻仁　柏子仁

加减：若脘腹胀者，加鸡内金、佛手、枳壳；心烦口臭、口疮者，加黄芩、栀子、竹叶；若口燥咽干者，酌加玄参、麦门冬、玉竹、石斛以养阴润燥。

服法：每日1剂，水煎分2次服。

3. 气虚失运证

症状：产后大便数日不解；伴汗出乏力，气短懒言，舌淡，苔薄白，脉虚缓。

治法：益气养血，润肠通便。

方药：圣愈汤（《医宗金鉴》）加火麻仁、生首乌等。

生地黄　熟地黄　白芍　川芎　人参　当归　黄芪　火麻仁　生首乌

加减：若肺脾气虚，症见大便努责难出，神倦乏力，气短汗多，舌淡，苔薄白，脉缓弱，治宜补脾益肺，润肠通便，用润燥汤（《万氏妇人科》：人参、甘草、归身梢、生地黄、枳壳、火麻仁、桃仁泥、槟榔汁）。

服法：每日1剂，水煎分2次服。

（二）其他治疗

1. 指压穴位法

排便前用双手各一指压迫或揉摩迎香穴5～10分钟，可帮助排便。也可按压足三里数分钟，按压穴位以自我感觉到穴位处有酸胀麻的感觉为宜。

2. 涌泉敷药法

将大黄5～10g研为细末，醋调为稀糊状，置伤湿止痛膏中心，贴双足心涌泉穴，压紧，10～15小时后取下，一般用药2次即效。

四、疗效判定

（一）基本痊愈

用药1个月后，患者大便通畅，规律排便，大便质地适中，性状如常。

（二）有效

用药1个月后，患者排便有所改善，偶有大便干结、排便不规律等症状。

（三）无效

用药1个月后，患者排便与治疗前相比无改善，大便仍干结、不规律，仍有腹胀、口渴、烦躁等症状。

● 第九节　产后自汗、盗汗

一、概述

产后涔涔汗出，持续不止者，称为"产后自汗"；若寐中汗出湿衣，醒来即止者，称为"产后盗汗"。有些产妇新产后汗出稍多，尤以活动后或睡眠时为著，此因产后气血骤虚、腠理不密所致，可在数天后营卫自调而缓解，不作病论。

本病主要病机为产后耗气伤血，气虚阳气不固，阴液外泄，阴虚内热则迫汗外出。素体虚弱，复因产时伤气耗血，气虚益甚，卫阳不固，腠理不实，阳不敛阴，阴津外泄而致自汗不止。营阴素虚，产时失血伤津，阴血益虚，阴虚内热，寐时阳乘阴分，热迫津液外泄，致令盗汗，醒后阳气卫外，腠理充、皮毛实而汗自止。

二、诊断与鉴别诊断

（一）诊断

1. 询问患者体质情况，特别是有无结核、贫血病史。

2. 本病以产后出汗量过多，持续时间长为特点。产后自汗者，汗出不止，白昼汗多，动则益甚；产后盗汗者，寐中汗出，醒后可止。

3. 盗汗疑有肺结核者，可行结核菌素试验及肺部摄片检查。

（二）鉴别诊断

1. 产后中暑

产时正值炎热酷暑之季，感染暑邪，以骤发高热、汗出、神昏甚则躁扰抽搐为特征。产后汗出无明显季节性，无发热及神志改变。

2. 产后发热

以高热多汗、汗出热退为特征，起病急，病程短。产后汗证为汗出过多，但无发热。

三、证治

本病以产后出汗过多、持续时间长为特点。气虚宜益气固表，和营止汗；阴虚宜益气养阴，生津敛汗。

（一）辨证论治

1. 气虚证

症状：产后汗出过多，不能自止，动则加剧；时有恶风身冷，面色㿠白，气短懒言，倦怠乏力，舌质淡，苔薄白，脉细弱。

治法：益气固表，和营止汗。

方药：黄芪汤（《济阴纲目》）。

黄芪　白术　防风　熟地黄　煅牡蛎　白茯苓　麦冬　甘草　大枣

加减：若汗出过多，可加麻黄根、浮小麦、五味子以加强固涩敛汗之功；若头晕心悸，唇甲苍白者，加党参、首乌、阿胶以益气养血。

服法：每日1剂，水煎分2次服。

2.阴虚证

症状：产后睡中汗出，甚则湿透衣衫，醒后即止；面色潮红，头晕耳鸣，口燥咽干，渴不思饮，或五心烦热，腰膝酸软，舌质红，少苔，脉细数。

治法：益气生津，敛阴止汗。

方药：生脉散（《医学启源》）加味。

人参　麦冬　五味子　煅牡蛎　浮小麦　山萸肉　糯稻根

加减：若心烦少寐者，加酸枣仁、柏子仁以滋阴安神，交通心肾；若五心烦热，午后潮热者，加地骨皮、牡丹皮、知母滋阴清热。

服法：每日1剂，水煎分2次服。

（二）其他治法

1.耳穴贴压

自汗者选取肺、肾、内分泌、交感、肾上腺等穴位；盗汗者选取心、肾、肺、交感、三焦、内分泌、神门等穴位。

2.脐部贴敷

取药物适量，共研细末，用鸡蛋清调和成药糊状，敷于脐部。气虚汗出者选用防风、黄芪、白术、五倍子等药；阴虚汗出者选用五倍子、白矾、煅龙骨、煅牡蛎等药。

四、疗效判定

（一）基本痊愈

自汗、盗汗症状消失。

（二）有效

自汗、盗汗明显改善、好转，出汗量少或偶有症状出现。

（三）无效

治疗前后自汗或盗汗的量无变化。

第五章　辅助生殖医疗相关性疾病

● 第一节　未破裂卵泡黄素化综合征

一、概述

未破裂卵泡黄素化综合征（Luteinized Unrup tured Follicle Syndrome，LUFS）是指卵泡成熟但不破裂，LH峰48小时后卵细胞未排出而原位黄素化的一类临床现象。临床观察发现，此病与子宫内膜异位症、多囊卵巢综合征以及垂体功能异常密切相关，其发病机理可能涉及黄体生成素LH峰形成过低的内分泌因素和卵巢包膜增厚的机械性因素。近年来在基因水平的研究中，认为其发生机制可能与遗传因素有关。在临床上，常根据超声影像学将LUFS分为三型：①小卵泡黄素化型：在预计排卵日卵泡直径小于18 mm不破裂且已出现黄素化并具有LUFS征者，持续数日或数月消失；②卵泡滞留型：预计排卵日卵泡直径已达优势卵泡大小（18～24 mm），但36～48小时不破裂，之后体积不变，卵泡壁逐渐增厚，卵泡内出现点状强光点，之后逐渐吸收至消失；③卵泡持续增大型：预计排卵日卵泡直径已达优势卵泡大小（18～24 mm），但 36～48 小时不破裂，之后卵泡体积依旧增大，直径可达 31～50 mm，甚至更大，可持续至月经周期末或数个月经周期。

本病多在不孕症患者监测排卵周期时发现，同时以卵巢黄素化囊肿为临床表现，属中医学"不孕症""癥瘕"等疾病范畴。经间期重阴转阳，是肾中阴精充盛、阳气萌发内动的氤氲之期。在肾中阳气的推动下，冲任气血运行加剧，卵泡发生破裂，阳气进一步推动卵子排出。如果肾中阳气水平不足，或在某些病理因素下如血瘀、肝郁气滞、湿浊等阻碍了气阳运动，导致冲任气血运行受阻，则精卵无法破裂排出。所以肾虚是本病的主要证型，同时可能有夹肝郁气滞、血瘀、脾虚痰湿。本病的治疗，经后期至排卵前重在补肾填精，滋阴养血；排卵前后重在滋肾活血，佐以温阳理气；基础体温上升后重在温肾助阳；经行期间重在理气活血，养血调经。四期协同作用，燮理肾中阴阳。在分期论治的基础上还需辨证论治，分别予以疏肝理气、活血行滞、健脾燥湿化痰，使得冲任气血运行通畅，经间期阴精充实、阳气内动，重阴转阳，孕卵及时得以排出。

二、诊断与鉴别诊断

（一）诊断

1. 连续系列监测 B 超均未见排卵征象，测得峰值（LH ≥ 50IU/mL）48 小时后 B 超显示：①发育正常的卵泡不破裂而持续增大；②包膜逐渐增厚，界限模糊，张力降低；③囊泡内无回声区，逐渐出现细弱光点；④直至下次月经来潮前后，囊泡才逐渐萎缩消失。

2. 测量基础体温（BBT）呈双相。

3. 宫颈黏液检查呈排卵性周期变化。

4. 内分泌测定，多数患者早卵泡期性激素可在正常范围，而多囊卵巢综合征可表现为 LH、T 升高，部分患者甲状腺功能检查显示 TSH 升高，PRL 可有升高。

（二）鉴别诊断

根据患者病史、结合辅助检查，本病不难诊断。

三、证治

LUFS 的发生，多由于肾阴不足，癸水欠实，此乃发病的基础。同时阳气亦弱，重阴不能让位于阳，或阳不足以推动转化，导致精卵无力排出，原位黄素化。这种肾中阴阳的失调是 LUFS 的病理基础，燮理肾中阴阳乃是治本之道。治本者，四期协同作用，此乃调周法的要着。气血活动的改变是引发 LUFS 的直接病因，常见阻碍经间期气血运行的因素有肝郁、血瘀、痰湿三类，可配合疏肝理气、活血行滞、健脾燥湿化痰等法，使得冲任气血运行通畅，经间期阴精充实、阳气内动，重阴转阳，使孕卵得以及时排出。

（一）辨证论治

1. 主证型

（1）脾肾阳虚证

症状：婚久不孕，反复 LUFS，月经后期或先后不定期，经前腰酸、神疲乏力、尿频，大便或溏，脉细软，舌质淡红，苔薄白腻。

治法：健脾助阳，补肾促排。

方药：补脾补肾促排卵汤加减。

党参　白术　茯苓　炙甘草　赤白芍　杜仲　菟丝子　鹿角霜　黄芪　五灵脂

加减：可酌加血肉有情之品，如紫河车、龟板、鹿茸等。

服法：每日 1 剂，水煎分 2 次服。

（2）肾虚偏阳虚证

症状：月经失调，或尚正常，婚久不孕，头昏腰酸，胸闷心烦，经间排卵期锦丝状带下偏少，不符合 7、5、3 奇数律的要求，脉象细弦，舌质偏红，苔薄白腻。

治法：滋阴助阳，活血促排。

方药：补肾促排卵汤加减。

丹参　赤芍　白芍　怀山药　山萸肉　炙鳖甲　怀牛膝　合欢皮　川断　杜仲　鹿角片　五灵脂　川芎

加减：性欲淡漠者，加紫石英、肉苁蓉温肾填精；面色萎黄，头晕眼花者，加龟甲、紫河车填精养血。

服法：每日 1 剂，水煎分 2 次服，经间期服之。

2. 兼夹证型

（1）兼夹肝郁气滞证

症状：婚久不孕，反复 LUFS，月经先后不定期，经行腹痛，经前乳房胀痛，精神紧张，烦躁易怒，脉象多弦。若肝郁化火，则可有血热表现，舌质红，痤疮，便秘。

治法：滋阴助阳主法，佐疏肝理气。

方药：在前滋阴助阳或健脾补肾方药中加入柴胡疏肝散。

柴胡　广郁金　制香附　炒枳壳　陈皮　芍药　甘草

加减：肝郁化火者，加入丹皮、山栀、生地黄等品。

服法：每日 1 剂，水煎分 2 次服，以经后期、经间期服用为宜。

（2）兼夹血瘀证

症状：婚久不孕，反复 LUFS；月经量少，经色黯，有血块，痛经明显，舌质紫黯或有瘀斑，脉弦细或涩。

治法：滋阴助阳，佐活血化瘀。

方药：滋阴助阳或健脾补肾方药加入少腹逐瘀汤。

小茴香　干姜　延胡索　没药　川芎　官桂　赤芍　五灵脂
当归　蒲公英　苍术

加减：血瘀夹热者，去干姜、官桂等，加入丹皮、凌霄花等。

服法：每日 1 剂，水煎分 2 次服，以经间期、经前期服用为宜。

（3）兼夹脾虚痰湿证

症状：婚久不孕，反复 LUFS，形体偏胖，带下偏多，倦怠乏力，纳谷不馨，大便溏薄，舌体胖大、边有齿痕，苔腻。

治法：健脾补肾，涤痰化湿。

方药：苍附导痰丸加减。

苍术　香附　枳壳　陈皮　半夏　茯苓　胆星　甘草　姜汁　神曲

加减：若带下量多者，加芡实、金樱子固涩止带；心悸者，加远志祛痰宁心。

服法：每日 1 剂，水煎分 2 次服。

（二）调整月经周期节律法

经间期阴阳消长规律，即氤氲之期气阳水平的不足往往和经后期肾阴不足，癸水欠实有关。LUFS 之后的经前期必然出现肾阳不足，黄体不良，从而又可能影响下个周期的卵泡募集。LUFS 的治疗不仅局限于排卵期，应该结合整个月经周期治疗。我们选用奠基汤、促排卵汤、助黄汤、经期方加减应用于经后期、排卵期、黄体期以及月经期。奠基汤以当归地黄汤为基础，主补肾填精、滋阴养血，用于经后期直至排卵前；促排卵汤以补肾促排卵汤为基础，主滋肾活血，佐以温阳理气，用于排卵前后 3～5 天；卵子排出，基础体温上升后改为助黄汤，该方以毓麟珠为基础，温肾助阳，服至下次月经来潮；经行期间服经期方，以五味调经散为基础，理气活血，养血调经。四期协同作用，燮理肾中阴阳，使得冲任气血运行通畅，经间期阴精充实、阳气内动，重阴转阳，孕卵及时得以排出。

（1）当归地黄汤：当归、怀山药、山萸肉、熟地黄、丹皮、茯苓、怀牛膝、桑寄生。

（2）补肾促排卵汤：党参、白术、茯苓、炙甘草、黑当归、赤白芍、干地黄、杜仲、菟丝子、鹿角霜、黄芪。

（3）毓麟珠：丹参、赤白芍、怀山药、丹皮、茯苓、太子参、炒白术、杜仲、菟丝子、紫石英。

（4）五味调经汤：丹参、赤白芍、茯苓、川断、川牛膝、五灵脂、泽兰叶、艾叶、益母草。

（三）其他治法

1. 中成药

（1）桂枝茯苓胶囊：经间期服，每次0.9g，每日3次。

（2）血府逐瘀口服液：经间期服，每次20mL，每日3次。

（3）宫瘤清胶囊：经间期服用，每次1.1g，每日3次。

2. 针灸

（1）肾虚：关元、气海、中极、三阴交、子宫、肾俞、命门；肝郁气滞：内关、太冲；脾虚痰湿：足三里、商丘、气冲、足三里、神阙。实证用泻法，虚证用补法。

（2）耳针：常取穴为卵巢、肾、肝、内分泌、脾、膈肌、脑等，自经后期开始，每日按压，适用于各种证型。

（3）艾灸：取穴关元、气海、中极、三阴交、子宫、足三里等穴，除肝郁气滞外，其他各证型均可使用。

四、疗效判定

（一）痊愈

治疗 3 个月经周期后，超声提示均有排卵征象并受孕。

（二）显效

治疗 3 个月经周期后，其中有 2 个月经周期超声提示出现排卵但未受孕。

（三）有效

治疗 3 个月经周期后，其中有 1 个月经周期超声提示出现排卵但未受孕。

（四）无效

治疗 3 个月经周期后，超声提示均未排卵，LUFS 现象无明显变化。

● 第二节　卵巢过度刺激综合征

一、概述

卵巢过度刺激综合征（Ovarian Hyperstimulation Syndrome，OHSS）是一种以促排卵为目的而进行卵巢刺激时，特别是在体外受精（IVF）辅助生殖技术（ART）中所发生的重要医源性并发症，发生于促排卵后黄体期或妊娠早期，属自限性疾病，严重者可危及生命。其发病与 HCG 的应用密不可分。按发病时间分为早发型和晚发型两种：早发型多发生在 HCG 应用后的 3 ~ 9 天内，病情的程度与卵泡数目、雌二醇水平有关。如未妊娠，10 天后可缓解，如妊娠则病情加重；晚发型多发生于 HCG 应用后 10 ～ 17 天，与妊娠尤其是多胎妊娠有关。

OHSS 是近代辅助生殖的产物，中医学古医籍中尚无对本病的记载。然而结合其临床表现，可将其归属于"鼓胀""癥瘕""水肿""腹痛"范畴。当 OHSS 合并妊娠则类似"恶阻""子肿""妊娠腹痛"等病。

OHSS 是因为在促发卵泡生长过程中的外源性"癸水"样药物运用导致癸水过盛，耗伤肾气，随之脏腑功能失常，阴阳失和，气血失调，从而影响子宫、冲任、胞脉、胞络，进而导致瘀、痰、水湿等病理产物。反过来又将影响脏腑经络、阴阳气血之功能，使之更加紊乱和严重。本病涉及肾、肝、脾、心、肺等脏腑，其发病之初多在肝肾，渐渐涉及脾胃，碍及心肺，导致五脏俱损。在本病发生过程中，以脏腑功能失调为本，病理产物为标。本虚标实常相兼为病，若不及时控制，每易酿成气阴衰竭之危症。

二、诊断与鉴别诊断

（一）诊断

1. 结合 B 超下腹水深度与卵巢大小，测血细胞比容（HCT）、WBC、凝血功能、电解质、肝肾功能、妊娠试验等，并确定病情严重程度。

2. 其主要临床表现包括胃肠道不适等症状，如恶心、呕吐、食欲减退、腹泻，甚至完全不能进食，腹胀明显，可伴全身或局部水肿，少尿或无尿，出现腹水、胸腔积液，卵巢明显增大致卵巢或卵巢囊肿扭转或破裂引起剧烈腹痛，甚者有外阴水肿，肝肾功能异常，病情进一步发展可出现呼吸困难及呛咳、氮质血症、低血容量休克、血栓等，最终可因多器官功能衰竭导致死亡。

（二）鉴别诊断

本病需与葡萄胎、绒癌引起的卵巢过度刺激反应相鉴别。此外，其相应症状与体征需与卵巢非赘生性囊肿、多囊卵巢、卵巢肿瘤及盆腔炎所致腹痛、腹胀、盆腔积液等相鉴别。

三、证治

（一）辨证论治

1. 主证型

（1）水湿内停证

症状：腹部胀满，恶心呕吐，腹水，肢体肿胀，神疲无力，气短时汗，少气懒言，舌质淡红，苔白滑，脉沉细。

治法：健脾利水。

方药：猪苓汤合五皮饮（《华氏中藏经》）加减。

猪苓　茯苓皮　白芍　甘草　苡仁　桑白皮　大腹皮　白术

加减：若肿势明显，加泽泻、防己以利水消肿；若肿甚并伴胸闷而喘者，加杏仁、厚朴以宽中行气，降逆平喘。

服法：取卵术后，每日1剂，水煎分2次服。

（2）脾肾阳虚证

症状：腹部胀满，腹水，浮肿，神疲乏力，畏寒肢冷，小便较少，大便偏溏，脉细弱，舌苔白腻。

治法：温阳健脾，利水消肿。

方药：真武汤（《伤寒论》）合防己黄芪汤（《金匮要略》）。

制附片　法干姜　白术　茯苓　白芍　防己　黄芪　党参　广木香　炙桂枝

加减：若便溏严重者，加山药、薏苡仁、扁豆、芡实以实脾利湿。

服法：每日 1 剂，水煎分 2 次服。

2. 兼肝郁血瘀证

症状：卵巢增大，下腹不适或轻微下腹痛，胸胁满闷，性情怫郁，叹息稍舒，舌质紫红，或有瘀斑，脉弦细涩。

治法：疏肝解郁，养血活血。

方药：逍遥散（《太平惠民和剂局方》）合桂枝茯苓丸（《金匮要略》）加减。

丹参 赤白芍 白术 茯苓 炒柴胡 广郁金 广木香 桃仁 丹皮 川桂枝 大腹皮 青皮 泽泻

加减：若肝郁甚者，加佛手、郁金疏肝理气。

服法：每日 1 剂，水煎分 2 次服。

3. 兼肝肾阴虚证

症状：卵巢肿大，腹胀，腹痛隐隐，恶心、呕吐、口渴，偶伴腹泻，舌质光红，苔中根部较腻厚，细弦滑。

治法：滋阴养血，化痰通瘀。

方药：归芍地黄汤（《薛氏医案》）合越鞠二陈汤（夏桂成经验方）加减。

丹参 赤白芍 怀山药 干地黄 丹皮 茯苓 山萸肉 制苍术 制香附 陈皮 制半夏 山楂 川牛膝

加减：若津伤甚，五心烦热，舌红口干者，加石斛、玉竹以养阴清热；便秘者，加胡麻仁润肠通便。

服法：每日 1 剂，水煎分 2 次服。

本病的治疗，主要根据腹痛、腹胀的程度及伴随症状，参合舌脉和发病的久暂，辨其属实、属虚、属热、属瘀，或相兼为病，辨病结合辨证用药。

4.气阴衰竭证

症状：胸闷气促，心慌心悸，胸腹积水，面色苍白，腹泻，少尿，腹痛，甚则内出血，舌质淡红，苔少色白，脉细数。

治法：益气养阴，扶正固脱。

方药：生脉散（《内外伤辨惑论》）合参茸丸（《北京市中药成方选集》）加减。

西洋参　生黄芪　麦冬　五味子　北沙参　广木香　延胡　茯苓　炙甘草　鹿茸粉（另吞）　炮姜

加减：若出血者，加藕节、乌贼骨、乌梅炭养阴清热，凉血止血。

服法：每日1剂，水煎分2次服。

（二）其他治法

1.中成药

（1）逍遥丸：每次6g，一日3次，用于肝郁证。

（2）越鞠丸：每次5g，每日2次，用于痰瘀证。

（3）参苓白术丸：每次6g，每日2次，用于脾虚证。

（4）血府逐瘀口服液：每次1支，每日3次，适用于气滞血瘀证。

（5）桂枝茯苓丸：每次8粒，每日3次，用于气滞瘀血证。

（6）生脉饮：每次1支，每日3次，用于气阴虚不足证。

2.针灸

（1）选择中极、血海、关元、足三里、三阴交、子宫、气海等穴，强刺激。

（2）肾虚型加太溪穴；痰湿内滞型加丰隆穴；肝郁气滞型加太

冲、合谷穴。采用强度以患者刚能觉察跳动并能耐受为宜，每天1次，每次30分钟，于注射Gn第1日开始至移植日接受电针治疗时止。

3. 辨证联合西医辨病治疗

适用于中、重度卵巢过度刺激征患者，病情严重或单纯使用中医药效果不甚明显者，均可中西医联合用药。

（1）白蛋白的应用：对于OHSS合并低蛋白血症患者，可予人血白蛋白10g，每日1次，静滴补充蛋白。白蛋白具有通过增加血浆胶体渗透压，结合卵巢源性OHSS细胞因子起到阻止OHSS发生的作用。有学者主张预防性应用白蛋白，即于肌注HCG后36小时，用人血白蛋白5g加入0.9%氯化钠溶液滴注，可以防止OHSS的发生。

（2）保肝治疗：肝功能轻度升高，可用葡醛内酯400～600mg/d，维生素C 2～3g静滴；ALT＞100IU/L时，加用古拉定0.6～1.2g/L静滴。

（3）多巴胺激动剂：有研究报道，VEGF是参与OHSS病例生理机制的重要血管活性因子，内皮细胞上的VEGFR-2是引起血管通透性增加的作用受体，而多巴胺激动剂通过抑制VEGF的生物活性从而达到减少OHSS的发生。同时多巴胺能直接扩张肾脏血管，增加肾脏血流，抑制醛固酮的释放，减少肾小管对水钠的重吸收，起到排钠利尿的作用。

（4）肝素的应用：个人或有家族血栓病史，或确认有血栓者应用肝素5000IU/q12h；为防止血栓栓塞，对于各种原因需制动的患者，可用低剂量阿司匹林。有腹腔内出血禁用。

（5）糖皮质激素：有研究认为，使用醋酸泼尼松可增加肥大细胞颗粒的稳定性，减少组织胺释放，降低毛细血管的通透性。

（6）腹腔、胸腔穿刺：中等量以上胸腔积液伴呼吸困难，重度腹水，张力性腹水，纠正血液浓缩后仍少尿者，应在 B 超引导小行腹腔或胸腔穿刺，能够迅速缓解腹胀症状。

（7）卵巢囊肿抽吸：卵巢囊肿巨大者，可行 B 超下抽吸囊肿，术后应严密观察有无腹腔内出血征象。

（8）黄体支持：对于高危人群，不应用 HCG 支持黄体，仅用孕激素。

（9）选择性一侧卵泡提前抽吸术（ETFA）：应用 HCG 后10～12 小时行选择性一侧卵泡提前抽吸，卵巢生长阶段的卵泡被抽吸后，随着卵泡液丢失，激素水平下降，可降低 OHSS 发生率，但因其结果的不确定性而不过多地推荐使用。

（10）终止妊娠：合并有严重的并发症，如肾衰竭、ARDS、血栓、多脏器衰竭应终止妊娠。终止妊娠是 OHSS 不得已而为之的有效治疗方案，首选人工流产术。

4. 预防

选择个体化刺激方案，对易发生 OHSS 的高危人群，促排卵可采用 GnRH 拮抗剂方案等；不用 HCG 促卵子成熟；黄体支持仅用孕激素；对于有胰岛素抵抗的 PCOS 患者，口服二甲双胍可降低胰岛素与雄激素水平，相应的降低 OHSS 发病率；已经发生的 OHSS 中度患者，若症状未加重，可行单囊胚移植；此外还有未成熟卵体外成熟培养（IVM）；OHSS 高危者行全胚冷冻。

四、疗效判定

（一）痊愈

腹水、胸水等基本消失，腹围、体质逐渐恢复至超促排卵前水平，双侧卵巢直径< 30mm。

（二）有效

腹水、胸水等缓解；腹围缩小，体质减轻，但未恢复至超促排卵前水平；双侧卵巢未进一步增大。

（三）无效

治疗 3 个疗程后病情无减轻，症状继续加重者。

● 第三节　卵巢储备功能不足

一、概述

卵巢储备功能是指卵巢皮质区卵泡生长发育形成健康配子的能力，反映了卵巢内存留卵泡的数量和质量，决定了女性的生育潜能。女性卵巢储备是一个动态变化过程，卵巢储备呈现这样的趋势：在妊娠中期，卵子数量峰值为 600 万，随即大批量闭锁；在初生时，下降为 100 ～ 200 万；至青春期启动时，仅为 30 万～ 50 万；在 51 岁绝经后，仅为 1000 左右。《素问·上古天真论》早已对此生理变化做出了论述："女子七岁，肾气盛，齿更发长；二七而天癸至，任脉通，太冲脉盛，月事以时下，故有子……七七任脉虚，太冲脉衰少，天癸竭，地道不通，故形坏而无子。"

卵巢储备功能减退（diminished ovarian reserve，DOR），又称卵

巢功能减退，是指卵巢产生卵子能力减弱，卵母细胞质量下降，从而导致女性生育能力下降及卵巢产生性激素的缺乏，常指早卵泡期的血清卵泡刺激素（FSH）水平在 10 IU/L 以上或两侧窦卵泡数（antral follicle count，AFC）< 5 个。若不及早及时治疗，病情将进一步发展，形成卵巢早衰（premature ovarian failure，POF），即如《黄帝内经》所云："能知七损八益，则两者可调；不知用此，则早衰之节也。"严重影响女性的生育能力。

二、病因学研究

（1）西医病因学：卵巢储备功能的下降除了卵巢功能的生理性衰退外，还与以下多种因素相关：遗传因素（包括 X 染色体异常、常染色体异常及基因突变等）、医源性因素（如放化疗、卵巢及盆腔手术史、超促排卵等）、自身免疫性疾病（如桥本氏甲状腺炎、系统性红斑狼疮、类风湿性关节炎等）、心理社会因素以及不良生活习惯（熬夜、吸烟、多次流产史）等，具体发病机制尚不明确，有待进一步深入研究。

（2）中医病因病机：中医学中虽没有卵巢储备功能下降的病名记载，但结合其临床表现，可将本病归于"月经过少""月经后期""血枯""闭经""经水早断""绝经前后诸证""不孕症"等病证范畴。中医认为肾藏精，主生殖，为先天之本，肾中精气的盛衰，天癸的至竭，影响月经的盈亏，决定子嗣的有无。可见，肾虚是本病的根本病机。后天将息失养、房劳多产，或因卵巢手术、放疗化疗、盆腔感染、接触环境毒物等原因导致肾虚，或他病及肾，肾气未盛，天癸乏源，冲任血虚，胞宫失于濡养，以致月经后期、量少甚至闭经、不孕。肾阳虚衰，难以化气生血，胞宫失于温煦，导致闭经、不孕。阴虚日久必将演变，或为阴虚火旺，最终导致天癸竭；或阴虚及阳，久而阳衰，两者病情发展终至卵巢储备功能下降的终末阶段，即卵巢早衰。此外，肾衰阴阳平衡失调，会影响到心，根据我们的临床观察，实际上肾衰阴阳失衡正由于心火的干扰而导致的，故提出心不静则肾不实，久而必致肾衰，心肾子宫轴的失调而致肝脾不和，从而产生气郁、痰浊，形成临床各种复杂和顽固的病理复杂的演变。

综上所述，本病病因病机复杂，动态演变，病位在肾，病机为肾虚阴阳失调，心、肝、脾三脏亦受影响，病性属虚实夹杂，虚多实少，临床经常兼夹为患，故临证需多加询问、思考。

本节将着重探讨在辅助生殖技术领域中，中西医结合治疗对改善卵巢储备功能的重要作用。

三、诊断与鉴别诊断

1. 临床表现

卵巢储备功能下降患者常见于 18 ～ 40 岁，其年龄跨度较大，临床表现多种多样，但主要表现为以下几方面：

（1）月经不调：月经不调为卵巢储备功能下降患者的主要临床症状之一，但可有不同的表现，主要为月经量的减少、月经周期的延长，甚或闭经。但也有患者表现为月经周期提前，或月经经期延长、淋漓不尽，或月经经期缩短，或月经周期长短不一，或伴有腰骶酸痛、经期，或经前乳房胀痛、头晕、疲倦乏力、失眠等症状。

（2）不孕或流产：此类患者常无明显不适症状，可为原发性不孕或继发性不孕，患者孕前检查常无异常表现，主要寻求辅助生殖以获得成功妊娠。但在辅助生殖周期中可表现为卵巢对促性腺激素的反应降低、用药量增加、周期时间延长、取卵数目减少、卵子质量下降、内膜容受性降低等。所以，患者即使成功妊娠，也有较高的流产率。

（3）围绝经期症状：此类症状以卵巢早衰患者为主，因雌激素的波动和下降出现失眠多梦、抑郁健忘、浮肿便溏、皮肤感觉异常、腰膝酸软、潮热盗汗、烦躁易怒、性欲下降、性交痛等绝经前后诸证表现。

（4）远期并发症：主要由卵巢功能衰竭导致雌激素下降所带来的骨质疏松、心血管、脂代谢、内分泌、肿瘤方面的疾病风险。

2. 诊断标准及预测指标

DOR 的临床诊断目前尚无统一标准，在临床中患者常表现为正常的月经及生育史，然后出现月经量少，月经稀发，甚至闭经、不孕，伴有不同程度的围绝经期症状，如面部潮热、烦躁易怒、心悸失眠、胸闷头痛、性欲减退、阴道干涩、记忆力减退、血压波动、腰腿酸痛等。目前在临床上应用的评估卵巢储备的主要指标有年龄、基础卵泡刺激素促卵泡生成素（FSH）、促黄体生成素（LH）、基础抑制素 B（INHB）、基础抗苗勒管激素（AMH）、基础雌二醇（E2）、基础窦卵泡数、卵巢体积和卵巢间质动脉血流等。

四、证治

（一）西医治疗

1. 生活干预

生活方式及饮食对于卵巢功能具有重要作用。建议避免恣食油腻之品，规范饮食结构，日常多食用新鲜蔬菜、水果、鱼类、猪瘦肉、鸡蛋等，尤其是富含维生素、多不饱和脂肪酸的食物。保持愉悦的心情，减少生活和工作压力，避免熬夜，增强体质，减少某些对卵巢功能有损害作用的药物或治疗方式，进行适当的体力和脑力活动，建立科学健康的生活方式等，对改善卵巢功能低下症状均有极大帮助。

2. 人工周期（激素补充治疗）

激素补充治疗（HMT）主要模拟人体正常生理周期，通过外源性的激素直接作用于靶器官，促进卵泡生长、成熟及排出，调整月经周期，进而又通过反馈作用调节 HPO 轴功能，调理生殖内分泌，提高 DOR 患者生活质量。临床上常用的激素补充治疗的方案有戊酸雌二醇加孕激素周期序贯法，也可选用短效口服避孕药如妈富隆等来建立人工周期。该法使用方便且见效快，但长期应用时存在一定副作用，主要是增加了乳腺癌、子宫内膜增生甚至癌变等疾病的发病危险。临床运用时，需严格把握适应证，制定个体化方案，对有子宫肌瘤、子宫内膜增生、子宫内膜癌、乳腺癌、血栓性疾病等患者禁用。

3. 脱氢表雄酮

脱氢表雄酮（dehydroepiandrosterone，DHEA）是由肾上腺、中枢神经系统、卵巢卵泡膜细胞共同分泌的一种具有雄激素活性的激素，广泛分布于人体的组织器官和循环系统中，并在外围组织中转化为更具活性的雄激素和雌激素。随着年龄的增长，DHEA 分泌减少，因此一般认为脱氢表雄酮与人体衰老有关。近年的研究表明，DHEA 与卵巢功能有着更为密切的关系。研究已经证实 DHEA 可降低流产率、减少胚胎非整倍体性，改善卵巢功能，提高妊娠率。

4. 生长激素（GH）

该法主要针对长期治疗而乏效的患者，认为 GH 通过刺激 IGF-1 分泌，促进细胞增殖，调节机体代谢，可间接影响生殖内分泌系统。近年的研究显示，GH 亦可直接作用于下丘脑 - 垂体 - 卵巢轴，发挥生物学效应。下丘脑存在 GH-R，可直接接受 GH 的调节，垂体分泌的 Gn 和 GH 是相互影响的。已知 kisspeptin（神经激肽 B，一种 GnRH 释放因子），可以同时刺激 LH 和 GH 的释放。有研究表明，促性腺激素细胞生长是 GH 依赖性的，在 GH 缺乏 / 抵抗的大鼠，LH/FSH 分泌降低。

5. 辅助生殖技术

体外受精 - 胚胎移植（in vitro fertilization embryo transfer，IVF-ET）已成为治疗 DOR 不孕症患者的常规方法。在 IVF 周期，DOR 患者面临卵巢低反应的风险，并且获卵率、优胚率均低于正常女性，即使成功妊娠，也面临高风险的流产率。因此，在 IVF 之前使用药物干预，改善卵巢储备功能具有重要的临床意义。一些学者研究认为，超促排卵前口服避孕药预处理、黄体期口服戊酸雌二醇或超促排卵期间加用重组人黄体生成素（r-LH）可改善 DOR 患者的卵巢反应性，提高其妊娠率和活产率，但具体效益还有待进一步研究。因此，如何探索一种合适的卵巢刺激方案以获得足够数量且高质量的卵子对于 DOR 患者而言十分重要。临床上常用方案有微刺激、拮抗剂、自然周期、短方案等，具体选取时需结合患者实际、评估患者卵巢功能后制定个体化方案。

6. 其他治疗

（1）基因治疗：对可疑基因异常的患者可行基因检测，如发现相关基因缺陷尚未发病者，采取尽快妊娠，或者采集卵子并低温保存，保护其生育功能。

（2）免疫治疗：对有自身免疫系统疾病或卵巢自身抗体阳性患者，可应用糖皮质激素，如强的松或地塞米松；抗心磷脂抗体阳性者可口服阿司匹林，但激素治疗长期应用不良反应大，疗效尚不明确。

（二）中医治疗

1. 辨证论治

（1）肾虚证

症状：月经后期而至，经来量少色淡，闭绝不行；婚久不孕，腰膝酸软，头晕耳鸣，带下稀少，性欲冷淡，心烦失眠，舌淡苔少，脉沉细。

治法：补肾填精，调补冲任。

方药：归芍地黄汤加减（《临床中医妇科学》）。

当归　赤芍　白芍　怀山药　熟地黄　山萸肉　丹皮　丹参　茯苓　女贞子　怀牛膝　菟丝子

加减：若颧红唇赤，手足心热者，加地骨皮、鳖甲养阴清热。

服法：每日1剂，水煎分2次服。

（2）血瘀证

症状：月经后期而至，经来涩少，色紫黑，有血块或闭绝不行；婚久不孕，或少腹作胀、疼痛拒按，口渴不欲饮，舌紫暗边有瘀斑，脉沉涩。

治法：理气活血，调理冲任。

方药：血府逐瘀汤加减（《医林改错》）。

桃仁　红花　当归　丹皮　丹参　赤芍　白芍　地黄　生山楂　川续断　川芎　柴胡　枳壳

加减：若经行淋漓不净，加茜草、乌贼骨化瘀止血。

服法：每日 1 剂，水煎分 2 次服。

（3）兼夹证

①肝郁气滞证

症状：经闭，或经量较少，有小血块；精神抑郁，烦躁易怒，胸胁胀满，少腹胀痛或拒按，或情怀不畅，默默不欲饮食，或烦渴，喜饮凉水，状如消渴，大便秘结，舌边紫，苔黄白腻，脉细玄或沉涩。

治法：理气疏肝，化瘀通经。

方药：逍遥散（《太平惠民和剂局方》）。

当归　赤芍　白芍　茯苓　制苍术　陈皮　广郁金　炒柴胡　丹参　泽兰　制香附

加减：若前阴坠胀者，加佛手、川楝子理气行滞。

服法：每日 1 剂，水煎分 2 次服。

②气血虚弱证

症状：月经后期量少，婚久不孕；心悸怔忡，神疲肢软，面色苍白或萎黄，头晕目眩或纳少便溏，带下量少，舌质淡红，脉细玄或细弱。

治法：益气养血调经。

方药：人参养荣汤（《太平惠民和剂局方》）加减。

炒当归　白芍　熟地黄　党参　白术　茯苓　丹参　黄芪　陈皮　远志　肉桂（后下）　五味子　炙甘草

加减：若腰腿酸软者，加续断、桑寄生补肝肾，强筋骨。

服法：每日 1 剂，水煎分 2 次服。

③肝阳上亢证

症状：月经后期而至，经来量少，闭绝不行，或年未老经水断；腰酸腿软，头晕目眩，心烦易怒，夜寐甚差，舌红苔白，脉细。

治法：平肝潜阳。

方药：天麻钩藤饮加减（《杂病证治新义》）。

钩藤　石决明　山栀子　黄芩　川牛膝　杜仲　益母草　桑寄生　夜交藤　朱茯神

加减：若脾胃虚弱，正气不足者，加党参、黄芪、白术健脾益气；若腰痛者，加续断、桑寄生补肾强腰。

服法：每日 1 剂，水煎分 2 次服。

④心肾失济证

症状：月经后期而至，经来量少，闭绝不行或年未老经水断；心悸少寐，烘热汗出，口苦咽干，舌红苔白，脉细或细数。

治法：清心宁神。

方药：清心滋肾汤加减（《中医临床妇科学》）。

钩藤　黄连　丹皮　紫贝齿　山药　山萸肉　茯苓　莲子心　紫草　合欢皮　浮小麦

加减：胸脘痞闷食少者，加山楂、神曲、鸡内金消积导滞。

服法：每日 1 剂，水煎分 2 次服。

⑤脾肾阳虚证

症状：月经后期而至，经来量少，闭绝不行或年未老经水断；腰膝酸软，畏寒肢冷，纳呆便溏，舌淡苔白，脉沉细。

治法：健脾温肾。

方药：健固汤加减（《傅青主女科》）。

党参　茯苓　白术　山药　薏苡仁　菟丝子　巴戟天　补骨

脂　肉桂后下　制附子

加减：若小腹冷痛喜温，畏寒肢冷者，加补骨脂、肉桂、艾叶温肾助阳。

服法：每日1剂，水煎分2次服。

⑥寒湿痰凝证

症状：闭经不行，胸胁满闷，小腹胀满，胃纳欠佳，口腻多痰，神疲倦怠，四肢不温，或带下量多，质稀薄或黏腻，舌淡白，苔白腻，脉细滑。

治法：温经散寒，燥湿化痰。

方药：温经汤（《妇人大全良方》）和苍附导痰汤（《叶氏女科证治》）加减。

当归　川牛膝　莪术　苍术　陈皮　胆南星　枳壳　赤芍　党参　川芎　官桂　吴茱萸　杜仲　薏苡仁　茯苓　山药

加减：若腹痛甚，肢冷出汗者，加川椒、制川乌温中止痛；若阳虚内寒者，加人参、附子、淫羊藿温补脾肾。

服法：每日1剂，水煎分2次服。

2. 中成药

（1）乌鳖返春口服液：每次2支，每日3次，适用于阴虚证。

（2）复方阿胶浆：每次1支，每日3次，适用于阴虚证。

（3）乌鸡白凤丸：每次1粒，每日2次，适用于气血不足证。

（4）归脾丸：每次6g，每日3次，适用于心脾两虚证。

（5）坤泰胶囊：每次3粒，每日3次，适用于心肾不交证。

（6）知柏地黄丸：每次6粒，每日3次，适用于阴虚火旺证。

（7）逍遥丸：每次9粒，每日2次，适用于肝郁气滞证。

3. 其他治疗

（1）针刺：针刺足三里、三阴交、关元、气海、肾俞、肝俞、脾俞、子宫。根据其伴随症状随证加减，气滞血瘀者，加合谷、血海、太冲；痰湿阻滞者，加阴陵泉、丰隆；寒凝者，加命门、腰阳关。每日 1 次，每次留针 20 分钟。

（2）艾灸：肾俞、脾俞、气海、足三里。隔日 1 次，每灸 10 次可休息 2～3 天。

（3）中药埋线：根据临床表现、舌脉，辨证加减用药，同时配合埋线取穴：脾俞、肾俞、肝俞、卵巢穴、三阴交均取双侧及关元穴。10 天 1 次，3 次一疗程。

（4）耳穴贴：肾、子宫、卵巢、内分泌、皮质下，双耳交替，每 5～7 日一换，并嘱患者每日按压所贴之处，以痛为度（排卵后终止）。3 个月经周期为一个疗程。

（5）穴位电刺激：取穴关元、中极、三阴交、子宫、天枢、肾俞、腰阳关、命门，频率为 2Hz，强度为 20～25mA，以病人感觉舒适为度。每日 1 次，留针 30 分钟。3 个疗程后，行 IVF-ET 的患者在超排卵周期经净后继续治疗，频率为 2Hz，强度 20～25mA，每次 30 分钟，每日 1 次，直至取卵日。

（三）中西医结合的辅助生殖技术治疗

1. 进周前调理，补肾调周，改善卵巢储备

中医药在辅助生殖技术中的运用，首先体现在因时制宜，周期论治。以补肾调周为主，结合行气活血，平衡阴阳，调整月经周期的节律，在 IVF-ET 前期根据女性周期各个阶段的特点加以应用。卵泡期益肾养阴，以增长雌激素为主，促进卵泡发育，药如当归、白芍、山药、生地黄、紫河车等；排卵期活血通络，促进排卵，药

如赤芍、丹参、红花、泽兰等；黄体期温补肾阳，促进孕激素分泌，增强黄体功能，药如巴戟天、淫羊藿、杜仲、续断、桑寄生等；月经期促使经血排出，促使卵巢功能得以改善和恢复，为始基卵泡发育成窦前卵泡做好准备，也为募集与促排卵打下良好基础，药如川芎、香附、丹参、当归、益母草、红花等。有关研究表明：补肾中药具有明显的调经和促排卵作用，其强度可增加 50% ～ 100%，提高排卵细胞质量和卵裂能力，是以增加正常卵细胞和卵裂细胞为主，对卵细胞质量和卵裂过程不产生异常影响。

2. 针刺辅助，调畅气血，改善卵巢储备

现代医学研究发现，针灸在妇科上的应用可辅助治疗不孕症。针刺可有效调节下丘脑 - 垂体 - 卵巢轴，进而影响各种激素的分泌，影响女性生殖器官的功能。可采用序贯针灸治疗，经前期取穴：气海、关元、阳陵泉、太冲；行经期取穴：十七椎、命门；经后期取穴：三阴交、太溪、肾俞、膈俞；排卵期取穴：气海、关元、子宫、足三里、复溜。经前期前半段针刺后加用温针灸，后半段留针期间则加用电针治疗，采用疏密波，频率 2/30Hz，电流强度 1 ～ 2mA，以患者局部有酸胀而无疼痛感为度；行经期上穴加用刺络、拔罐；经后期针刺以平补平泻法，留针 30 分钟；排卵期针刺后，腹部置艾灸箱以 2 段 2cm 长艾灸点燃灸腹部。每周治疗 2 次，针至第 2 个月经周期取卵前。穴位电刺激方法：取穴关元、中极、三阴交、子宫、天枢、肾俞、腰阳关、命门，频率为 2Hz，强度为 20 ～ 25mA，以病人感觉舒适为度。每日 1 次，留针 30 分钟。3 个疗程后，行 IVF-ET 的患者在超排卵周期经净后继续治疗，频率为 2Hz，强度 20 ～ 25mA，每次 30 分钟，每日 1 次，直至取卵日。从而改善卵巢的储备能力，逆转年龄因素导致的卵巢功能衰退，创造有利的生殖内环境。此时再接受 IVF — ET，即为能采取

良好的卵子，又为胚移植入营造了一个较理想的内分泌环境。

3. 进周配合，滋肾填精，改善卵巢储备

辅助生殖技术中的重要环节是降调节中医理论认为，降调节过程中大量外源性促性腺激素（Gn）的使用，使得肾中癸水大量消耗，产生了药物性肾虚，其本质是肾阴、肾阳平衡失调及在此基础上出现的气血虚弱、血瘀、痰湿等兼证，治疗时多由补肾阴、益肾气入手，对兼证以补肾活血、补肾化痰、疏肝、健脾等立法。故进入人工助孕周期后脾肾双补，兼以疏肝。此期围绕阴长为主，兼顾护阳，从肾论治，健脾益气，滋养卵泡正常生长；同时疏肝理气，调节患者紧张焦虑情绪。健脾益气药物为党参、黄芪、茯苓、黄精、芡实等，补肾精的药物为菟丝子、枸杞子、桑椹子、覆盆子，滋补肾阴的药物以石斛、玉竹、百合、女贞子等为主，"善补阴者，必于阳中求阴"，加紫河车、巴戟天、仙灵脾等温补肾阳的药物，如此脾肾双补，补肾填精，健脾益气，后天助先天，合力共助卵泡发育长养，提高促排卵的成功率。腹胀者，去滋腻之熟地黄；小便短赤者，加车前子清热利湿；大便干结者，加生白术。大量临床研究亦证实，在调节之前运用补肾活血中药进行预先调治或中药配合 COS 方案，可明显减少 Gn 用量，提高卵巢反应性，增加获卵数，改善卵子质量，提高妊娠率。补肾活血法能对卵巢储备低下患者进行干预的效应机制为调节生殖激素，抑制卵巢颗粒细胞凋亡，促进卵巢血管生成等。

● 第四节 超促排卵机体特殊生理状态的中医证候认识

一、概述

超促排卵即控制性的卵巢刺激，是指在可控范围内控制多个卵泡发育和成熟。目前临床应用的超促排卵方案通常根据 GnRH 激动剂的使用时间及是否适用，分为超长方案、标准长方案、短方案、拮抗剂方案、微刺激方案、自然周期方案等。从传统中医理论来看，其试图通过药物在一个时间段内，促使多个卵泡共同发育，并在同一时间点成熟，这会造成人体特殊的生理状态，如肾精、癸水、肝血的相对不足，肾精、癸水不足难以养卵，单个卵细胞得到的精血量少；冲任二脉缺乏肾阴和肝血的充养，无法使多个卵子同步健康地发育成熟。

二、病因病机

在现代辅助生殖过程中，超促排卵会使卵巢对 Gn 产生过激反应，短时间内大批卵泡同时发育并成熟，导致天癸（肾精）大量分泌，促发肾气过盛，耗损肾之阴阳，形成肾虚为主的证候群。加之患者就诊期间紧张的心理情绪，以及超促排卵用药影响机体的内环境等，导致肝气疏泄失调，气机不利，冲任失畅，从而造成生卵、育卵障碍。若先天禀赋不足，或早婚，或房室不节，或惊恐伤志，或邪气损伤，造成肾的功能失常，致使肾之阴阳失衡，生精化气生血功能不足，天癸的产生与分泌失调，冲任失固失养，则种子成孕的功能发生异常。由此在肾虚的基础上导致脾肾两虚，三焦水液运行失调，气机升降失常，形成本虚标实之证。

（1）肝肾不足：乙癸同源，肾阴不足，致肝肾不足，则腰酸腰痛；肝肾阴虚甚则火旺，出现五心烦热、潮热盗汗、夜寐不安、大便秘结。

（2）脾肾阳虚：命门不足，中阳失振，水湿停聚中下焦，发为腹胀，甚至腹水形成；水湿不化，碍及心阳，心阳不振，肺失肃降，水湿滞于上焦，致成恶心；湿邪困脾，则大便溏泻。

（3）肾虚血瘀：肾气虚，无以鼓动血液运行，停滞为瘀；癸水不养肝木，肝气不疏，气不载血，郁而为瘀；肝肾阴亏化火，灼津为瘀。

（4）肝郁气滞：肝失濡润，升发失常，肝郁气滞，烦躁易怒；日久则气郁化火，出现便秘、头晕头痛。

（5）痰湿阻滞：素体肥胖，恣食肥甘，躯脂满溢，痰湿内盛，胞脉受阻；或脾阳不振，运化失职，水湿下注，湿聚成痰，壅滞冲任。

三、卵巢反应性分类及诊断标准

辅助生殖控制性超促排卵过程中，卵巢的反应性因人而异，在外源性促性腺激素（gonadotropin，Gn）的刺激下，不同患者卵泡发育的数量、质量存在明显的个体差异。临床上，卵巢反应性常分为以下三类：高反应、低反应及正常反应。

迄今为止，超促排卵周期卵巢反应性的诊断标准尚未统一，其定义存在一定的争议，各文献采用的标准不一。

（1）卵巢低反应的诊断标准：卵巢低反应是卵巢对 Gn 刺激应答程度低甚至完全无应答的病理状态，主要表现为 Gn 用量多、HCG

日血 E2 水平低、发育的卵泡数少、周期取消率高及妊娠率低等。

卵巢低反应性的最新判断标准来自 2010 年欧洲人类生殖及胚胎学会（ESHRE）校园工作组制定的博洛尼亚标准，具体如下：①高龄（≥ 40 岁）或具备卵巢低反应发生的任何危险因素；②有卵巢低反应史（常规刺激方案获卵数 ≤ 3 个）；③一个异常卵巢储备实验结果（如窦卵泡数 < 5 ~ 7 个或者 AMH < 0.5 ~ 1.1ng/mL）。以上 3 条中至少符合 2 条，可诊断为卵巢低反应。此为 ESHRE 以简单和可重复的方式对 POR 进行标准化定义的首次尝试，此标准正为临床逐步接受，预示着同一患者群可被新的方案检测，从而比较各个研究结果并做出可信的结论，以进一步对 POR 的发生率做出正确的预测。但该标准的适用性仍有待于广大生殖工作者在临床和科研中得以验证。目前临床使用较多的仍为以下诊断标准：HCG 日 E2 < 500pg/mL 且超声监测的成熟卵泡或获卵数 ≤ 4 个；刺激周期平均每日 FSH 使用量 > 300IU 或 FSH 使用时程 ≥ 12 天；排卵前血 E2 峰值 < 25 百分位或介于 300 ~ 500pg/mL（1101 ~ 1835pmol/L）；Gn 用量 > 25 ~ 44 支（75U/ 支）；月经第三天卵泡刺激素促卵泡生成素（FSH）≥ 7 ~ 15mIU/mL；年龄 ≥ 40 岁。

（2）卵巢高反应的诊断标准：卵巢高反应是指卵巢对 Gn 刺激异常敏感，卵泡过多发育、血清雌二醇（E2）水平过高的情况。

卵巢高反应诊断标准：HCG 日 E2 峰值 > 75 ~ 90 百分位或 E2 > 3000pg/mL（11010pmol/L）；单侧卵巢卵泡数 > 10 个或双侧成熟卵泡 > 15 个；高敏体质或者既往卵巢过度刺激综合征（OHSS）；移植前已诊断中度 OHSS，符合其中一项即可诊断。大多数学者认为，多囊卵巢综合征患者易发生卵巢高反应。

（3）卵巢正常反应的诊断标准：卵巢正常反应介于卵巢高反应

与低反应之间。

四、证治

治疗原则总以补肾为主，但需根据 IVF — ET 的不同阶段辨证用药，分期论治。经典的辅助生殖过程要经历垂体降调节、控制性超促排卵、取卵、体外受精、胚胎培养、胚胎移植、黄体维持的过程，且各阶段生理状态不一，证型不一，应结合各个时期的生理特点辨证施治，佐以活血、疏肝、温阳、化湿等。

1. 分期论治

（1）预处理期：所谓预处理期，即施术前期。《万氏妇人科》曰："女子无子，多因经候不调。"《景岳全书·妇人规·女病》曰："妇人所重在血，血能构精，胎孕乃成。欲察其病，惟于经候见之。欲治其病惟于阴分调之。"可见，女子不孕的原因主要是经水不调等为病。"求子之法，莫先调经。"（《济阴纲目·论求子先调经》）在患者准备进行 IVF-ET 前，常予妈富隆等避孕药进行预处理以调整内分泌，与此同时，可予中医药调整阴阳、气血、脏腑之平衡 2～3 周期。此期常以中药调周法为参考，即根据月经周期变化节律进行分期调治，同时施以辨证施治，但始终要考虑总体上的心–肾–子宫轴的调节。心者包括肝，因肝受气于心，如此期患者易惶恐、焦虑、抑郁，治疗应疏肝解郁，理气安神，协同避孕药抑制"垂体–卵巢轴"，使卵巢进入静止状态，且应从肝、心论治，选用柴胡、绿萼梅、淡竹叶等中药以疏肝解郁，调和阴阳，消除患者不良精神状态，促使患者做好超排卵前的心理准备。

（2）垂体降调节期：垂体降调节即在使用促性腺激素（Gn）治疗前 1 个月经周期的黄体中期开始，给予促性腺激素释放激素类似物，从而使垂体处于脱敏状态，Gn 分泌处于低水平，利用垂体的降调节，可以减少早发促黄体生成素（LH）峰的发生，使卵泡发育同步化，募集更多成熟卵泡。垂体降调节期间，患者的生理状态常较为特殊，且有一定的规律可循，主要表现为烘热汗出、失眠、心烦、性欲减退、五心烦热，或腰膝酸软、眩晕、耳鸣等。

治法：补肾清心，调和阴阳。

方药：六味地黄丸合钩藤汤加减。

熟地黄　山萸肉　山药　茯苓　泽泻　莲子心　钩藤　炒枣仁　桑椹子　沙参　石斛　菟丝子　甘草

加减：兼肝郁者，可予逍遥丸合甘麦大枣汤加减；降调节阶段的患者虽会出现肾虚的表现，但应慎用过于滋补或温补的药物，常用中药熟地黄、女贞子、旱莲草、续断、菟丝子、金樱子、酒山萸肉等。虽然中药饮片不含激素，但现代药理研究已证实，某些中药是具有类激素样作用，如肉苁蓉、菟丝子、杜仲、巴戟天、蛇床子、三七、鹿胎及胎盘制剂、阳起石、五味子等具有类雄激素样作用；补骨脂、甘草、茺蔚子、小茴香等具有类雌激素样作用；人参、淫羊藿、山茱萸、女贞子、枸杞子、覆盆子、仙茅等具有类性激素样双向调节作用。在降调节阶段应使用适量平补肝肾的药物，不应过多使用具类激素样作用的药物，以免干扰试管进程。

服法：每日 1 剂，水煎分 2 次服。

（3）超促排卵阶段：此期即从使用促性腺激素刺激卵泡发育起，至卵泡近成熟，准备采卵前。此期使用促性腺激素刺激卵泡发育，使较多的卵泡在短期内迅速发育，其目的在于促进卵泡的发育，增加卵泡的数量，提高卵泡的质量。中医学认为，卵细胞为精血所化，而肾藏精主生殖，卵泡发育、卵细胞质量与肾的功能最为密切。肾之阳气充足，鼓动有力，冲任气血调畅，适时而泄，形成排卵。超促排卵阶段的治则可采用补肾活血。在滋养肝肾基础上，适当加入理气活血之方药。滋养肝肾为卵泡提供发育的"物质基础"，理气活血之品可促进阴阳转化，使补肝肾而不瘀滞，加快卵巢血流，推动卵泡新陈代谢，促进卵泡生长，调动卵巢的最大潜能，以助超促。

治法：滋肾和血，调理冲任。

方药：经后期方（《夏桂成实用中医妇科学》）加减。

炒当归　白芍　生地　怀山药　山萸肉　茯苓　川断　菟丝子　甘草　赤芍　路路通

加减：若胁肋隐痛，两目干涩者，加女贞子、旱莲草柔肝养阴；面色萎黄，头晕眼花者，加龟甲、紫河车填精养血；五心烦热，午后潮热者，加地骨皮、牡丹皮、知母滋阴清热。

服法：每日1剂，水煎分2次服。

（4）围取卵阶段：卵泡近成熟，取卵至胚胎植入当日，称为围取卵阶段。一方面，此期患者由于频繁检查操作，以及担心取卵手术是否会有风险，能否取到质量好、足够多的卵子，能否顺利受精直至怀孕等问题，患者处于紧张应激状态。中医理论认为，此期肝郁气滞多见，气滞又可导致血瘀阻滞胞宫胞络，使子宫微循环不良而影响胚胎植入。

治法：安神疏肝，益肾活血。

方药：经后期方加郁金、合欢皮、百合或莲子心。

加减：由于超促排卵阶段外源性促性腺激素对卵巢的作用，可使卵巢受到过度刺激，会引起腹水，甚或胸水，患者可出现腹胀、胸闷、胸痛等不适。中医理论认为，脾虚失运，水湿停聚，则易于产生胸腹水，水湿阻碍气血流通，故可加健脾利水、理气活血之品，如白术、茯苓、土茯苓、陈皮、大腹皮、桑白皮、葶苈子、丹参、牡丹皮等，具体应辨证施治，佐以用药。

服法：每日1剂，水煎分2次服。

（5）移植后阶段：此期自移植当日至妊娠试验阳性日，即胚胎着床和早期发育时期。一方面，超促排卵时使用较多促性腺激素，释放激素激动剂可能会导致短期的激素不协调及黄体酮不足。在取卵时，一部分环绕着卵子的颗粒细胞也会被抽取，这也会影响黄体生产黄体酮的功能，黄体酮不足将导致子宫内膜质量不好和影响胚胎的着床和发育。中医理论认为，肾主藏精气，为生殖发育之本源，能系胎载胎，固摄胎元；肾虚冲任不固，血海不藏，阴血下漏，血不养胎，胞失肾系则胎元不固，故此期当以调补脾肾、强健黄体为主。

治法：强健黄体，益肾安胎。

方药：经前期方（《夏桂成实用中医妇科学》）加减。

党参　白术　白芍　山药　淫羊藿　茯苓　川断　杜仲　鹿角霜　覆盆子

加减：若小便清长，夜尿多者，加益智仁、桑螵蛸补肾缩肾小便；血肉有情之品如紫河车、鹿茸等，具补肾阴阳，可适时加味。

服法：每日1剂，水煎分2次服。

（6）确定妊娠阶段：妇人受妊，本于肾气之旺。接受IVF-ET治疗的患者多年不孕，肾气本虚，加之由于存在子宫内膜容受性差、内膜发育不同步，胚胎与母体免疫排斥以及移植过程中潜在宫腔感染等因素，虽授受成孕，但仍易陨堕，故治当从益肾固胎着手，佐以凉血、化瘀诸法，随证而变。近几年来有研究表明，流产的发生与孕妇体内血液高凝状态有关，IVF-ET 周期的超促排卵方案会造成卵泡期血清雌激素、孕激素水平的明显升高，高水平的雌孕激素可对血液的凝血和纤溶系统产生一定的影响，从而呈现出血液高凝状态，而补肾活血法可有效改善胚胎移植术后患者的高凝血状态。

治法：补肾和血安胎。

方药：寿胎丸（《医学衷中参西录》）加减。

菟丝子　桑寄生　续断　山药　白术　杜仲　丹参　炒当归

加减：偏气虚者，加黄芪补气升阳；偏热者，加黄芩清热安胎；偏阴虚者，加女贞子、墨旱莲滋阴补肾。

服法：每日 1 剂，水煎分 2 次服。

2. 中成药

（1）乌鸡返春口服液：每次 2 支，每日 3 次，适用于阴虚证。

（2）复方阿胶浆：每次 1 支，每日 3 次，适用于阴虚证。

（3）坤泰胶囊：每次 3 粒，每日 3 次，适用于心肾不交证。

（4）麒麟丸：每次 6g，每日 3 次，适用于肾阳虚证。

3. 针灸

（1）针刺促排卵：①取穴：关元、子宫、归来、足三里、三阴交、印堂、中极、气海、血海。②操作：从促排卵日开始至移植日止，每日 1 次，每 10 分钟捻针一次，留针 30 分钟。③加减：肾阳虚证加命门，肾阴虚证加太溪、照海，肝郁加太冲、行间，失眠者加四神穴（四神聪、神门、神庭、本神）。耳针取内分泌、肝、肾、脾、内生殖器、神门。④适应范围：适用于卵巢反应低下或既往超促排卵中卵泡不多的患者。

（2）艾灸：艾灸神阙穴，将艾灸盒置于腧穴部位，点燃艾条，点燃部位朝下，放入木盒孔中，以患者感温热为宜，30分钟至1小时。

（3）耳针：肾、肾上腺、内分泌、卵巢、神门。每次选4～5个穴位，每周2～3次。

中药调周法对辅助生殖技术起到的作用，是从宏观上总体地协调机体的内分泌环境，与西医学的助孕技术微观治疗很大可能是起到相辅相成的作用。因此，该方法对辅助生殖技术的作用有以下几点：①调整月经周期，平衡阴阳；②改善体质状态，逆转其敏感性；③调理气血，突破低水平的衡定。

● 第五节　辅助生殖技术助孕前的中西医整体治疗

一、概述

辅助生殖技术（assisted reproductive technique，ART）助孕前经常遇到各种情况，进入辅助生殖技术前，必须将身体情况调整到合适的状态，才能实施该项技术。

1. 辅助生殖技术常见的女方因素

主要是输卵管因素和排卵障碍。

（1）女方各种因素导致的输卵管性不孕是常见的适应证之一。

常见原因有输卵管病变（炎症）、输卵管周围病变、输卵管妊娠术后、输卵管结扎或化学药物黏堵绝育后和输卵管发育不良。

（2）各种因素引起卵巢功能紊乱导致持续性无排卵。

①下丘脑功能失调导致排卵障碍，如精神创伤、全身严重消耗性疾病等。

②垂体性排卵障碍，如垂体肿瘤、垂体破坏、席汉综合征、高泌乳素血症等。

③卵巢性排卵障碍，如先天性卵巢发育不全、各种原因引起的卵巢早衰、卵巢功能性肿瘤。卵巢子宫内膜异位症不但破坏卵巢组织，造成严重粘连而致不孕。

④多囊卵巢综合征。

⑤卵泡未破裂黄素化综合征。

2. 辅助生殖技术常见的男方因素

主要是生精障碍和输精障碍。

（1）精液异常：功能正常，各种原因导致的精液异常，表现为少精、无精、弱精、精液不液化、畸形率高等。

（2）性功能异常：因性功能障碍、生殖道畸形或心理因素等导致性交困难，或精液不能射入阴道，如男方尿道上下裂、早泄、阳痿、逆行射精或不射精、截瘫、阴茎屈曲畸形等。

3. 辅助生殖技术常见的双方因素

主要是免疫因素和遗传因素。

（1）免疫因素：如抗精子抗体。妇女血清中有抗精子抗体可影响精子在女性生殖道中运行、精卵结合及生殖道内吞噬精子作用；男性精液中有抗精子抗体，使射出的精液产生自身凝集而不能穿过宫颈黏液。

（2）遗传因素：夫妇任何一方患有严重的遗传病或精神疾患不宜妊娠，存在高遗传风险。

（3）不明原因不孕症：原因不明的不孕症经其他助孕治疗无效者。

二、辅助生殖技术前病理状态的中医病因病机

主要是心肾两虚，与肝、脾密切相关。

1. 心肾两虚

卵子是生殖之精，藏于肾，其发育成熟与心肾之精及癸水充盛密切相关。先天肾气不足，或房事不节，久病大病，反复流产损伤肾气；或高龄，肾气渐虚，肾气虚，则冲任虚衰不能摄精成孕；或素体阳虚或寒湿伤肾，肾阳亏虚，命门火衰，阳虚气弱，则生化失期，有碍子宫发育或不能触发氤氲之气，致不能摄精成孕；或素体肾阴亏虚，或房劳多产，久病失血，耗损真阴，天癸乏源，冲任血海空虚；或阴虚生热，热扰冲任血海，均不能摄精成孕，而心不静则肾不实者最为重要。

2. 肝脾失调

肝脾者，血气生化之源也，并具有调节血气的功能。前人认为肝脾失调，实即血气失调，血气失调亦即是月经失调。调经即能种子，而调经者调血气，亦即是调肝脾也。而肝脾的作用在于中焦，肝主疏泄，疏泄者升降也；脾主升清，胃主降浊，是升降之枢纽。心居上焦，肾居下焦，心肾相交，才能调节阴阳而促进孕育，而心肾相交，有时需赖肝脾之介绍，故调节阴阳以促进孕育，亦有肝脾的作用，故肝脾失调自然影响孕育。

3. 气郁

冲任气血和畅是排卵的主要条件。若肝血不足，肝失所养，肝气郁滞；或七情所伤，情志抑郁，暴怒伤肝；或肝郁化火，郁热内蕴；或肝郁克脾，化源不足，冲任血少，均可致冲任失于疏泄，胞宫不能摄精成孕。

4. 血瘀

经期产后余血不净，或摄生不当，邪入胞宫，或寒湿及湿热久恋下焦，气血失和，瘀滞冲任；或房事不节亦可致瘀，胞宫、胞脉阻滞不通导致不孕。

5. 痰湿

素体肥胖，或脾肾不足之体嗜食膏粱厚味，导致湿聚成痰。痰湿内阻，流注下焦，滞于冲任，壅阻胞宫，不能摄精成孕。

三、常见病证的临床表现和体征

引起不孕者及需要实施辅助生殖技术的患者伴有不同的症状。输卵管梗阻引起不孕症者，伴有下腹痛、白带增多等；既往生育史，如足月分娩、人工流产、中孕引产、异位妊娠等病史。子宫内膜异位症引起者，常伴有痛经，经量过多，或经期延长，性交痛，妇科检查后穹隆可触及触痛结节；子宫肌瘤者，可伴有子宫增大；多囊卵巢综合征者，常伴有痤疮、多毛、肥胖，或扪及增大的卵巢等。

四、中医干预的辅助治疗

中医对辅助生殖技术的干预，主要体现在精子或卵子的发育成熟、成熟卵泡的排出、黄体支持及妊娠维持等环节，强调辨病与辨证相结合。

（一）辨证治疗

1. 肾虚证

（1）肾气虚证

症状：婚久不孕，月经不调，经量或多或少；头晕耳鸣，腰酸腿软，精神疲倦，小便清长，舌淡，苔薄，脉沉细，两尺尤甚。

治法：补肾益气，填精益髓。

方药：毓麟珠（《景岳全书》）。

人参　白术　茯苓　芍药（酒炒）　川芎　炙甘草　当归　熟地黄　菟丝子（制）　鹿角霜　杜仲（酒炒）　川椒

加减：若经来量多者，加阿胶、炒艾叶固冲止血；若经来量少不畅者，加丹参、鸡血藤活血调经；若心烦少寐者，加柏子仁、夜交藤养心安神；腰酸腿软甚者，加续断、桑寄生补肾强腰。

服法：每日1剂，水煎分2次服。

（2）肾阳虚证

症状：婚久不孕，月经后期，量少色淡，甚则闭经；平时白带量多，腰痛如折，腹冷肢寒，性欲淡漠，小便频数或失禁，面色晦黯，舌淡，苔白滑，脉沉细而迟，或沉迟无力。

治法：温肾助阳，化湿固精。

方药：温胞饮（《傅青主女科》）。

巴戟天　补骨脂　菟丝子　肉桂　附子　杜仲　白术　山药　芡实　人参

加减：若小便清长，夜尿多者，加益智仁、桑螵蛸补肾缩小便；性欲淡漠者，加紫石英、肉苁蓉温肾填精；血肉有情之品，如紫河车、龟板、鹿茸等具补肾阴阳，通补奇经之效，可适时加味。

服法：每日1剂，水煎分2次服。

（3）肾阴虚证

症状：婚久不孕，月经错后，量少色淡；头晕耳鸣，腰酸腿软，眼花心悸，皮肤不润，面色萎黄，舌淡，苔少，脉沉细。

治法：滋肾养血，调补冲任。

方药：养精种玉汤（《傅青主女科》）。

大熟地（酒蒸）　当归（酒洗）　白芍（酒炒）　山萸肉（蒸熟）

加减：若胁肋隐痛，两目干涩者，加女贞子、旱莲草柔肝养阴；五心烦热，午后潮热者，加地骨皮、牡丹皮、知母滋阴清热。

服法：每日 1 剂，水煎分 2 次服。

（4）心肾失济证

症状：婚久不孕，月经失调，大多后期量少，带下亦少，胸闷心烦，失眠，头昏腰酸，脉象细弦数，舌质偏红。

治法：清心滋肾，安神定魂。

方药：清心滋肾汤、坎离既济丹。

加减：若面色萎黄，头晕眼花者，加龟甲、紫河车填精养血。

服法：每日 1 剂，水煎分 2 次服。

2. 气郁证

症状：多年不孕，月经愆期，量多少不定；经前乳房胀痛，胸胁不舒，小腹胀痛，精神抑郁，或烦躁易怒，舌红，苔薄，脉弦。

治法：疏肝解郁，理血调经。

方药：开郁种玉汤（《傅青主女科》）。

当归　白芍　白术　茯苓　花粉　丹皮　香附

加减：若痛经较重者，加延胡索、生蒲黄、山楂化瘀止痛；心烦口苦者，加栀子、夏枯草清泄肝热；胸闷纳少者，加陈皮、砂仁健脾和胃；经前乳房胀痛明显者，加橘核、青皮、玫瑰花理气行滞。

服法：每日 1 剂，水煎分 2 次服。

3. 血瘀证

症状：多年不孕，月经后期，量少或多，色紫黑，有血块，经行不畅，甚或漏下不止；少腹疼痛拒按，经前痛剧，舌紫黯，或舌边有瘀点，脉弦涩。

治法：活血化瘀，温经通络。

方药：少腹逐瘀汤（《医林改错》）。

小茴香　干姜　延胡索　没药　当归　川芎　肉桂　赤芍　蒲黄　五灵脂

加减：若小腹冷痛者，加吴茱萸、乌药温经散寒；经血淋漓不止者，加茜草、三七粉化瘀止血；下腹结块者，加鳖甲、炮山甲散结消癥。

服法：每日1剂，水煎分2次服。

4. 痰湿证

症状：婚久不孕，形体肥胖，经行延后，甚或闭经；带下量多，色白质黏无臭；头晕心悸，胸闷泛恶，面色㿠白，苔白腻，脉滑。

治法：燥湿化痰，理气调经。

方药：启宫丸（经验方）。

制半夏　苍术　香附（童便浸炒）　茯苓　神曲（炒）　陈皮　川芎

加减：若带下量多者，加芡实、金樱子固涩止带；胸闷气短者，加瓜蒌、石菖蒲宽胸利气；心悸者，加远志祛痰宁心；月经后期、闭经者，加丹参、泽兰养血活血通经。

服法：每日1剂，水煎分2次服。

（二）辨病治疗

1.精子或卵子的成熟

中医学认为，肾为先天之本，天癸之源，元气之根，又为冲任之本，且肾藏精，主生殖。肾气旺盛，精血充沛，任通冲盛，两精相搏，方能有子。卵子发育成熟发生于卵泡期，即"经后期"，故中医干预治疗于经后期。经后期的病理变化主要在于阴血不足、血海空虚的恢复方面，除了本身的阴虚外，又与心火、肾火、肝火有关。治疗上以滋阴养血为大法，结合辨证施治。代表方剂：归芍地黄汤、知柏地黄汤、加减清心汤、丹栀逍遥散等。

2.成熟卵泡的排出

成熟卵泡排出是受孕的关键，"天地生物必有氤氲时，万物化生必有乐育之时……凡妇人一月经行一度，必有一月氤氲之候，于一时辰气蒸而热，昏而闷，有欲交接不可忍之状，此的候也……顺而施之则成胎"。其中"氤氲""的候"均指排卵而言，并指出"顺而施之则成胎"的治疗时机。中医对此的干预要活血通络以促排卵；补肾调理阴阳，以促进排卵的节律变化。此时多夹有痰湿、湿浊、气郁、血瘀等，临证须多加变通。尚可结合针灸疗法针灸，促进卵泡排出。代表方剂：补肾促排卵汤、二陈汤、四妙丸、柴胡疏肝饮、血府逐瘀汤等。

3.黄体支持

胚胎的顺利着床还赖于黄体的温煦功能。主要的治疗时机在排卵后的 6～7 天，此时黄体功能稳定，孕激素的产生使得子宫内膜的容受性增加，利于胚胎种植。中医干预以补肾助阳，辅助阳长为主。"善补阳者，必于阴中求阳"；其次是气中补阳、血中补阳等。代表方剂：右归饮、健固汤、温土毓麟汤、毓麟珠等。

4.妊娠维持

辅助生殖技术治疗获得的妊娠，其妊娠并发症比自然妊娠均高，一旦确定宫内妊娠后，应尽力行妊娠维持治疗，当以安胎、维持黄体功能为治疗大法。若出现妊娠合并症，本着治病与安胎并举的原则，维持妊娠至90天，宫内见成形胎儿方可。代表方剂：泰山磐石散、寿胎丸等。

ART 的发展解决了大多数不孕症患者经过其他治疗后仍不能受孕的问题，但其带来的技术本身及社会、伦理、道德、法律等一系列问题也日益突出，故在应用前应当全面地评估身体情况，保证辅助生殖技术的顺利进行。

● 第六节　中医妇科调周理论与辅助生殖

一、概述

（一）辅助生殖技术

辅助生殖技术（ART）是以治疗不孕不育夫妇，使其获得生育为目的，包括人工授精（IUI）、体外受精与胚胎移植（IVF–ET）、胞浆内单精子注射（ICSI）、植入前遗传学筛查（PGS）、生殖细胞及胚胎玻璃化冷冻等。辅助生殖技术目前成效显著，使得不孕人群中近60% 者获得妊娠。但其也有多胎妊娠、卵巢过度刺激等并发症，部分患者因高龄或卵巢早衰等无法通过助孕治疗获得满意的结果。

（二）中医妇科调周理论

月经周期的循环受阴阳消长规律支配，每一次循环不是简单的重复，而是发展和提高。助孕前中医整体治疗调整女性周期节律可以提高女性自身阴阳水平，顺利完成阴阳转化，改善心－肾－胞宫轴的整体机能，对于助孕时卵子质量、子宫内膜容受性以及胚胎在母体内生长均有帮助。将女性生殖周期由四期分为七期：①行经期月经来潮关键在于重阳必阴的转化，通过转化纠正重阳的生理极限，基础体温从高温相迅速下降，气血活动表现为排出月经。行经期以"通调"为要，排除陈旧的经血，通过排泄经血，达到新的相对性平衡。②经后初期阴血不足，血海空虚，癸水之阴处于低水平，阴长运动相对静止。治疗以滋阴养血，补虚固本，养血以养阴，养阴而养卵。③经后中期介于经后初期与经后末期之间，阴长运动进展达到中等度，最主要的目的是滋养卵子，促进卵子发育，涵养血海，促进血海充盈，即子宫内膜增长，促进水湿津液的增加，润泽生殖道。④经后末期升降运动较经后、中期明显快速，静中有动，动静结合，予以滋阴助阳，阴阳并重。⑤经间期重阴必阳，通过氤氲状的气血活动排出卵子。⑥经前前半期阳长阴消，温煦子宫，为受孕或排泄月经做准备。经前前半期补肾助阳，包括阴中求阳，血中补阳，气中扶阳。⑦经前后半期重阳延续，升降运动趋缓，以冲任气血偏盛，心肝气火偏旺为特点。治疗上标本需兼治，在助阳的前提下兼用理气。理气一是为行经期做准备，在于调畅血行，使月经来潮顺畅；二是缓解经前期心肝气郁的反应。而助阳可以保证重阳，以帮助顺利转化，排除经血。

二、辅助生殖中调周理论的应用

（一）人工授精助孕与中医调周

1. 行经期

新的周期开始，经常有自然周期和促排周期两种方法助孕，采用一线或者联合二线促排卵药物，即 CC 或者 LE 加上 Gn，患者周期第 2～5 天就诊，行人工授精助孕前准备，完善相关检查。B 超、性激素五项检查无异常，正式进入周期。

症状：月经来潮，经量中等，时有血块，重阳转阴，夹湿夹瘀。

治法：活血化瘀，利湿排浊。

方药：五味调经散。

丹参　赤芍　五灵脂　川断　茯苓　艾叶　泽兰叶　益母草

加减：行经期调经除旧必须下降，加入茺蔚子、丹参、桃仁等。心神安宁，心气下降，子宫开放正常，排经顺利，加入丹参、柏子仁、合欢皮等宁心；行经期泻中寓藏，使得排经不伤正气，加入川断、牛膝、熟地黄等益肾。

服法：每日 1 剂，水煎分 2 次服。

2. 经后期

症状：开始使用促排卵药物，B 超监测卵泡生长。月经干净，血海空虚，以阴分不足为主要表现。

治法：滋阴养血。

方药：归芍地黄汤。

炒当归　赤芍　白芍　怀山药　山茱萸　生地黄　丹皮　茯苓　怀牛膝　桑寄生

加减：有阴虚症状，可酌情加重滋阴药物，如女贞子、墨旱莲、炙龟板、炙鳖甲等；心火偏旺，心肾不交，予清心降火，加入钩藤、莲子心、黄连等；肝脏体阴不足至用阳有余，加入钩藤、炒山栀、柴胡等；阴虚相火偏旺者，予滋阴降火，加入知母、黄柏、生地黄、熟地黄等。

服法：每日 1 剂，水煎分 2 次服。

3. 经间期

两次月经中间期，以优势卵泡排出为主要标志，促排卵药后 24～36 小时内行人工授精手术，B 超确定排卵。

症状：带下增多，呈锦丝带状，质地透明，重阴转阳，或兼夹证。

治法：活血通络促排，补肾调理阴阳。

方药：补肾促排卵汤。

炒当归　赤芍　白芍　怀山药　熟地黄　丹皮　茯苓　川断　菟丝子　鹿角片　山茱萸　五灵脂　红花

加减：合并痰脂证，补肾促排卵汤合越鞠丸加减；如痰脂偏盛，脘腹作胀，肥胖，口腻痰多，当急以化痰燥湿，方药用苍附导痰汤等。合并湿浊证，轻者适当加入苍白术、薏苡仁、陈皮、车前子；湿热偏盛者，清利湿热，方药用红藤败酱散合四妙丸；寒湿明显者，温阳利湿，方药用五苓散。气郁证，包括舒解心郁，促发排卵，药用远志菖蒲饮；疏肝解郁，药用加减柴胡疏肝饮。血瘀证，湿性瘀阻，盆腔粘连者予红藤败酱汤，加利湿通络或健脾助阳之品。

服法：每日 1 剂，水煎分 2 次服。

4. 经前期

B 超监测卵泡排出后予以建黄体，助着床治疗。

症状：排卵以后，带下减少，体内基础体温升高，若脾肾阳虚阳气不足，则四肢不温，或兼心肝气火则胸闷乳胀痛等。

治法：补肾助阳。

方药：温土毓麟汤。

党参　炒白术　茯苓　川断　杜仲　鹿角霜　砂仁　神曲　陈皮

加减：若气血不足者，加入八珍汤加减；阳弱者，右归饮加减；脾肾两虚者，气中补阳，中暖土，健固汤加减。

服法：每日1剂，水煎分2次服。

在人工授精周期中同时进行中药调周，可以减少 Gn 用量，改善患者所表现的各种症状，提高卵子质量和受孕率。在助孕周期中患者往往受到来自配偶、家庭、社会的多重压力，心肝气郁，心气不舒影响排卵及妊娠，中药调周以心－肾－子宫轴为本，整体调节，缓解心理压力，调畅情志，协同药物起到积极支持作用，疗效显著。其应用除了在人工授精周期中，还可以在普通促排周期、IVF 长方案、超长方案、微刺激周期、拮抗剂周期等周期中应用，在 FET 以及辅助孵出移植中的促排、自然周期、人工周期方案也均可变通应用。

（二）中药调周在 IVF 长方案中的应用

1. 预处理阶段

口服 OC 降调第 16 天开始予长效 GnRH-a 或短效 GnRH-a 降调，抑制内源性的 FSH、LH，使外源性 Gn 给予时早期窦卵泡能同步化生长发育。降调节标准：降调节第 10 ～ 14 天对 B 超及血清激素检查，E2 < 30pg/mL，LH < 3 ～ 5miu/mL，P < 0.9ng/mL，双侧卵巢窦卵泡直径 ≤ 0.5cm，子宫内膜厚度 < 5mm。预处理阶段应使卵巢处于休眠状态，采用补肾填精法。

（1）高反应者：Gn 3 天，B 超检查双侧卵巢卵泡平均直径 > 0.8cm，血清 E2 > 300pg/mL 者。患者特征：年龄 < 35 岁，体重指

数低（BMI），PCOS，既往 OHSS 病史。

治法：益肾敛阴。

方药：二甲地黄汤。

制龟板　制鳖甲　熟地黄　山萸肉　山药　丹皮　泽泻　茯苓

（2）低反应者：得到小于 5 枚卵子；患者特征为 AMH 低于第 5 百分位数，窦卵泡小于 5，基础 FSH 轻微增高，年龄 35 ～ 40 岁，有前次低反应病史。

治法：益肾填精。

方药：归芍地黄汤。

炒当归　炒白芍　熟地黄　山萸肉　山药　丹皮　泽泻　茯苓

（3）慢反应者：Gn3 天，B 超检查双侧卵巢卵泡＜ 4 个，卵泡平均直径＜ 0.6cm 或双卵巢无反应者，血清 E2 ＜ 100pg/mL 者，增加 Gn 剂量每天 75IU。

治法：益肾健脾。

方药：毓麟珠。

党参　炒白术　茯苓　炒白芍　川芎　炙甘草　炒当归　熟地黄　菟丝子　炒杜仲　鹿角霜

（4）正常反应者：Gn5 天卵泡平均直径 0.9 ～ 1.0cm 至少 4 个以上，E2 200 ～ 1000pg/mL。

2. 启动阶段

治疗方法可同预处理阶段，并有几种变法：

（1）宁心敛精：由宁心安神、收敛阴精药物组成方剂，治疗由于心神失宁所致阴精耗损孕证。

方药：宁心敛精汤。

龟板　牡蛎　山药　山萸肉　炒枣仁　莲子心　五味子　干地黄　茯苓　夜交藤

（2）活生精：由活血化瘀与滋阴养血药物组成方剂，治疗血滞或血瘀病证。

方药：活血生精汤。

炒当归　赤芍　白芍　山药　山萸肉　炙鳖甲　丹参　红花　山楂

（3）清肝保精：是指运用清肝解郁、滋阴养血药物组成方剂，治疗肝郁化火病证。

方药：丹栀逍遥散。

炒当归　白芍　山药　山萸肉　生地黄　柴胡　广郁金　钩藤　丹皮　炒山栀

（4）健脾养精：由健脾养阴药物组成方剂，治疗由脾胃失和所致阴血不足不能养精的病证。

方药：参苓白术散。

白扁豆　白术　茯苓　甘草　桔梗　莲子　党参　砂仁　山药薏苡仁

3. 扳机日间

扳机日和时间一旦确定，则在注药后36小时取卵，在此期间可应用中药协助治疗，完成卵子最后成熟，提高卵子质量。

治法：温通活血，理气行滞。

方药：促排卵汤。

当归　赤芍　川芎　红花　丹参　茺蔚子　续断　牛膝　郁金

4. 取卵后进入健黄体治疗时期

取卵后健黄体治疗，可以参照经前期论治。如果新鲜周期移植者，注意及早安胎治疗；如胚胎植入，可以注重子宫局部因素，提高子宫的容受性，有利于孕胚着床；如有 OHSS 倾向者，参照卵巢过度刺激综合征诊治。

在辅助生殖助孕中，由于外源性促性腺激素大量运用易耗伤阴精，运用中药调周，可减少 Gn 用量，改善卵巢反应；肾中阳气亏虚，孕酮分泌减少，影响子宫内膜的容受性，不利于受精卵着床，辅以中药调节肾中阴阳，具有独到的优势。我们通过临床实践体会到，在辅助生殖中应用中药调周治疗具有积极的的临床意义，值得推广运用。

● 第七节　子宫内膜异位症

一、概述

具有生长功能的子宫内膜组织（腺体和间质）出现子宫腔被覆内膜及宫体肌层以外的其他部位时，称为子宫内膜异位症（内异症，endometriosis，EMS）。该病临床表现多样，其组织学为良性，但具有增生、浸润、转移及复发等恶性特点。本病好发于 25～45 岁育龄妇女，发病率占妇科手术 5%～15%。有 50%～60% 的子宫内膜异位症患者伴发不孕，而女性不孕症患者中有 40%～50% 患子宫内膜异位症。

子宫内膜异位症属中医"痛经""癥瘕""不孕"等范畴。中医药治疗优势体现在缓解慢性盆腔疼痛、预防手术后复发、促进生育等方面。子宫内膜异位症主要病机在于肾虚瘀结。本病乃肾气虚弱，经产余血浊液流注于胞脉胞络中，泛溢于子宫之外，并随着肾阴肾阳的消长转化而发作。主要证型是肾虚血瘀：正气不足，主要是阳长不足，经间排卵期后，重阴转阳，阳长则阴浊血污随之而消，然阳长不足者，阴浊血污无以尽数化之，以致残留成瘀，瘀浊内结，久必结成癥瘕；或残留之瘀浊较甚，虽正气不弱，但无以化尽残留之瘀浊，以致瘀浊残留日久渐而成积，使阳气更虚。此乃邪正相争，邪长正消的必然结果。经产余血本属于阴，阴长则留瘀亦长，得阳长始有所化，因而亦出现消长变化。异位的子宫内膜不易吸收，不易消散，其所致之痛经是一种比较难治的疾患。兼气滞者，常因肝郁气滞，气滞血瘀而致瘀血阻滞冲任胞宫，不通而痛；兼气虚者，常因禀赋不足，脾胃虚弱，或产后正虚，气虚血滞而致瘀浊郁结于胞宫；兼脾肾阳虚者，痰湿内停，或经期产后胞脉正虚，湿热之邪乘隙而入，稽留冲任或蕴结胞中，湿热与经血相搏结，瘀滞不畅。本病发生以肾虚血瘀为基础，随肾中阴阳消长而变化，可兼夹肝郁气滞、脾肾阳虚、气虚、湿热等。本病的治疗，无生育要求的以调经止痛为主，有生育要求的可以关注排卵和血中 CA125 的变化，采取对应措施。对于微创手术之后的病例，辅以中医药治疗，积极预防复发，内外同治，及早妊娠。

二、诊断与鉴别诊断

（一）诊断

1. 病史

本病多发于育龄期妇女，有痛经、慢性盆腔痛、性交疼痛，或有经量异常、不孕、经产或宫腔手术史。

2. 临床症状

（1）痛经：绝大多数为继发性痛经，呈进行性加剧。首次发生痛经或痛经加剧年龄为 25～35 岁，常主诉月经来潮时下腹及腰骶部呈持续性疼痛，有时痉挛性加剧，伴肛门坠胀。若病灶位于阴道直肠隔者，疼痛可向会阴、臀部及下肢放射。行经前及行经初疼痛最甚，行经后减缓或完全消失。少数内异症患者由于存在生殖道畸形、阻塞，自月经初潮始即有严重痛经，也有约 1/3 患者无痛经发生。

（2）性交疼痛和大便困难：性交疼痛是由于宫骶韧带、阴道后穹隆等部位存在子宫内膜异位病灶，且因性交时位置过深引起。大便困难常发生于宫骶韧带、子宫直肠陷凹、直肠或乙状结肠受累时。

（3）月经异常：行经前后点滴出血是子宫内膜异位症的临床特征，部分患者表现为月经周期短，经期延长或月经量多。若累及卵巢表层，则可引起排卵期疼痛及阴道出血。

（4）不孕：内异症与不孕关系密切。

（5）急腹痛：直径≥ 9 cm 的卵巢子宫内膜异位囊肿，易在围月经期或性交时发生囊肿破裂，引起急腹痛征象。

（6）盆腔外异位症的临床症状：盆腔外任何部分发生异位子宫内膜生长时，均可在局部出现周期性疼痛、出血和肿块。身体其他部位发生异位症较为罕见，其中肠道及泌尿道异位症偶见。病灶位于子宫直肠窝、直肠或乙状结肠者，可出现与月经有关的周期性排便胀痛；病变累及直肠黏膜时，可发生经期便血；病灶位于膀胱者，可出现周期性血尿、尿频或尿痛，多被痛经症状掩盖而不易发现。病灶累及输尿管者较为少见。

3. 妇科检查

（1）阴道后穹隆、子宫颈及宫体交界处、宫骶韧带及子宫直肠陷凹有一至多个痛性结节，质地坚硬，界限分明，直径为 0.2 ～ 1 cm 不等。子宫大小正常，但若合并子宫腺肌症或子宫肌瘤时也可增大，多数因与直肠粘连而呈后倾后屈，活动度差。一侧或两侧附件可扪及囊性肿块，囊壁与周围组织粘连，可有轻度压痛。

（2）位于阴道直肠隔的异位病灶，经双合诊或三合诊均能明显触及肿块，月经期局部膨隆，常有压痛。

（3）剖宫产腹壁切口或分娩时会阴切开瘢痕的子宫内膜异位症，可于局部扪及结节，月经期肿块增大，局部隆起，有时表面可见紫蓝色或黄褐色结节，压痛明显。

4. 理化检查

（1）B 型超声检查：可确定卵巢子宫内膜异位囊肿的位置、大小和形状，偶能发现盆腔检查时未能扪及的包块。B 超显示卵巢内膜异位囊肿壁较厚，且粗糙不平，与周围脏器特别是与子宫粘连较紧。囊肿内容物呈囊性、混合性或实性，但以囊性最多见。盆腔 CT 及 MRI 对子宫内膜异位症有诊断价值。

（2）腹腔镜：是子宫内膜异位症的最佳选择，可判定本病的临床分期及诊断和治疗。病灶颜色可呈红、青、黑、棕、白及灰色等，有时还可见腹膜凹陷或瘢痕形成，形状可表现为点状、结节状、小泡状、息肉样等。亦可见盆腔内粘连及增大的卵巢内膜样囊肿。目前此项检查尚不能列入临床诊断内异症的必查项目。

（3）血清 CA125 值测定：用于监测异位内膜病变活动情况。其监测疗效和复发的意义更具临床价值。血清 CA125 值可能升高。

（4）抗子宫内膜抗体检测：为内异症的标志性抗体，靶抗原是内膜腺体细胞中的孕激素依赖性糖蛋白，但敏感性不高。

（二）鉴别诊断

子宫腺肌病、盆腔感染所致继发性痛经，黏膜下子宫肌瘤、宫腔粘连症等所致痛经，都可以通过妇科检查、B超、宫腹腔镜检查加以区别。

三、证治

治疗原则：急则治标，缓则治本。一般经前期阴阳两旺，瘀血内蓄，邪正相争，以调气祛瘀为主；行经期胞宫血海渐虚，部分瘀血得以外泄，但新血仍受瘀血阻滞，离经停蓄后加重瘀血，以活血祛瘀、理气止痛为主；经后期血海空虚，证属正虚血瘀，以补气益肾、活血化瘀为主。同时辨病与辨证相结合，以痛经为主者重在祛瘀止痛，月经不调或不孕者则调经助孕，癥瘕者要散结消癥。

（一）辨证论治

1. 偏瘀结证

症状：经行不畅，色紫暗，有小血块，或经量过多，有大血块，小腹胀痛拒按，痛甚则恶心呕吐，四肢厥冷，面色苍白，舌质暗，边有瘀点，苔薄，脉弦。

治法：活血化瘀，消癥止痛。

方药：琥珀散（《普济本事方》）加减。

琥珀粉　当归　赤芍　生蒲黄　延胡索　肉桂　三棱　莪术　制乳香　制没药　广陈皮　川续断　广木香

加减：若疼痛剧烈，加入蜈蚣粉、全蝎粉；血量过多者，加入三七粉、五灵脂；小腹冷痛，经前白带偏多，加艾叶、吴茱萸。

服法：每日 1 剂，水煎分 2 次服。

2. 偏肾阳虚证

症状：经行量或多或少，色紫暗，有大小不等之血块，或夹烂肉状血块，小腹坠痛，疼痛较剧，大便溏泄，腰酸明显，腰腹冷痛，面色无华，四肢亦冷，舌质紫，边有瘀点，苔薄白，脉沉细。

治法：补肾助阳，化瘀止痛。

方药：助阳消癥汤（夏桂成经验方）加减。

丹参　川断　山楂　紫石英（先煎）　杜仲　五灵脂　赤芍　肉桂（后下）　石打穿

加减：经前期，加山药、菟丝子；行经期，加益母草，泽兰叶；经期疼痛剧烈者，加景天三七，琥珀粉。

服法：每日 1 剂，水煎分 2 次服。

3. 气滞血瘀证

症状：经前或经行少腹胀痛，经前乳房或两胁脘腹胀痛、拒按，经行有血块，块下则痛减，舌紫黯，或边有瘀斑、瘀点，苔薄白，脉弦涩。

治法：疏肝解郁，化瘀止痛。

方药：少腹逐瘀汤（《医林改错》）。

小茴香　干姜　没药　延胡索　当归　川芎　肉桂　蒲黄　五灵脂　赤芍

加减：心烦失眠，舌尖红，加钩藤，青龙齿；小腹冷痛，平时带下偏多，加小茴香、吴茱萸。平时少腹刺痛，带下色黄质腻者，加红藤，败酱草，苍术。

服法：每日 1 剂，水煎分 2 次服。

4.气虚血瘀证

症状：经行或经后腹痛、喜按喜温，肛门重坠，频欲临圊，大便不实，面色不华，神疲乏力，月经量或多或少，色淡质稀薄。舌胖黯滞，边有齿印，苔薄白，脉细软无力。

治法：补气升阳，化瘀止痛。

方药：补中益气汤（《脾胃论》）加减。

黄芪　党参　白术　茯苓　陈皮　炙升麻　柴胡　当归　赤芍　五灵脂

加减：小腹冷痛，加入炮姜，肉桂；疼痛剧烈，加入石打穿、延胡索；胁痛乳胀，小腹胀痛，属血虚肝郁，加入小茴香、乌药；腰腿酸软，属肾虚，加入菟丝子、续断、桑寄生。

服法：每日 1 剂，水煎分 2 次服。

5.痰湿凝滞证

症状：腹中胀痛，经行痛剧，腰脊酸痛，神疲乏力，小便较少，腹胀矢气，大便稍溏，舌苔黄白，中根部腻厚，脉象细濡。

治法：健脾补肾，温阳利湿。

方药：助阳消癥汤（夏桂成经验方）合桂枝茯苓丸（《金匮要略》）。

丹参　赤芍　白芍　山药　丹皮　茯苓　川断　紫石英　五灵脂　生山楂　穿山甲　桂枝　桃仁　苍术　白术

加减：行经期去山药、白芍，加广木香、延胡索；大便溏泄明显，去桃仁、山药，加煨木香、砂仁、薏苡仁。

服法：每日 1 剂，水煎分 2 次服。

6.湿热瘀阻证

症状：经前或经行少腹疼痛，发热，口渴喜冷，经血有块，色红质稠，块下痛减，畏热，面赤，小便赤，大便干结或大便黏腻难解，舌黯红，苔黄腻，脉滑数。

治法：清化湿热，通络活血。

方药：内异止痛汤（夏桂成经验方）合清热调血汤（《古今医鉴》）加减。

钩藤（后下）　当归　赤芍　五灵脂　桃仁　延胡索　莪术　肉桂　全蝎粉（吞）　蜈蚣粉（吞）　丹皮　丹参　制香附　省头草　马鞭草

加减：若出血量多，去丹皮、丹参、当归，加炒蒲黄（包煎），茜草；大便闭结明显者，加桃仁，川牛膝，山栀。

服法：每日1剂，水煎分2次服。

（二）结合调周治法

行经期用膈下逐瘀汤，药用炒当归、赤芍、五灵脂、益母草、青皮、延胡索、制香附、泽兰叶、山楂、茯苓等。经后期滋阴养血，以归芍地黄汤加减，药用丹参、赤芍、白芍、怀山药、山萸肉、熟地黄、丹皮、茯苓、牡蛎（先煎）、川断、菟丝子等。由于子宫内膜异位症是血瘀成癥所致，因此，在滋阴养血的方药中常需加入山楂、五灵脂、石打穿等。经间排卵期以补肾调气血为主，可用补肾促排卵汤，药用丹参、赤芍、白芍、怀山药、山萸肉、熟地黄、丹皮、茯苓、川断、菟丝子、紫石英、五灵脂、红花、石打穿等，服药的剂数按"7、5、3"时数律。经前期以补肾助阳为主，再加入化瘀消癥之品，常用助阳消癥汤，药用炒当归、赤芍、白芍、怀山药、丹皮、茯苓、川断、菟丝子、紫石英（先煎）、蛇床子、石打穿、生山楂等。一般自BBT达高温相后即服，直至经行停药。

（三）其他治法

1. 针灸

（1）体针：取关元、中极、合谷、三阴交等穴位，温针或艾灸，每日1次，连续3次，每次留针20分钟。经前或经行期治疗。

（2）耳针：取子宫、卵巢、交感、内分泌、神门、肝、肾、庭中，毫针捻转，中强刺激，或在上述穴位压籽。经前或经行期治疗。

2. 中成药

（1）散结镇痛胶囊，经期服，每次4粒，每日3次。

（2）血府逐瘀口服液，经期服，每次1支，每日3次。

（3）大黄䗪虫丸，经期服，每次8粒，每日3次。

（4）丹莪妇康煎，经前期服，每次8粒，每日3次。

3. 外治法

（1）中药保留灌肠：忍冬藤、三棱、桂枝、乌药、延胡索、木馒头、鬼见羽、制乳香、制没药，浓煎至100mL，保留灌肠，每日1次。

（2）贴敷法：用制乳香、制没药、赤芍、丹参、水蛭、三棱、莪术、川乌、草乌、延胡索、肉桂、红花等活血化瘀之品制成膏、糊、粉剂，外敷下腹部。

（3）离子导入：用丹参注射液或丹参、牡丹皮、三棱、莪术、赤芍、制乳香、制没药、水蛭等煎汤，以直流感应电疗机行下腹部透腰部电离子导入。

四、疗效判定

子宫内膜异位症是临床较难治的疾病，目前无根治内异症的治疗方案。

（一）基本痊愈

病变及症状消失。(《妇科疾病诊断与疗效标准》2007)

（二）有效

病变缩小，症状减轻。能恢复和维持正常的 BBT 高温相，临床症状缓解，病情减轻，CA125 下降至正常水平。

（三）无效

BBT 高温相未见明显改善，临床症状未见明显缓解；或 BBT 高温相和 CA125 水平趋于正常，但不能恢复和维持正常水平，临床症状有所缓解，但易反复。

第六章　配伍禁忌与常用方剂

● 第一节　常用药物配伍禁忌

一、妊娠服药禁忌歌（《珍珠囊补遗》）

蚖斑水蛭及虻虫，牙硝芒硝牡丹桂；

乌头附子配天雄，槐花牵牛皂角同；

野葛水银井巴豆，半夏南星与通草；

牛膝薏苡与蜈蚣，瞿麦干姜桃仁通；

三棱芫花代赭䗪，硇砂干漆蟹爪甲；

大戟蝉蜕黄雌雄，地胆茅根都失中。

考《珍珠囊补遗》，或称《珍珠囊指掌补遗药性赋》，又名《雷公药性赋》，原题为李东垣所编辑，但本书卷首有元山道人的原叙一篇，自称为本书作者。元山道人是否为东垣老人待考。本书较早，故列出以便妇产科医师背诵。迄至明末清初，武之望所著《济阴纲目》亦有类此歌诀者，一并录此。

附:《济阴纲目·胎前门》

蚖斑水蛭及虻虫，乌头附子及天雄；
野葛水银并巴豆，牛膝苡仁连蜈蚣；
三棱代赭芫花麝，大戟蛇蜕黄雌雄；
牙硝芒硝牡丹桂，槐花牵牛皂角同；
半夏南星与通草，瞿麦干姜蟹爪甲；
硼砂干漆兼桃仁，地胆茅根莫用好。

二、十八反

本草明言十八反，半蒌贝蔹及攻乌；
藻戟遂芫俱战草，诸参辛芍叛藜芦。

三、十九畏

硫黄原是火中精，朴硝一见便相争；
水银莫与砒霜见，狼毒最怕密佗僧；
巴豆性烈最为上，偏与牵牛不顺情；
丁香莫与郁金见，牙硝难合京三棱；
川乌草乌不顺犀，人参最怕五灵脂；
官桂善能调冷气，若逢石脂便相欺；
大凡修合看顺逆，炮煻炙煿莫相依。

四、《本草纲目》禁忌

甘草忌猪肉、菘菜、海菜。
黄连、胡黄连忌猪肉、冷水。
苍耳忌猪肉、马肉、米泔。
桔梗、乌梅忌猪肉。

仙茅忌牛肉、牛乳。

半夏、菖蒲忌羊肉、羊血、饴糖。

牛膝忌酒肉。

阳起石、云母、钟乳、硇砂、礜石忌羊血。

商陆忌犬肉。

丹砂、空青、轻粉忌一切血。

吴茱萸忌猪心、猪肉。

地黄、何首乌忌一切血、葱、蒜、萝卜。

补骨脂忌猪血、芸苔。

细辛、藜芦忌狸肉、生菜。

荆芥忌驴肉，反河豚、一切无鳞鱼、蟹。

紫苏、天门冬、丹砂、龙骨忌鲤鱼。

巴豆忌野猪肉、菰笋、芦笋、酱、豉、冷水。

苍术、白术忌雀肉、青鱼、菘菜、桃、李。

薄荷忌鳖肉。

麦门冬忌鲫鱼。

常山忌生葱、生菜。

附子、乌头、天雄忌豉汁、稷米。

牡丹忌蒜、胡荽。

厚朴、蓖麻忌炒豆。

当归忌湿面。

鳖甲忌苋菜。

威灵仙、土茯苓忌面汤、茶。

丹参、茯苓、茯神忌醋及一切酸。

● 第二节　妇科常用方剂

为了帮助学者掌握妇科方面的方剂，我们选编了 100 首较常用的方剂。

1. 先期汤（《女科证治准绳》）

方歌：先期汤中用胶艾，三黄香附知母良；

先期量多血热尝，凉血固经效力强。

功效：清热凉血固经。

主治：血热之月经先期量多。

方解：黄芩、黄柏、黄连、生地黄、知母清热凉营，当归、芍药、阿胶、甘草养血止血，香附调气，川芎调血，更加艾叶反佐、以免苦寒留瘀。本方是清热调经的重剂。

2. 奇效四物汤（《校注妇人良方》）

方歌：奇效方中用四物，胶艾黄芩共加入；

妇人崩中属血热，清热止血有奇功。

功效：清热养阴止血。

主治：治肝经虚热，血沸腾而崩久不止。

方解：四物汤养血，黄芩、阿胶清热养阴止血，艾叶反佐、用量宜小，以此配合，主要是清血中之火而达到止血之目的。本方具有一般的清热作用，但养血止血偏重。

3. 清经散（《傅青主女科》）

方歌：清经散中黄柏用，青蒿茯苓与白芍；

熟地丹皮地骨皮，先期量多服之宜。

功效：滋水清火。

主治：水火俱旺，经行先期量多。

方解：丹皮、青蒿、黄柏清热凉血泻火，地骨皮、熟地黄清虚热而生水，白芍敛阴，茯苓渗水宁心，总使火泻而水不伤。本方侧重清虚热。

4. 清热固经汤（《简明中医妇科学》）

方歌：清经固经用栀芩，二地龟胶甘草需；

地榆棕藕及牡蛎，清热滋阴止血进。

功效：清热凉血，固经止血。

主治：血热妄行之崩症。

方解：该方系以李氏固经丸发展而来，方中生地黄、生藕节、生甘草、黄芩、焦山栀、地骨皮清热凉血，炙龟板、牡蛎、阿胶滋阴固经，陈棕炭、地榆固经止血。本方有滋阴固经止血作用。

5. 保阴煎（《景岳全书》）

方歌：滋阴清火保阴煎，山药芩柏合芍草；

生熟二地续断联，血崩胎漏总相宜。

功效：清热凉血，补肾安胎。

主治：血热胎漏、胎动不安；阴虚血热，恶露不绝。

方解：生地黄、黄芩、黄柏清热凉血，熟地黄养血滋阴，白芍养血敛阴，山药补脾肾，续断、甘草益肾止血安胎。全方清热养血，益肾安胎。本方滋阴保胎的特点较为突出。

6. 倒经汤（夏桂成经验方）

方歌：倒经汤中用栀芍，茅花泽兰竹茹同：

茺蔚丹附归牛膝，清肝顺气有奇功。

功效：清肝降火，行气化瘀。

主治：经行吐衄等。

方解：方中紫丹参、当归尾养血活血，茅针花、黑山栀、竹茹清热止血，牛膝引血下行，赤芍、泽兰、茺蔚子、制香附顺气祛痰，共成清热顺气调经之方。本方侧重引经血下行。

7. 益肾通经汤（夏桂成经验方）

方歌：益肾通经用熟地，牛膝续断泽兰帮；

柏丹赤芍生茜草，经枯血少用之当。

功效：补肝肾，清心热，通经脉。

主治：肝肾不足兼心热之闭经。

方解：熟地黄、续断补肾，柏子仁、丹参降心火，牛膝、泽兰、生茜草、赤芍活血通经，具有益肾宁心通经之作用。本方滋阴降火，主要在于益肾通经。

8. 抑肝和胃饮（夏桂成经验方）

方歌：抑肝和胃治恶阻，苏叶黄连并竹茹；

再加半夏与陈皮，肝胃不和此方需。

功效：抑肝和胃。

主治：肝胃不和之恶阻。

方解：苏叶和胃止呕；黄连为抑肝之要药，所谓"苦以降之，肝热犯胃，非黄连苦降不可"。朱丹溪用一味黄连叫作抑青丸，配苏叶为连苏饮，治呕噫症；半夏、陈皮健胃调气，共奏抑肝和胃的作用。本方有清热和胃的作用，主清肝。

9. 橘皮竹茹汤（《金匮要略》）

方歌：橘皮竹茹治呕逆，参甘姜枣效力灵；

严氏济生方同名，加苓夏麦枇杷叶。

功效：和胃止吐，清热化痰。

主治：胃虚夹痰夹热之呕吐症。

方解：竹茹、枇杷叶、麦冬清肺降逆，陈皮、半夏和胃止呕，赤苓降心火而利湿，生姜止呕吐，参草扶胃气，治虚实夹杂，寒热并存的证候甚合。本方有清热和胃的作用，主胃虚。

10. 羚羊角散（《校注妇人良方》）

方歌：羚羊角散五加用，独活防风及归芎；

　　　杏苡茯神甘草比，木香酸枣子痫宗。

功效：祛风定痫，和络宁神。

主治：妊娠头项强直，筋脉挛急，语言謇涩，口吐痰涎，不时发搐，不省人事。

方解：羚羊角清肝息风为主，五加皮、独活、防风散风邪，川芎、当归和血络，杏仁、木香、薏苡仁利气化痰湿，茯神、酸枣仁宁心神。必须指出，五加皮、独活、防风、川芎、当归均是辛散之品，不适合肝火旺盛者，用时宜慎。本方治子痫时，要注意方药有温散的一面。

11. 清魂散（《济生方》）

方歌：清魂散用泽兰叶，人参甘草川芎协；

　　　荆芥理气兼祛风，产中昏晕神魂安。

功效：扶正和瘀，祛风定魂。

主治：产后虚实错杂的昏晕症。

方解：泽兰、川芎和血，有升降之意；荆芥能疏血中之风，以醒头目；参草扶气，能安定肝脏之藏魂，故曰清魂。本方治产后血晕，要注意方药有升散的一面。

12. 侧柏樗皮丸（《医学入门》）

方歌：侧柏樗皮丸白芷，白术白芍连柏至；

再加香附疗白带，湿毒腥臭此方治。

功效：清热燥湿。

主治：湿热带下。

方解：黄连、黄柏、樗皮清热利湿，白术、白芷健脾燥湿，白芍、香附柔肝解郁，侧柏清热凉血，湿热去而带自止。本方清利湿热，对赤白带下属湿热者用之甚合。

13. 易黄汤（《傅青主女科》）

方歌：傅氏女科易黄汤，山药白果芡实强；

黄柏车前除湿热，带黄腥秽此可尝。

功效：健脾利湿，清热止带。

主治：脾肾虚热甚之带下。

方解：山药、芡实健脾益肾，黄柏、车前利湿清热，白果收涩止带，共具补清止带之功。本方既有清利湿热的一面，又有补益脾肾的作用，虚实夹杂的带下用之为好。

14. 清心滋肾汤（夏桂成经验方）

方歌：清心滋肾用钩藤，莲心黄连合龙齿；

山药萸肉浮小麦，牛膝川断制龟板；

绝经前后心烦热，此方服之效力强。

功效：清心滋肾，解郁安神。

主治：阴虚型围绝经期综合征。

方解：钩藤、莲心、黄连清心，龙齿安神，山药、山萸肉、牛膝、制龟板滋肾，浮小麦敛汗，牛膝还有通下调宫的作用。本方清心安神，滋肾调宫为围经期诸证要方。

15. 温经汤（《妇人大全良方》《金匮要略》）

方歌：妇人良方温经汤，白芍芎归丹皮尝；

蓑术肉桂并牛膝，参草活血调经方。

金匮温经药不同，姜夏胶丹又麦冬；

归芍桂萸芎参草，调经亦可治崩中。

功效：温经散寒，祛瘀调经。

主治：血寒血瘀性月经后期、痛经等。

方解：本方为妇科调经名方，其中牛膝、当归、川芎、蓑术、丹皮养血活血行瘀，肉桂温经散寒，芍草和营，人参、甘草扶气，使阳生阴长，气充血足。但《良方》温经汤偏于实寒，《金匮》温经汤稍偏虚寒。

16. 温经摄血汤（《傅青主女科》）

方歌：温经摄血治血亏，四物除归加术味；

续断柴桂配复方，温补寓散兼收摄。

功效：补肾健脾，温经摄血。

主治：肝脾肾不足证，月经后期量多。

方解：熟地黄、白芍、川芎、白术、五味子、续断大补肝脾肾之精血，加肉桂祛寒、柴胡解郁，使补中有散，散不耗气，补中有泄，泄不损阴，故补之有益，温之有功。本方重在补中温散。

17. 过期饮（《女科证治准绳》）

方歌：过期四物与桃红，附蓑桂草香木通；

理气活血能祛瘀，后期痛经建奇勋。

功效：理气活血、调经祛瘀。

主治：气滞血瘀之月经后期、痛经、量少等。

方解：四物汤养血调经，桃红祛瘀生新，莪术、香附、木通行气破滞，肉桂温经行滞，甘草缓中，共奏理气活血、祛瘀调经之功。本方是温通的重剂。

18. 补肾促排卵汤（夏桂成经验方）

方歌：补促方中用归芍，山药萸肉干地黄；

　　　　川断菟丝鹿角片，必加灵脂调气血；

　　　　经间排卵常用方，不孕崩漏服之良。

功效：养血补肾，化瘀和络。

主治：肾虚不孕、崩漏。

方解：当归、白芍、萸肉、地黄、山药养血补肾，川断、菟丝子、鹿角片助阳，赤芍、五灵脂等化瘀和络，促进气血活动，达到补肾促排卵的目的。

19. 开郁种郁汤（《傅青主女科》）

方歌：开郁种玉归芍丹，苓术香附花粉掺；

　　　　清肝解郁和脾胃，经调（乳）胀消孕不难。

功效：养血理气，清肝解郁。

主治：心胸狭隘，郁怒不孕。

方解：当归、白芍补血养肝，白术、茯苓和脾，丹皮、花粉清肝生津，香附理气解郁，方药组成近似丹栀逍遥散，但理气、泻火、清热之功则较强，属于理气类方药。本方偏于清肝解郁。

20. 加味乌药汤（《济阴纲目》）

方歌：加味乌药汤砂仁，香附木香乌药增；

　　　　配入延胡共六味，经来气滞胀痛灵。

功效：行气止痛调经。

主治：气滞性痛经。

方解：乌药、木香、香附、砂仁等疏肝理气止痛，延胡索为血中气药，止痛之效更显，再用甘草之缓急并调诸药，服之自能气行血畅则经自调、痛自止。惟理气药多属香燥之品，血虚气滞者还需灵活加减运用。本方属于理气类方药，能治气滞作痛。

21. 紫苏饮（《普济本事方》）

方歌：紫苏饮用归芍芎，陈皮腹皮参草从；

　　　理气健脾兼养血，妊娠气滞腹痛平。

功效：理气行滞，养血安胎。

主治：子悬症、妊娠气滞胀痛等。

方解：方中紫苏、大腹皮、陈皮理气行滞而有宽中下气的作用；归、芍、参、草补养气血而安胎；稍用川芎一是和血脉以防气滞血滞之故，二是稍稍上升后而降之（即升为降用之意），但用量宜轻，所谓撑药之意。本方属理气类方药，又治妊娠胸闷腹胀。

22. 天仙藤散（《校注妇人良方》）

方歌：天仙藤散治子气，香附陈甘乌药并；

　　　再入木瓜苏叶姜，足浮胀闷此方灵。

功效：理气行滞。

主治：妊娠足肿，胀闷妨食，甚者足趾出黄水，病名子气。

方解：天仙藤解血中气，香附、乌药、陈皮、紫苏、生姜辛通行气，甘草和中，加入木瓜清除湿热而利血脉，故治气滞引起的疾病。如肝肾不良者，应去天仙藤。本方属理气类方药，专治妊娠肿胀偏于子气者。

23. 泽兰汤 (《妇人大全良方》)

方歌：当归芍草泽兰汤，养血活血通经方；

　　　　虚实闭经均可用，重滞劳损不相宜。

功效：养血通经。

方解：归芍为养血调经之要药，加甘草更有缓中扶正的作用，泽兰是通经的要药，故治一般性虚实的闭经。但由于本方养血的功效不大，通经则药力不足，为通经方中的轻剂，实证较重或虚损明显者均非本方所宜。本方是通经的轻剂，常与柏子仁丸合用。

24. 免怀散 (《医宗金鉴》)

方歌：免怀回乳通经散，归芎红花配牛膝；

　　　　食少乳多经不行，经血下行此方灵。

功效：回乳通经。

主治：产妇乳汁过多。

方解：红花、当归、川芎养血和血，牛膝引血下行，使月经来潮，乳汁自回。免怀汤是产妇回乳通经的轻剂。

25. 佛手散 (《古今医鉴》)

方歌：佛手当归与川芎，水煎候沸酒和冲；

　　　　损伤难产皆宜用，胎殒催产立见功。

功效：活血化瘀。

主治：过期流产、堕胎小产属瘀血者。

方解：本方重用当归、川芎活血，剂量较芎归散、试胎散为大，更加沸酒和冲，增强活血化瘀之力。本方能收缩子宫，用治滞产及过期流产之属于血瘀者。

26. 生化汤（《傅青主女科》）

方歌：生化汤是产后方，归芎桃草与炮姜；

祛瘀生新功偏擅，止痛温经效亦彰。

功效：祛瘀生新，温经止痛。

主治：产后寒瘀腹痛，恶露不绝。

方解：川芎、当归和血，桃仁祛瘀，炮姜温经祛寒止痛，甘草调和诸药，因其化瘀生新，故有生化之名。如，产后有瘀者加山楂、益母草更宜。本方是产后祛瘀生新良方。

27. 血府逐瘀汤（《医林改错》）

方歌：血府逐瘀生地桃，红花当归草赤芍：

桔梗枳壳柴芎膝，血化下行免作劳。

功效：调气逐瘀。

主治：气滞血瘀的月经不调、痛经、闭经等。

方解：桃红四物汤为活血化瘀的常用方剂，再加入桔梗、柴胡之升，牛膝、枳壳之降，甘草和诸药，使郁滞的气机遂其升降，气顺瘀去，痛自得止。本方有升降调气的作用。

28. 逐瘀止崩汤（《安徽中医验方选集》）

方歌：逐瘀止崩归芎七，没药灵脂二丹全；

艾胶乌贼龙牡蛎，行瘀止血本方灵。

功效：化瘀止崩。

主治：血瘀崩漏。

方解：方中当归、川芎补血化瘀，三七、丹参、丹皮、没药及蒲黄、炒阿胶行瘀止血镇痛，乌贼、龙骨、牡蛎止涩固经，艾叶温经止血，合之逐瘀、止血、镇痛。

29. 加味失笑散（夏桂成经验方）

方歌：加味失笑用归芍，香附山楂配益母；

夹寒可入桂艾叶，夹热复用栀丹鞭。

功效：化瘀止血。

主治：瘀血性的月经过多、崩漏。

方解：五灵脂配蒲黄加入醋，行瘀而不伤正，化瘀而又有止血之功；用当归、赤芍、山楂、益母草祛瘀生新，瘀去而好血归经；复加制香附理气，以增强化瘀之功。凡是瘀血性出血多者均用此方。夹寒则加官桂、艾叶，夹热则加马鞭草、黑山栀、丹皮。本方是瘀血性出血的常用方。

30. 琥珀散（《医宗金鉴》）

方歌：琥珀散中延归芍，熟地三棱莪乌药；

官桂丹皮刘寄奴，理气活血化瘀好。

功效：活血化瘀兼理气。

主治：瘀血性痛经。

方解：本方以琥珀、延胡索祛瘀镇痛为主，加入四物去川芎兼养血作用，但尤以三棱、莪术、刘寄奴、官桂、乌药等温通逐瘀，其力量较大，对瘀血较重的痛经甚合。我们仿此制成脱膜散，药用肉桂、三棱、莪术、五灵脂，本方是攻逐瘀血的重剂，专治膜样痛经。

31. 折冲饮（《景岳全书》）

方歌：折冲饮内归芍芎，桂枝丹皮红花共；

又加延胡怀牛膝，活血祛瘀有殊功。

功效：活血祛瘀，止痛调经。

方解：当归、芍药、川芎、红花、牛膝活血化瘀，丹皮、延胡索祛瘀止痛，桂枝温通，更增祛瘀止痛之效。本方有温经止痛的功能。

32. 脱花煎（《景岳全书》）

方歌：脱花煎中包车前，归芎红花牛膝煎；

　　　　肉桂水酒共煎煮，活血化瘀温通全。

功效：活血化瘀温经。

主治：血瘀性过期流产、死胎不下、痛经等。

方解：本方与折冲饮相似，但去丹皮、延胡索、芍药，而加车前子之利窍，酒之温通，目的在于下瘀血，故有利窍下胎的特点。

33. 红藤败酱散（夏桂成经验方）

方歌：红藤败酱用乳没，木香延胡归芍药；

　　　　更加苡仁与山楂，盆腔炎症此方佳。

功效：清热利湿，祛瘀止痛。

主治：盆腔炎，尤以慢性盆腔炎适宜。

方解：此方来自外科复方红藤煎。方中红藤、败酱、薏苡仁清热利湿，广木香、延胡索、当归、赤芍、制乳香、制没药、山楂祛瘀止痛。本方偏重清热利湿。

34. 苍附导痰汤（《叶天士女科》）

方歌：苍附导痰叶氏方，陈苓神曲夏姜南；

　　　　甘草枳壳行气滞，痰浊经闭此方商。

功效：燥湿化痰，理气调经。

主治：痰湿内阻之月经不调、闭经、不孕等。

方解：苍术、二陈乃燥湿化痰之要药，加入香附、枳壳调畅气机，南星化痰尤为擅长，故对痰湿引起的月经病甚合。但临床上必须了解痰湿的起因，如肝脾不调必须调肝脾，肾虚又当补肾，在长期服用燥湿化痰方药时要了解这一点。苍附导痰汤化痰理气之功较启宫丸为胜，功擅调理月经，须长服才能收效。

35. 启宫丸（《医方集解》）

方歌：启宫半夏芩术芎，香附陈皮神曲充；

燥湿化痰调气血，痰湿不孕效甚功。

功效：痰湿化痰，调理气血。

主治：痰湿不孕。

方解：二陈系化痰湿之通用方，加入苍术、神曲以助脾运而化湿；香附、川芎以调气血，虽擅治痰湿不孕，实系燥湿化痰又具调气血作用。本方药性缓和，并有理血之功，治不孕亦须长服。

36. 全生白术散（《胎产秘书》）

方歌：全生白术茯苓皮，腹皮陈皮姜皮并；

健脾理气兼利水，妊娠水肿此方宜。

功效：健脾利水。

主治：妊娠水肿。

方解：本方系五皮饮去桑白皮，加白术健脾，故为健脾利水之方。如虚证者，必加黄芪、防己为更好。本方治脾虚水肿，乃妊娠肿胀的常用方。

37. 千金鲤鱼方（《备急千金要方》）

方歌：千金鲤鱼子肿方，归芍苓术陈皮姜；

健脾理气兼行水，养血安胎正不伤。

功效：健脾渗湿，养血安胎。

主治：血虚脾弱之妊娠肿胀。

方解：方中鲤鱼行水消肿，白术、茯苓健脾理气渗湿以行水，当归、白芍养血安胎，使行水而不伤胎。

38. 完带汤 (《傅青主女科》)

方歌：完带术芍与党参，芥穗柴胡甘草陈；

　　　　山药车前又苍术，健脾燥湿效如神。

功效：健脾燥湿，升清止带。

主治：脾虚夹湿之带下。

方解：人参、白术、甘草补脾益气；白术、苍术健脾燥湿；白芍、陈皮、柴胡、荆芥疏肝解郁，升阳理气；车前利水除湿，以脾为主结合调肝脾，寓补于散之中，寄消于升之内，补虚而不滞邪，实为脾虚夹湿带下之方。

39. 健固汤 (《傅青主女科》)

方歌：健固方中用术参，茯苓巴戟共苡仁；

　　　　补脾渗湿兼温肾，经前泄水自不生。

功效：补脾温肾，渗湿调经。

主治：经前泄水或经行泄泻者。

方解：人参、白术、茯苓、薏苡仁补脾渗湿，佐以巴戟天温肾。此方补脾气以固脾血，则摄血于气中，脾气日盛，自能运化其湿，湿化则经水自调。

40. 两地汤 (《傅青主女科》)

方歌：两地胶芍玄麦冬，滋阴降火此方用；

　　　　肾水不足相火旺，先期点滴建奇功。

功效：滋阴降火。

主治：阴虚火旺，经行先期量少。

方解：生地黄、地骨皮养阴清热，麦冬滋阴润燥，元参咸寒润下，阿胶、白芍育阴，共奏育阴清热降火之功。本方补阴而有清火养液的作用。

41. 胶艾汤 (《金匮要略》)

方歌：胶艾汤中四物先，阿胶艾叶草同煎；

　　　良方单用阿胶艾，胎动腹痛漏血痊。

功效：补血调经，安胎止漏。

主治：冲任虚损，崩中漏下，或妊娠下血，腹中疼痛。

方解：四物补血调经，白芍、甘草缓急止痛，阿胶止血殊效，艾叶暖宫，并有调经安胎的作用。合而成方，确是补血调经、安胎止漏之要方。

42. 滋肾生肝饮 (《校注妇人良方》)

方歌：滋肾生肝生地黄　熟地黄，茱萸山药术丹皮；

　　　苓泽柴胡五味草，疏肝滋肾此方依。

功效：滋肾疏肝，扶脾和胃。

主治：阴虚肝脾失调所致的月经病。

方解：本方以六味地黄丸滋肾养阴，配柴胡、白术、甘草疏肝和脾，五味子宁心养阴，共奏滋阴调肝脾之功，凡属阴虚肝郁者尤为适宜。滋肾生肝饮、滋水清肝饮、定经汤都为滋水清肝解郁类方，但本方兼有扶脾和胃的作用。

43. 滋水清肝饮 (《医宗己任编》)

方歌：滋水清肝用六味，柴苓山栀黄归芍；

　　　稍有枣仁来配合，滋阴清肝疗效著。

功效：滋肾清肝解郁。

主治：阴虚肝旺化火所致的月经先期、量多，崩漏，赤白带下诸症。

方解：用六味地黄汤滋养肾阴，佐以柴胡、山栀、黄芩清肝解郁，酸枣仁、当归补养心血，有滋水清肝解郁的作用，与魏玉璜的一贯煎、朱丹溪的黑逍遥散、薛立斋的滋肾生肝饮、傅青主的定经汤共为滋阴解郁的著名方剂。本方偏清肝经之火。

44. 二仙汤（上海曙光医院验方）

方歌：二仙汤能温肾阳，柏母戟归泻火方；

　　　肾阳不足虚火旺，七七之年用之安。

功效：温肾补精，泻相火，调冲任。

主治：肾阳不足，相火上炎证。症见头晕，头痛，烦热口渴，易汗，肢冷，尿频，妇女兼有月经不调或绝经期后有此症者。

方解：仙茅、仙灵脾、巴戟天温壮肾阳，配当归以养血，黄柏、知母苦寒降火。全方温阳而不伤阴，降火而不损阳，寒热错杂者尤多用之。

45. 定经汤（《傅青主女科》）

方歌：定经汤用菟丝子，白芍当归大熟地；

　　　山药茯苓荆芥柴，疏肝解郁经水期。

功效：疏肝解郁调经。

主治：经来续断或经行前后无定期。

方解：柴胡、当归、白芍、茯苓、荆芥穗疏肝肾之气，非通经之药；菟丝子、山药、熟地黄补肝肾之精，非利水之品，肝肾之郁既开，经水自有一定之期矣。定经汤偏疏肝解郁。

46. 调肝汤 (《傅青主女科》)

方歌：调肝汤来山药胶，归芍萸肉巴戟草；

　　　行经之后少腹痛，调补肝肾此方好。

功效：调补肝肾。

主治：月经后期腹痛。

方解：方中山药、阿胶滋阴补肾，当归、白芍养血柔肝，甘草协助补养，山萸肉、巴戟天补肾气而益冲任。全方配伍以扶正舒郁为主，而益之补肾之味，则水足而肝气亦安，肝气安而逆气自顺。

47. 毓麟珠 (《景岳全书》)

方歌：景岳神方毓麟珠，八珍汤中加杜仲；

　　　菟丝鹿角川椒目，温肾养血调冲任。

功效：温补肾阳，养血添精。

主治：肾虚不孕症。

方解：八珍补养气血，鹿角、菟丝子、杜仲、川椒目温补肾阳。此方为益肾养血，血中补阳之方，对不孕症确有助孕的作用，方名毓麟可知。本方补肾养血，是治不孕症的专用方。

48. 泰山磐石散 (《景岳全书》)

方歌：泰山磐石八珍先，去苓加芪芩断联；

　　　再益砂仁及糯米，妇人胎动可安全。

功效：补气养血，清热安胎。

主治：气虚血热之胎动不安、胎漏等。

方解：参、芪、术、草补气，四物养血，续断补肾安胎，黄芩清热安胎，糯米固胎，砂仁调气，以健补而不滞，确是安胎好方。泰山磐石散亦系补养安胎方，重点在于益气固肾。

49. 保产无忧散（《傅青主女科》）

方歌：保产无忧芎芍芪，荆羌归补菟丝依；

枳甘贝母姜蕲艾，安胎催生两皆宜。

功效：安胎催生。

主治：胎动不安、腰酸腹痛、难产及胎位不正等。

方解：川芎、当归、芍药和血，厚朴、枳壳理气，黄芪、甘草补气，菟丝子益精安胎，荆芥、羌活疏和肝经气血，配以寒润的贝母、温中的生姜、暖宫的艾叶，共起安胎催生作用，并有纠正胎位的功能。本方多用于胎位不正，有转胎的作用，而安胎用之不多。

50. 通乳丹（《傅青主女科》）

方歌：通乳丹中用参芪，归麦通草桔梗宜；

若要乳汁如泉涌，诸药煎水添猪蹄。

功效：补气生血下乳。

主治：气血两虚之缺乳。

方解：人参、黄芪补气，当归、麦冬养血滋液，桔梗、通草利气宣络，猪蹄补血通乳。全方有补养气血，疏通经络之效。气血充足，乳汁自生。

51. 下乳涌泉散（《清太医院配方》）

方歌：下乳涌泉四物先，柴青花粉漏芦添；

草芷留行甲梗通，理气宣络下乳勤。

功效：疏肝解郁，通络行乳。

主治：肝郁气滞之缺乳。

方解：方用当归、白芍、川芎补血养血行血，生地黄、花粉补血滋液，青皮、柴胡疏肝散结，桔梗、通草理气宣络，漏芦、山甲、王不留行通络下乳，甘草调和药性。全方有补血养血、疏肝解郁、通络行乳之效。

52. 固经丸（《丹溪心法》）

方歌：固经芍药芩龟板，椿柏香附酒糊丸；

　　　阴虚阳搏成崩漏，清热固经止血良。

功效：滋阴清热，固经止血。

主治：阴虚血热之月经先期、经血量多。

方解：方用制龟板、白芍滋阴养血，调补肝肾，壮水以制火，潜阳以敛阴；黄柏、黄芩、椿根白皮清火坚阴，止血固经；香附疏肝理气，用此主要是调经，防经血之遗留为患。本方治疗能使水旺而制火，清火而保阴，热清阴生则无妄行之患。

53. 艾附暖宫丸（《寿世保元》）

方歌：艾附暖宫四物配，吴萸续断芪肉桂；

　　　温经养血暖宫寒，止带调经腹痛退。

功效：温经暖宫，扶阳抑阴。

主治：血虚气滞、下焦虚寒所致的月经不调、痛经、不孕等。

方解：阳气虚弱，督阳不足，胞宫无以温煦，发为闭经不孕。方中四物汤养血调肝以充血海；官桂、艾叶、吴茱萸温阳暖宫，散寒祛湿；黄芪益气有助于温阳；香附理气，并有调经之效；川断益肾调血，亦有助阳暖宫之意。全方重在温经散寒，助阳暖宫。

54. 当归芍药散（《金匮要略》）

方歌：当归芍药散川芎，茯苓白术泽泻从；

　　　妊娠血虚少腹痛，养血行气并止痛。

功效：养血健脾，缓急止痛。

主治：妇人妊娠，肝郁气滞，脾虚湿胜，腹中疼痛。

方解：方中用当归、白芍、川芎等养血调肝。盖肝为刚脏，其气最易横逆侮脾，发为腹痛，故用白芍柔肝以缓肝之急，肝得柔养则脾不受侮，所以有抑木之称。与当归配伍，重用芍药，不仅养血，更能平肝止痛。白术、茯苓、泽泻补脾渗湿。方中养血调肝与运脾除湿并举，是祛湿以补后天之本，助气血生化的重要配伍，但全方以补血调肝为主。

55. 归肾丸（《景岳全书》）

方歌：景岳全书归肾丸，杜仲枸杞菟丝含；

　　　归地药苓山茱萸，调经补肾又养肝。

功效：滋肾补阴，养血调肝。

主治：肾水不足，腰酸脚软，血虚，头晕耳鸣。

方解：方中熟地黄、枸杞子滋肾养血，山萸肉、山药补肾益精，菟丝子、杜仲温肾阳、益精气，当归补血，茯苓补脾行水。诸药合用，不寒不热，有阴阳双补之效。本方平补肾阴肾阳，其中山萸肉、山药固冲涩血，当归补血调经，故亦治肾虚之月经失调。

56. 寿胎丸（《医学衷中参西录》）

方歌：寿胎丸中用菟丝，寄生续断阿胶施；

　　　妊娠中期小腹坠，固肾安胎此方资。

功效：益肾安胎，养血助阳。

主治：肾虚胎漏、胎动不安。

方解：张锡纯自释方义云：胎在母腹者，果善吸其母之气化，自无下坠之虑，且男女生育者，皆赖肾脏作强。菟丝子能补肾，肾旺自能荫胎也。桑寄生能养血，强筋骨，能大使胎气强壮，故《神农本草经》载其能安胎。川断亦补肾之药，阿胶系驴皮所熬，最善伏藏血脉，滋阴补肾，故《神农本草经》亦载其能安胎也。

57. 清心温肾汤（夏桂成经验方）

方歌：清心温肾连心藤，二仙肉桂温命门；

香术茯苓在健脾，贝齿川断与党参。

功效：温肾健脾，清心安神。

主治：上热下寒的心肾失交之证。

方解：仙灵脾、仙茅、川断以温肾阳，肉桂温命门之火，祛下焦之寒，复用党参、白术、茯苓健脾利水，同时加入钩藤、莲子心、紫贝齿、黄连以清心平肝，安定魂魄。全方配伍，清心温肾，心肾交济。

58. 清心固肾汤（夏桂成经验方）

方歌：清心固肾连心藤，再加贝齿安心神；

沙苑芡实金樱芍，杜仲菟丝巴戟天。

功效：清心固肾。

主治：血热肾虚不固型月经先期。

方解：钩藤、莲子心、黄连、紫贝齿清心泻火，杜仲、菟丝子、潼蒺藜、金樱子、芡实补肾固摄，白芍柔肝敛肝，共奏清热固肾，防治月经先期频发之功。

59. 清心健脾汤（夏桂成经验方）

方歌：清心健脾连心藤，木香砂仁兼姜参；

丹皮龙齿白术陈，清上温中复化生。

功效：清心安神，健脾理气。

主治：心肝火旺，脾肾亏虚之证。

方解：钩藤、丹皮、莲子心、黄连清心肝、安魂魄，青龙齿镇心安神，配以党参、木香、白术、砂仁、茯苓、陈皮、炮姜振奋脾胃阳气，恢复后天生化之源，达到心肝火降，脾胃健旺的目的，起到清上温中的功效。

60. 清心暖胃汤（夏桂成经验方）

方歌：清心暖胃连心藤，良姜佛手配术陈；

　　　茯苓甘草同补中，稍佐贝齿安心神。

功效：清心暖胃。

主治：心肝火旺、胃中寒凉之绝经综合征。

方解：以钩藤、莲子心、黄连、紫贝齿清心肝之火，高良姜一味暖胃止呕，再加上陈皮、佛手、生白术、茯苓、炙甘草健脾和胃。

61. 养阴清心汤（夏桂成经验方）

方歌：养阴清心连心藤，生地麦冬龟板珍；

　　　龙齿甘草茯苓神，重在心阴滋水生。

方解：养阴清心，滋水降火。

主治：绝经综合征。

方解：本方养心阴与清心火并重。滋水者，是滋养心阴包括心的水液，再佐以清心火的方药。其中水牛角剂量较大，珍珠粉为要药。

62. 钩藤汤（夏桂成经验方）

方歌：钩藤汤清心肝火，苦丁蒺藜合莲心；

　　　茯苓丹参赤白芍，更入合欢解心神。

功效：息风静阳，清肝宁心。

主治：胎动不安，心腹痛，失眠。

方解：女性生理血少气多，肝主藏血，体阴用阳，血不足则肝阳易亢，化火生风。本方重在息风清肝，钩藤为君药，佐以白蒺藜、莲子心、苦丁茶加强清心肝之力；用合欢皮、茯苓兼以宁心安神，佐制肝火而动之心火也；丹参、赤芍畅血调经。全方重在心肝，兼顾心肾。

63.滋阴奠基汤（夏桂成经验方）

方歌：滋阴奠基归芍膝，地黄女贞与丹皮；

　　　　鳖甲河车菟丝子，山药川断加茯苓。

功效：滋阴添精，大补肝肾。

主治：肾阴亏虚之月经失调。

方解：本方系在归芍地黄汤基础上加入女贞子、炙鳖甲、怀牛膝以滋补肝肾，川断、菟丝子以助阳；紫河车乃血肉有情之品，善于补阴助阳，补益奇经，阴中养精，以促进精卵之发育。

64.加减杞菊地黄汤（夏桂成经验方）

方歌：加减杞菊地黄汤，山药丹泽萸苓苍；

　　　　钩藤郁金加陈皮，滋阴息风疏肝良。

功效：滋阴息风，疏肝和胃。

主治：绝经综合征。

方解：绝经综合征常伴有眩晕耳鸣、失眠等，同时兼有脾胃失和。所谓阴虚则肝阳化风，或阴虚风动，上逆犯胃而扰乱清空之窍者为多。加减杞菊地黄汤，正是为此而设。方中钩藤、枸杞子清肝息风，枸杞子还有滋养肝阴的作用；熟地黄是滋养肝阴的要药，填补下焦，具有益精髓的作用；山萸肉养肝肾；山药滋肾补脾；泽泻泻肾降浊，清热利湿；丹皮清肝火，并有一定的活血作用；茯苓渗脾湿，并有一定的宁心作用；复用川断补肾续筋骨，活血脉；苍术燥湿健脾；广郁金疏肝解郁，舒畅胸腹之气；陈皮理气和胃。全方滋阴息风，疏肝和胃，既补肝肾之不足，又复理气和胃，宁心燥湿，虚实兼顾，补理兼施，为阴虚阳风内动、气郁不畅而设。

65. 加减滋肾生肝饮（夏桂成经验方）

方歌：加减滋肾生肝饮，熟地萸肉草丹皮；
　　　　山药苓泽白术归，柴味川断菟丝子。

功效：滋补肝肾，解郁健脾。

主治：肝肾亏虚之月经失调、不孕症。

方解：本方是调补肾、肝、脾胃的方剂。方中熟地黄、山萸肉、怀山药补养肝肾，佐以白术、茯苓、甘草以和脾胃，柴胡、五味子、丹皮、茯苓以调理心肝，疏解肝郁，以遂肝气调达之性。全方通过补养肾阴，涵养肝木而生肝。

66. 补肾育宫汤（夏桂成经验方）

方歌：补肾育宫柏子菟，当归赤白芍川芎；
　　　　山药熟地菟苁蓉，河车大补养子宫。

功效：补肾育宫，充养血海。

主治：阴阳两虚之月经失调、不孕症。

方解：本方滋阴助阳，但以滋养肾水天癸为主。方中熟地黄、山药、柏子仁、白芍等，加入紫河车血肉有情之品以充养子宫；菟丝子、肉苁蓉补肾助阳养精，取"阴得阳助，泉源不竭"之意；茺蔚子、当归、川芎活血化瘀，在一定程度上促进子宫收缩，扩张子宫，帮助子宫发育。

67. 健脾滋阴汤（夏桂成经验方）

方歌：健脾滋阴太子参，苓术木香加黄精；

　　　扁豆莲子山萸肉，充养后天益脾阴。

功效：健脾滋阴。

主治：脾虚阴亏之月经失调、不孕症。

方解：此以后天水谷之精微，涵养先天癸水之阴。虽然参苓白术散之阴指脾阴，但脾阴在一定程度上有涵养先天癸阴的作用。又加入白芍、山萸肉、黄精等养肝阴之品，使肝肾之阴充足，自然能达到复阴而带下增多。

68. 补肾化痰汤（夏桂成经验方）

方歌：补肾化痰丹参芍，淮萸牛膝菟金丹；

　　　苍白苓陈六一散，鳖甲软坚消多囊。

功效：补肾化痰，理气调经。

主治：肾虚痰湿之多囊卵巢综合征。

方解：这是针对多囊卵巢综合征中肾虚痰脂证所创制的一张专方验方。全方以补肾之品，加入健脾化痰，运化痰浊，使痰脂去，瘀浊化。此方治疗多囊卵巢综合征的效力和缓持久。

69. 滋肾化斑汤（夏桂成经验方）

方歌：滋阴化斑当归芍，山药丹泽萸苓掺；

　　　苍术苡仁兼黄柏，赤芍五灵消瘀斑。

功效：滋阴降火，和瘀消斑。

主治：阴虚火瘀之面部色斑。

方解：方中以归芍地黄汤为主方，乃养血滋阴、降火利湿。因面部黄褐斑除少数属痰湿血瘀外，大多数均是阴虚夹瘀夹火为患，故又加入黄柏以降火，制苍术、薏苡仁以利湿热，五灵脂以化瘀。

70. 补天种玉汤（夏桂成经验方）

方歌：补天种玉赤白芍，熟地萸肉莲子心；

鳖甲合欢菟角霜，川断灵脂紫河车。

功效：滋阴助阳，阴阳并补。

主治：肾虚之月经失调、不孕症。

方解：本方由五子补肾丸和归芍地黄汤合成，适用于月经经后终末期快要进入排卵期时，需要阴阳并调，促使阴长至重，为阴阳顺利转化奠定基础。用炙鳖甲、紫河车血肉有情之品滋阴奠基，再加入川断、菟丝子、鹿角霜等阳药为促使转化做准备。此乃微促之方，意在滋阴助阳。

71. 温阳化痰促排卵汤（夏桂成经验方）

方歌：温阳化痰苍南星，芎归石英加桂枝；

山药川断赤白芍，红花活血促转化。

功效：补肾助阳，化痰活血。

主治：痰湿血瘀之月经失调、不孕症。

方解：本方温补肾阳、活血化痰以促阴阳转化，故方中运用当归、赤芍、红花、川芎等活血化瘀，通过血气的活动，推动阴阳转化；苍术、南星、茯苓、桂枝化痰利水，消除痰湿病变；怀山药、川断、菟丝子、紫石英温补肾阳，阴中求阳，恢复正常的阴阳节律转化，此乃治本之道。

72. 健脾补肾促排卵汤（夏桂成经验方）

方歌：健脾补肾党参苓，苍白术佩菟木香。

山药川断五灵脂，赤白芍入促排卵。

功效：健脾补肾，温阳燥湿，调理血气，以促排卵。

主治：脾肾阳虚之月经失调、不孕症。

方解：我们发现，临床上的确有经间排卵期出现脾肾不足，湿浊内阻的证候。如用夏氏促排卵汤，显然是不能取效的。必须运用健脾温肾，燥湿调理气血以促发排卵的方法始能取效。但必须掌握经间排卵期的"的对"时候，即具有锦丝状带下的排卵现象，否则就不易取效，仅能改善证候。方中党参、苍白术、川断、紫石英、佩兰、五灵脂为要药。如大便稀溏明显者，当以巴戟天易紫石英。

73. 助孕汤（夏桂成经验方）

方歌：助孕方重紫石英，赤白芍苓丹参皮；

　　　　山药川断菟河车，柴胡绿梅在解郁。

功效：补肾助阳，暖宫促孕。

主治：肾阳不足之月经失调、不孕症。

方解：本方从张景岳之毓麟珠加减而来，丹参、赤白芍养血为主，怀山药、山萸肉滋阴补肝肾，川断、菟丝子、紫河车平补肾阳，紫石英暖宫助孕，再入柴胡、绿萼梅疏肝解郁，理气行滞。全方阴中求阳，补肾疏肝，促进经前期阳长达重，从而达到助孕的目的。

74. 助阳消癥汤（夏桂成经验方）

方歌：助阳消癥归鹿角，丹皮茯苓赤白芍；

　　　　川断五灵山药菟，石穿山楂癥瘕消。

功效：补肾助阳，化瘀消癥。

主治：肾虚血瘀之月经失调、不孕症。

方解：方中主要运用两部分药物：第一部分用当归、赤芍、白芍、怀山药、川断、菟丝子、鹿角片等，是方中的主药，着重养血补肾，以提高肾阳的水平，阳旺则血脉流通，并能融解内膜样瘀血，是治疗子宫内膜异位症的主要部分；第二部分是赤芍、五灵脂、石打穿、生山楂等药，活血化瘀，消散癥瘕，可根据症状的变化而加减运用。

75. 新加防己黄芪汤（夏桂成经验方）

方歌：新加防己黄芪汤，参术连皮加生姜；

　　　　泽兰草枣合欢脾，健脾益气水肿消。

功效：健脾益气，利水消肿。

主治：风水、风湿。

方解：方中黄芪补气固表，辅以防己祛风行水，且防己与黄芪相配，补气利水功能增加，利水不伤正；白术健脾胜湿，连皮茯苓专利皮下之水，泽兰叶通经利水，从血分以分利之，合欢皮理气安神；佐以甘草培土而和诸药，生姜、大枣调和营卫。诸药相合，表虚得固，风邪得除，脾气健运，心神安定，血分和畅，水道通利。

76. 五味调经汤（夏桂成经验方）

方歌：五味调经益母草，丹参灵脂加赤芍；

　　　　再加艾叶暖子宫，活血化瘀在轻调。

功效：活血化瘀，调理月经。

主治：血瘀内阻之痛经。

方解：本方是活血化瘀的轻剂，故为调经的常用方药。方中丹参、赤芍活血化瘀，是调经的主要药物。丹参原本是用当归，因经行期间，大便易溏，故以丹参易当归。五灵脂、益母草化瘀止痛，调经而不致过多出血；艾叶性温暖宫，经血得温则行。

77. 四草汤（夏桂成经验方）

方歌：四草马鞭鹿衔草，再加茜草益母草；

　　　清热利湿下焦畅，化瘀止血效果好。

功效：清热利湿，化瘀止血。

主治：湿热瘀阻之崩漏。

方解：马鞭草清热利湿、化瘀止血的作用明显；鹿衔草经我们反复使用，具有清热止血、祛风湿的作用；茜草生用则化瘀通经，炒则化瘀止血；益母草化瘀生新，有收缩子宫的作用。四药合用，清热利湿，化瘀止血，血热或湿热与血瘀相兼之出血病证用之有验。

78. 痛经汤（夏桂成经验方）

方歌：痛经汤中用钩藤，灵脂赤芍苓丹参；

　　　肉桂丹皮木香胡，川断杜仲加益母。

功效：活血化瘀，温经止痛。

主治：寒凝血瘀之痛经。

方解：方中钩藤、丹皮清心肝而宁神魂，因为疼痛者，必与心肝神魂有关，只有镇静安神，才能有效地控制疼痛，故为止痛的前提；丹参、赤芍、五灵脂、益母草活血化瘀，调经止痛，此乃通则不痛之意；肉桂、川断、杜仲、补肾暖宫，温阳活血，不仅有助于活血化瘀，推动气血畅行的作用，而且阳气温煦，暖宫溶瘀，寓消除子宫瘀凝的深层含义；延胡索、五灵脂不仅化瘀调经，而且又为止痛良药；茯苓宁心利湿，有助于排浊化湿的作用。

79. 内异止痛汤（夏桂成经验方）

方歌：内异止痛钩藤胡，归蝎赤芍断莪术；

　　　贝齿灵脂川牛膝，肉桂木香加益母。

功效：活血化瘀，止痉镇痛。

主治：子宫内膜异位症。

方解：子宫内膜异位症，实即子宫腺肌病，是痛经中的一种较剧烈顽固的病证。其反复发作给女性特别是生育年龄的女性带来极大的痛苦，不仅影响生活质量，而且影响其生育。求治者，不仅要求控制疼痛，而且要求生育。因此，我们在长期的临床实践中，摸索出专治内异症的方药，有一定的效果。

80. 安神定痛汤（夏桂成经验方）

方歌：安神定痛琥钩藤，赤芍三七欢丹参；

　　　龙齿灵脂木香入，肉桂川断益母草。

功效：宁心安神，活血止痛。

主治：疼痛性疾病。

方解：本方着眼点在安神宁心，故以钩藤、龙齿、合欢皮、琥珀为君药。钩藤为肝经主药，有清热平肝，息风镇惊的作用，因为在心神不宁的情况下，容易引起肝经风火的升扰，故用此以平之，而且钩藤合龙齿、琥珀、合欢皮等药，可以加强安神宁心的作用。景天三七化瘀止血止痛，亦有安定心神功效。辅以丹参、赤芍、五灵脂、延胡索、木香活血止痛，肉桂、川断温阳补肾，益母草化瘀调经，共奏宁心安神、活血定痛之功。

81. 凉肝川楝汤（夏桂成经验方）

方歌：凉肝川楝焦山栀，丹皮白芍与蒺藜；

　　　茯苓当归生地草，养血清肝在泄热。

功效：凉肝泻热，养血理气。

主治：肝热痛经。

方解：方入山栀、丹皮、川楝子、白蒺藜等凉肝泻热，再以白芍、当归、生地黄、茯苓养血柔肝，使得肝经热泻，痛经得舒。

82. 温肝川楝汤（夏桂成经验方）

方歌：温肝川楝吴茱萸，大小茴香白芍艾；

　　　归苓干姜炙甘草，疏肝理气在温通。

功效：温肝理气，养血疏肝。

主治：肝寒痛经。

方解：以吴茱萸、茴香、艾叶、干姜等温肝经之气血，川楝子泻肝经郁热之气，白芍、当归、甘草、茯苓养血柔肝，缓解肝经之拘挛。

83. 逐瘀蜕膜汤（夏桂成经验方）

方歌：逐瘀蜕膜棱莪术，肉桂灵脂与益母；

　　　枳壳当归赤白芍，川断蒲黄三七胡。

功效：温经助阳，逐瘀脱膜。

主治：阳虚瘀阻之膜样痛经。

方解：方中肉桂温经助阳，通过温补扶正，有助于化瘀脱膜。五灵脂化瘀，且有止痛止血的作用；三棱、莪术攻削逐瘀，为化瘀的峻药，原为消癥散结的主药，膜样性血瘀道深途远，蕴结较甚，非峻药不能逐之。并加入当归、赤芍化瘀调经，广木香、延胡索以止痛，复加炒枳壳、益母草收缩子宫，排出瘀膜。故服此方之后，能使膜样性血块变小，且易排出，疼痛减轻，痛时缩短。

84. 加减七制香附丸（夏桂成经验方）

方歌：加减七制香附丸，三棱莪术红花添；

　　　当归马鞭加红藤，更加乌药气郁宣。

功效：理气解郁，活血止痛。

主治：气滞血瘀之痛经。

方解：本方以血中气药的香附为主，理气解郁，宣三焦之壅滞，通血分中滞血；助以乌药加强理气之功，当归、川芎养血柔肝、活血化瘀，三棱、莪术活血化瘀，消癥散结；红花少则养血，量大则活血化瘀，但加入到归、芎、棱、莪中，显然是加强活血化瘀之作用。马鞭草具有清热、利湿、活血三大作用，在方中能利湿清热，并助化瘀。主药香附，用量较大，意在理气行滞，化瘀调经消癥。临床使用时，常去川芎，加入红藤，效果更好。

85. 消癥汤（夏桂成经验方）

方歌：消癥汤中地鳖虫，灵脂石打与丹参；

　　　当归山楂加赤芍，化瘀消积功效神。

功效：活血化瘀，消癥散积。

主治：血瘀之癥瘕。

方解：方中石打穿、地鳖虫是化瘀消癥之主药，力量较强，但不峻猛，较之水蛭、虻虫、三棱、莪术等较为缓和；丹参、当归、赤芍俱是活血调经药，佐之可以化瘀消癥，且又有一定养血扶正作用；生山楂、鸡内金有消积化滞的作用，亦可用治癥瘕。癥瘕者，非朝夕所形成，故缓缓消之为合适。

86. 牛鼻保胎汤（民间验方）

方歌：牛鼻保胎党参术，山药阿胶蚕茧入；

　　　杜仲黄芩砂仁草，荷叶白芍胎元固。

功效：健脾益气，补肾固胎。

主治：脾肾不足，血虚气弱之胎漏、胎动不安、滑胎。

方解：杜仲、党参、黄芪大补脾肾，白术、山药辅佐，健脾安胎。阿胶、白芍养血滋肾安胎，荷叶清芬安神，蚕茧固胞安胎，黄牛鼻健脾安胎。全方既重脾肾之阳，又注意到滋养肝脾之阴；既着重固冲涩胎，又能清心安神。方来源于民间，加减而取效。

87. 清心益气举胎汤（夏桂成经验方）

方歌：钩藤莲心紫贝齿，黄芪党参术苓草；

再加升麻能举胎，治疗胎低有奇效。

功效；清心益气，升举胎元。

主治：气虚下陷之胎漏、胎动不安、滑胎。

方解：本方实际上是钩藤汤合补中益气汤加减而成，用补中益气汤去柴胡、当归补气举胎，不仅低位胎，而且包括前置性胎盘在内的出血病证，亦可用之。之所以要合钩藤汤者，是为了安定心神，防止子宫收缩增强、不利安胎也。

88. 妊娠止咳汤（夏桂成经验方）

方歌：妊娠止咳马兜铃，桔梗贝母紫苏杏；

桑皮百部加陈皮，枇杷蛤壳止咳灵。

功效：化痰止咳，清热理气。

主治：痰热蕴肺之子嗽。

方解：子嗽者，多由胎气胎火过旺，火热炼液成痰，痰热蕴阻于肺，以致肺失宣肃，故而形成咳嗽痰喘、胸膈满闷。马兜铃清热化痰止咳，肃降肺气；桔梗、紫苏、百部开肺散邪，理气化痰止咳；桑白皮、青蛤壳清肺热，降肺气；贝母化痰止咳，枇杷叶肃降肺气。全方具有清热理气、宣开肺气、肃降肺令的作用，为子嗽要方。

89. 滋阴清化汤（夏桂成经验方）

方歌：滋阴清化用固经，并合失笑组成方；

再加血余大小蓟，崩漏用此自安康。

功效：滋阴清化，固经止血。

主治：阴虚血热之崩漏。

方解：本方用李氏固经丸中龟板、黄柏为要药，滋阴固经；又加黄芩、椿根皮、制香附等药助之。失笑散由五灵脂、蒲黄加醋而成，我们又加入血余炭、大蓟、小蓟以助化瘀止血，符合临床要求，故为常用。

90. 加味活络效灵丹（夏桂成经验方）

方歌：加味活络效灵丹，当归丹参乳香没；

蜈蚣地龙可调经，通络止痛化瘀神。

功效：活血祛瘀，通络止痛。

主治：瘀血阻络之痛经、癥瘕。

方解：方中当归、丹参活血调经，生乳香、生没药既有化瘀止痛之功，又有止血和络止之用。四药相合，既能活血调经，又能止痛和络。化中寓止，止中偏化，故有消癥瘕之疼痛的作用。

91. 复方红藤败酱汤（夏桂成经验方）

方歌：复方红藤败酱汤，山楂丹参胡木香；

灵脂赤白芍公英，苡仁寄生土茯苓。

功效：清热利湿，化瘀止痛。

主治：湿热内蕴之盆腔炎性疾病及其后遗症。

方解：方中以红藤、败酱草为主药，红藤活血通络，兼有清利；败酱草清利湿热，败脓祛毒。再加入蒲公英、土茯苓以助清解，丹参、赤芍、延胡索、五灵脂化瘀止痛，茯苓、薏苡仁除湿浊。慢性盆腔炎，脾弱肾虚者多，故再入寄生、川断补肾，广木香、茯苓以健脾利湿，虚实兼顾，寒热同调。

92. 解郁和营汤（夏桂成经验方）

方歌：解郁和营桂枝汤，鸡血炙芪赤白芍；

　　　龙牡炙草郁金欢，大枣生姜加柴胡。

功效；温阳和营，疏肝解郁。

主治：产后形体虚，肝郁气滞所致的营卫失和病证。

方解：此方由桂枝汤合逍遥散加减而成。方中桂枝辛温，白芍酸敛，一散一敛，一温一凉，既能解肌、温运表阳，又有敛汗护中的双相调节功能；郁金、柴胡加强疏肝和解的作用；龙牡镇降安神，调治虚劳；仙灵脾、寄生补肾强筋；陈皮、姜枣和中。全方治疗产后心肝气郁，营卫失和，烦躁失眠。

93. 滋阴抑亢汤（夏桂成经验方）

方歌：滋阴抑亢苎麻根，萸肉赤白芍当归；

　　　丹皮山药加柴胡，熟地茯苓甘草配。

功效：滋阴降火，酸甘敛阴。

主治：阴虚火旺之证。

方解：本方系由滋肾生肝饮加减而成，即加入苎麻根、赤芍、白芍，减去五味子、白术，目的虽在于滋阴降火，但必须兼调其肝。肝为阴中之阳脏，易于激动，故滋阴降火，特别是降火者，乃降肝火。此外，在养肝阴基础上，再加入苎麻根、白芍，有助于提高免疫功能。

94. 助阳抑亢汤（夏桂成经验方）

方歌：助阳抑亢芪鹿角，山药楂党赤白芍；

丹参灵脂苓川断，益气助阳在抑亢。

功效：益气助阳，化瘀抑亢。

主治：脾肾阳虚之证。

方解：方中黄芪、党参是益气健脾之要药，川断、鹿角片是助阳补肾之不可缺药物，以此两类药物为主，可恢复脾肾阳虚的功能，提高体内免疫或机能。考虑到在阳虚基础上，血液易于郁阻，影响免疫功能，故方中加入丹参、赤芍、五灵脂、生山楂等品，既有化瘀的作用，又可推动血行，促进生血。

95. 土槿皮洗剂（夏桂成经验方）

方歌：土槿洗剂龙胆草，苦参黄柏燥湿好；

白芷冰片威灵仙，杀菌止痒功效高。

功效：清热燥湿，杀菌止痒。

主治：湿热型霉菌性阴痒。

方解：土槿皮性甘滑微寒，有清热润燥消肿之功，主治一切风癣、疥疮之疾，以外用为宜；合以龙胆草、苦参、黄柏苦寒清热燥湿之品；又加冰片清凉止痒，威灵仙祛风燥湿，可增强止痒之功效，故全方有清热燥湿、杀菌止痒的作用。

96. 外阴白色病损洗方（夏桂成经验方）

方歌：外阴白色方重楼，花椒艾叶加泽漆；

苦参鲜皮鸡血藤，土槿野菊冰仙灵。

功效：清热燥湿，止痒和络。

主治：湿热下注之外阴白色病损。

方解：方中一枝黄花、土槿皮、泽漆均是清利湿热之品，而且一枝黄花有疏风清热、解毒消肿的作用，土槿皮可利湿止痒。同时配伍鸡血藤、仙灵脾活血温阳，再配伍苦参、野菊花、冰片清热解毒，花椒、艾叶虽为辛温，但能活血止痒，同时加入白鲜皮清热利湿。

97. 桂乌温阳外洗方（夏桂成经验方）

方歌：桂乌温阳外洗方，川乌草乌加桂枝；

　　　　川断肉桂仙灵脾，艾叶再加鸡血藤。

功效：温阳散寒，活血化瘀。

主治：阳虚寒湿之外阴白色病损。

方解：方中川乌、草乌为温经散寒之要药，再加入桂枝、肉桂、艾叶、川断、仙灵脾以增加助阳温经之功效，加鸡血藤活血化瘀。

98. 理气通腑汤（夏桂成经验方）

方歌：通腑莱菔英子汤，枳壳生术加木香；

　　　　茯苓焦楂陈皮欢，理气健脾腑气畅。

功效：理气通腑，健脾消食。

主治：便秘、食积。

方解：本方主要用莱菔子、莱菔英化痰理气；枳壳下气通腑泄浊；广木香、生白术、广陈皮、茯苓健脾燥湿，兼以通腑；合欢皮疏肝理气；焦山楂消食化痰。共奏理气通腑之功。

99. 远志菖蒲饮（夏桂成经验方）

方歌：远志菖蒲茯苓神，丹皮荆芥赤白芍；

　　　　合欢皮解心肝郁，静心清心安神佳。

功效：静心解郁，清心宁神。

主治：心火亢盛之失眠。

方解：本方安定心神，清心解郁。从心火论治者，不仅疏解心气之郁，还必须安定心神。远志、菖蒲配合，疏解心气，交通心肾；配以丹皮、赤芍清肝泻火，白芍、茯苓养血健脾，茯神、荆芥、合欢皮疏肝宁心。共奏静心解郁，清心宁神之效。

100. 抑乳汤（夏桂成经验方）

方歌：抑乳白芍炙甘草，炒麦川贝青陈皮；

再加焦楂与牛膝，敛肝柔肝效果好。

功效：柔肝敛肝抑乳。

主治：产后乳汁自出，用于回乳消胀。

方解：方中白芍、甘草酸甘化阴，敛肝气，柔肝性；炒麦芽回乳，焦山楂、川贝母化痰消乳，青陈皮清肝之气火，以达到抑乳的作用。怀牛膝引血下行，血得归经，乳汁自出。